U0230414

# 谢德聪简介

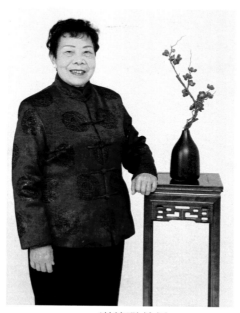

谢德聪教授

　　谢德聪（1943—），女，主任医师，教授，硕士研究生导师。福建中医药大学中医妇科硕士学位点创建者，第五批全国老中医药专家学术经验继承指导老师，首届福建省名中医。曾担任福建省中医药学会妇科分会副主任委员，福建中医药大学妇科教研室主任，福建中医药大学附属第二人民医院妇科主任、妇科教研室主任。著名的中医妇科专家陈雨苍的学术继承者。

　　擅长治疗妇科疑难杂病，尤精于月经病、不孕症、痛经（子宫内膜位症子宫腺肌病）、妇科出血性疾病。主编妇科相关临床经验著作三部。

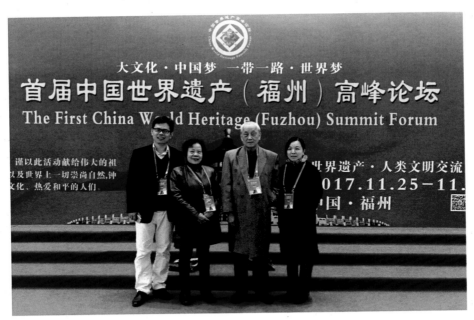

吴冬梅与优才师承老师杨春波国医大师、导师谢德聪教授等合影

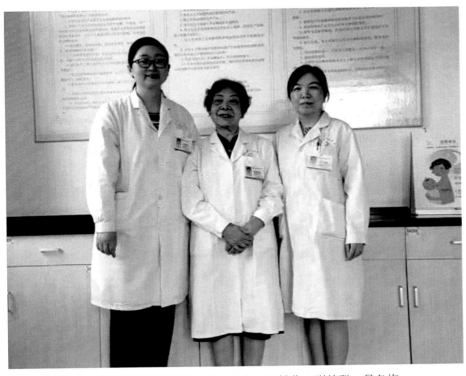

本书主编与谢德聪教授合影　左起：汪敏华、谢德聪、吴冬梅

# 女科荟萃

## ——谢德聪妇科学术临床经验

主 审 谢德聪

主 编 吴冬梅 汪敏华

科学出版社

北京

# 内 容 简 介

全书内容分为六章，第一章为谢德聪妇科心路，主要为谢老医、教、研工作经历和感想之总结；第二章为妇科医论医话；第三章为教学探讨；第四章为临证诊治，选录了谢老编写的著作；第五章为学习心得，是学术继承人吴冬梅、汪敏华总结的谢老学术思想与中医妇科经典著作研读心得；第六章为病案举隅，主要是谢老临床医案选集。本书体现了谢老独到的学术思想，即调经重气血，种子重补肾，血证宁心脾，痛证重调肝，临证重辨证，治病重整体，突出个性化。谢老自称"草根妇科"，平素处方药味少、剂量轻、药价廉，尽自所有，传承后学，本书凝结了谢老临证思路与学术精华，为"妇科荟萃"，若细细读之，必有裨益。

本书适用于中医爱好者，尤其是中医妇科从业者使用。

图书在版编目（CIP）数据

女科荟萃：谢德聪妇科学术临床经验 / 吴冬梅，汪敏华主编. —北京：科学出版社，2023.6
ISBN　978-7-03-075947-4

Ⅰ. ①女…　Ⅱ. ①吴…　②汪…　Ⅲ. ①中医妇科学-中医临床-经验-中国-现代　Ⅳ. R271.1

中国国家版本馆 CIP 数据核字（2023）第 116783 号

责任编辑：郭海燕　国晶晶 / 责任校对：刘　芳
责任印制：徐晓晨 / 封面设计：图阅社

科 学 出 版 社 出版

北京东黄城根北街 16 号
邮政编码：100717
http://www.sciencep.com

北京虎彩文化传播有限公司 印刷

科学出版社发行　各地新华书店经销
*

2023 年 6 月第 一 版　开本：787×1092　1/16
2023 年 6 月第一次印刷　印张：15 1/4　插页：1
字数：400 000

定价：98.00 元
（如有印装质量问题，我社负责调换）

# 前　言

　　陈雨苍教授,是福建省名老中医、妇科专家,福建中医学院(现福建中医药大学)五老之一,福建中医学院终身教授,有"调经种子仙手"之美誉。谢德聪教授传承其学术经验,并有所发挥,谢老现为福建省名中医,国家中医药管理局全国第五批老中医药专家学术经验继承工作指导老师,行医执教半个世纪,学验俱丰,并将其毕生经验悉数传授于学术继承人吴冬梅、汪敏华。至此陈氏妇科已传承三代,具有鲜明的学术特点。

　　本书正是为总结谢德聪教授学术思想,梳理传承脉络而编写。本书分为六个章节,第一章谢德聪妇科心路,为谢老亲自撰写,主要为谢老医、教、研工作和感想之总结;第二章为妇科医论医话;第三章为教学探讨;第四章为临证诊治;第五章为学习心得;第六章为病案举隅。全书内容包括谢老学术思想、中医妇科经典著作研读心得及其弟子跟师期间记录的代表性医案。

　　通读全书,处处体现了谢老"以和为贵,以平为期"的学术理念,治疗尤其重视调气血,和脏腑。对广大从事中医妇科专业的后学而言,本书既能获得临证选方用药的实际经验,又能启发思路,对学术道路上的成长有诸多裨益。

　　虽然经过多次编校,但由于编写时间及水平所限,著作中难免有未尽之处,请读者不吝提出宝贵的建议,以便再版时更趋于完善。

著　者

2022 年 12 月

# 目　录

# 第一章　谢德聪妇科心路

吾行医执教已半个多世纪，恩师带我步入妇科殿堂时我已近不惑之年，虽亦勤研医经，采撷诸家之长，根于临床，但遇经病，仍时有昏昏然之感。前贤孙思邈叹"宁治十男子，莫治一妇人"，吾则叹"宁治十妊产，莫治一经病"，调经为妇病之首，欲想调经出名，真非易事。而先师陈雨苍是调经高手，人称"陈半仙"，"师父领入门，修行在个人"，师父是高手，弟子也不能丢了面子，于是我便沿着老师指引的路去耕耘。

20世纪70年代老师在福建医科大学附属第一医院中医科工作期间，我侍诊左右，目睹老师以中医中药治愈无数疑难急重症，这为我树立了研究中医的信心，老师传授的医学理论和治病经验为我打下了较好的全科基础。1980年代老师带我一起到福建中医学院（即现今福建中医药大学）妇科教研室任教，从此开始进行妇科专门研究，当时我很是高兴，认为妇科是小科，比较容易，实际做起来了才知道它的高深，正所谓"看方3年，无病可治；治病3季，无药可疗"，而感叹调经之难。

树人先正己，刚步入教学岗位，我可以说是夜以继日地学习医经，用心备课，好在老师手把手对我进行指导，我也因此初上讲台就得到学生的认可，对此很是高兴。开课前学校选派我参加卫生部举办的全国第一期妇科师资进修班，该进修班均由各地妇科专家、名师主讲，还组织学员到华东名中医院实习，让我开阔了眼界、增长了见识，加之日后的多次外出学习交流，我在理论与临床诸方面都有了较大的提高，为教学打下了坚实的基础，既教书育人、栽培后学，也充实了自己。再后来我担任了教研室主任，努力做学科建设，创建了校妇科优秀课程、省优秀课程，教研室先后两次评上优秀教研室，退休前2年创建了妇科硕士学位点，却未实现创建妇科博士学位点的夙愿。相信我的师承者一定会完成我未竟的事业。在妇科路上通过学习交流，结识了许多名家，领略了大家的学术风采，在交流中也推荐了自己，得到专家的认可，加入了中华中医药学会妇科分会，还被推荐为委员。再后来就有了著名的专家约我编书、编教材，有了一点知名度。

陈师自幼诵读医经，终生不离临床，学验俱丰，对妇科第一难治的月经病有独特的理论与诊治经验。经者血也，而血生于气、行于气、统于气，他以气血为纲，将复杂多变的月经病分为血虚、气虚、气滞、血瘀、血热、血寒六大证型予以调治，提纲挈领，以简驭繁，开创了月经病系统化、规范化诊疗的先河，使用的方药都是自己临床的验方，疗效可靠，但用方加减灵活，如辨证不当、生搬硬套是不易取效的。我深深体会到老师经验的价值，在老师的亲自指导下，20世纪80年代末我与师弟将其月经病与带下病的部分用药经验编成《经带证治》小册，于1990年由福建科学技术出版社刊行，惜老师于1989年仙逝。嗣后我们又先后发表了老师的一些临床经验，尤其是师弟发表其先父（即我的恩师）的《调经八法》，流传较广，引起科学出版社的关注，2000年应其约请重版，经过对老师文稿、医案的收集侍诊笔记的整理等，于2013年出版了《陈雨苍中医妇科临床经验》以济临床。

侍诊之初我静观老师之辨，书写病历、抄方，资料积累多了，临床好像就慢慢有了灵感，再重复诵读医经，便逐渐理解了老师的调经理论与经验，结合临床自己不断的探索，便有了自己的经验与思想。20世纪90年代我目睹了人工流产妇人的痛楚，于是我遍览群书，想从中找到能够流产的中药，此时，流产西药米非司酮问世，虽然不是中药，但也为妇人带来福音。我的忙碌也没有白费，因为药物流产常因流产不全等原因致恶露不净，有的弥月难止成了药物流产的主要副作用。于是我从妊娠禁忌药中选择蜂房，配合化瘀止血之花蕊石为君组成"蜂花合剂"，得到福建省教委科研基金资助。临床研究结果显示蜂花合剂可以有效缩短药物流产后阴道出血的时间，病理显示用药组排出的胚胎绒毛变性坏死，揭示了方药的作用机制。其中起主要作用的可能是蜂房，其性味甘平，有毒，有中药书籍记载有治疗胃癌、子宫癌的作用，现代研究也显示其有抗肿瘤作用，无独有偶，现今妇科临床用抗肿瘤药物杀胚治疗宫外孕。蜂花合剂不仅是本院制剂，还是妇科药物流产后的配对药物，也用于开展宫外孕保守治疗的研究。

在关于子宫内膜异位症的中医研究的早期，查阅大量资料，显示医界一致认同其主要的病机是血瘀，治疗也主用活血化瘀法。1993年韩冰主编的高等中医院校教材《中医妇科学》中子宫内膜异位症章节是我执笔，当时余从瘀血之因，首次提出气滞血瘀、寒凝血瘀、热郁血瘀、肾虚血瘀的不同病机，是时我还是个讲师，是该书编委职称最低、年龄最小者，不免有些胆怯，不想却得到主编的肯定，所提病机成为行业标准并沿用至今，这也为我日后研究该病打下了较好的基础。瘀血既是病理产物，也是致病之因，子宫内膜异位症离位内膜伴随月经周期而出血，即是离经之血，俗称"瘀血"，其以病程长、瘀久易发热、瘀阻则气滞为特点，故本人临床所见病例以气滞血瘀与热郁血瘀者为多。本病临床以经行腹痛、月经失调为主证，我分别从月经前后的不同生理反应，治以理气清热、活血化瘀之法，自组子宫内膜异位症Ⅰ、Ⅱ号方治疗该病，取得较好的疗效。对子宫内膜异位于子宫肌层的子宫腺肌病，为避免经前过用活血化瘀而导致月经过多，经前主用自组之"香蒲合剂"以理气活血，血随气而行止，气行则血散，能较好地缓解其临床经行腹痛的主要症状，从而为后续治疗打好基础。

注重整体，精于辨证是治疗疾病关键。20世纪80年代后期，在开展崩漏诊治大讨论中，我认真学习了《内经》"阴虚阳搏谓之崩"的经旨，并在《福建中医药杂志》上发表了自己的学习体会。最终妇科界较一致认同肾虚为崩漏之本，治疗有肾阴虚、肾阳虚、阴阳俱虚之不同，李超荆等从功能性子宫出血的病因、临床表现、证型分布、卵巢功能等进行综合分析认为其发病的原始动因是肾阴阳失调，以肾阴虚者为多，终极治疗以六味地黄丸加减，与"阴虚阳搏谓之崩"较一致。但也有学者提出"温阳止崩"，用"二仙汤"（《中医方剂临床手册》）治疗阴阳俱虚之证。"阴平阳秘，精神乃治"，崩漏是一个病程长、病因复杂、涉及多脏多经而难治的病症，余从中医的整体立论，在福建省中医妇科学术年会上发表《崩漏从肾论治的五行观》，提出崩漏从肾治疗必须以五行及脏腑相生相克的关系为指导，重视调整肾与其他脏腑之间的平衡，"谨察阴阳之所在，以平为期"，引起医界重视，文章被《中国医药学报》收录。

"凡医妇人，先须调经"，但调经之难，众人皆知。而西医调经只要雌、孕激素一用，月经肯定如期来潮，我也梦想着有朝一日中医药治疗月经病能像西医那样立竿见影。经者，血也。血生于脾、统于脾；肝藏血，有余部分下注血海而为月经；但其功能有赖于肾，肾气盛，天癸至，月事以时下；肾气虚，天癸竭，月经绝至。血又生于气，行于气，统于气。通过不断探索总结，分别从月经的不同阶段，结合卵巢性激素、子宫内膜等综合分析，以滋肾健脾、调肝理气为主，自组"贞精合剂"治疗月经后期、闭经，收到较好的疗效，终于有了一点底气，感觉其可以与黄体酮相媲美。如林某，27岁，月经时推后，末次月经用甲羟孕酮后方来潮，来诊时月经45天未行，当天B超检查子宫内膜仅4.6mm，服用贞精合剂后月经来潮。又治王氏患者，经闭数月，检查血FSH（促卵泡生成素）：108.58mU/ml、LH（促黄体生成素）：52.51mU/ml，用贞精合剂后月经来潮，复查血FSH：24.06mU/ml、LH：9.20mU/ml，均大大下降，其中机制还值得深入探讨。中医药调经独具特色，只有更好，没有最好。为便于后学者更好地学习与掌握月经病的诊疗，我将月经病分为出血型与出血不及型，再结合老师的调经八法进行讲解，以便更好地对号入座，也算是师承的体会吧！

"天人合一"是中医的传统理论。时下随着气候环境、饮食起居、社会文化等的变化，有些疾病出现高发，如当今称之为多囊卵巢综合征、子宫腺肌病、子宫内膜异位症等病，而且这些病都伴不孕症，给医生提出了新课题，因此要不断学习，与时俱进。如多囊卵巢综合征，临床多见于独生子女的青年女性，他们多为家庭的宝贝，从小膏粱厚味呵护有加，形体肥胖多痰多湿，痰湿阻滞，气机不利，日久血行不畅，冲任失调以致月经失常。医界高度认同，养尊处优，缺乏运动是本病的主要诱因。其临床主要表现为月经稀发、肥胖、多毛，故我认为本病病因以湿为主，湿阻气滞，冲任不调。故以中满分消丸（《兰室秘藏》）加减治疗且取得较好的疗效。关于子宫腺肌病，学界认为中医无此病名，而分述于痛经、癥瘕之中，我在学术会议上提出立"血瘕"病名。其证属血瘀，临床症状以经行腹痛、月经量多或经行难净为主，世医常不论月经前后皆以桃红破血化瘀治疗，以致有的经时月经量多如崩，甚或晕厥等。本病为慢性病，持续至天癸竭止，伴随女性整个生育期，其病性寒热虚实错杂。据"急则治标，缓则治本"之旨，经前着重痛经的治疗，以血随气而行止，故经前主用理气活血、调经止痛之法，自组"香蒲合剂"治疗多有取效。痛经得以控制，方能为患者后续治疗提振信心。经后则以活血化瘀为主，兼以温经、清热、补虚等以治其本。同时制订了治疗本病的远期目标：实行统一管理、改善临床症状，管控子宫增长以减少手术治疗。

天人合一，以人为本，谨察阴阳之所在而调之，以平为期是中医治疗疾病的最高境界。张仲景开创了辨证论治体系，陈自明《妇人大全良方》纲领节目，粲然可观，为妇科辨证论治之典范。妇人属阴，临床常见用熟地、生地而腹痛腹泻者，又余素体虚寒，故起始治疗妇科疾病多取甘温，正是过去贫困年代的对症治疗之法，因那时的妇科病多与营养不良有关，证多虚寒。但随着生活水平的提高、环境气候的变化、生活方式的改变、工作压力的加大等，妇科疾病病种、病症日趋复杂多变。天道酬勤，熟读医经，反复实践，终能与时俱进，也逐渐形成调经助孕"以和为贵，以平为期"的学术理念，调和气血，平衡脏腑。妇人以血为本，经、妊、产、乳均以血为用，而血生于气、行于气、统于气，气血调和，则经调子嗣。脏腑为气血之源，调和脏腑、平衡阴阳，则体健经调。数十年的临床主研月经病与不孕症，治疗月经病调血我喜用四物汤，其方阴阳参半，动静结合，肝肾同治，结合寒热虚实加减进出。调血必先调气，理气常用香附、郁金为对，香附为气病之总司，女科之要药，能理十二经之气、解六郁，有"气中血药"之称；郁金行气活血，为血中气药，与香附为伍使气血畅行、冲任流通。活血化瘀喜用丹参、蒲黄，一味丹参，功同四物，活血不伤血，妇人以血为本也；蒲黄化瘀止血，不虑出血过多。少用桃仁、红花破瘀之品，免耗血动血。调经虽难，知斯"气血"二字，思过半矣！助孕重肝肾，肾藏精，主生殖，主骨、生髓，脑为髓海，胞络者系于肾、肾系胞胎等，故补肾不唯简单地认为可以促排卵，而与大脑、精神、心理、生殖器官等都有密切的关系。补肾重在调整肾中阴阳的平衡，方法莫过于张景岳"阴中求阳，阳中求阴"，平补阴阳常用五子衍宗丸，补阴首选女贞子、黑穞豆、枸杞子、山茱萸等酸甘化阴、滋而不腻之品；强腰益肾必用平补阴阳之续断、菟丝子。补阴方中常加党参，"补气亦即补水"也。再加巴戟天、肉苁蓉、补骨脂温而不燥之品，亦酌用鹿角胶血肉有情之品阳中求阴；用附子、肉桂、人参益气温阳时，必用熟地、白芍、女贞子滋阴护阳；肝藏血，经、妊、产、乳均以血为用，有"肝为女子先天之说"，肝脉抵少腹，绕阴器，过乳部。现代研究表明，肝与女性内分泌密切相关，同时与生殖器官的发育、盆腔的疾病密切相关，临床观察凡慢性盆腔炎、输卵管炎性疾病患者 80% 经前有乳房胀痛等肝郁症。肝体阴用阳,藏血主疏泄,肝肾同源,乙癸同治。养肝我常用女贞子、枸杞子、山茱萸,其滋肾养肝,清补不腻,不碍肝的疏泄;再用当归、白芍以补血养肝,当归味辛可助肝之疏泄,疏肝不过用辛散,用柴胡、香附必配当归、白芍以养肝柔肝;疏肝通络常用路路通、皂角刺、橘核。用药平和,少用峻品,以平为期。肾藏精、肝藏血,两精相搏,合而成形,养胎者,血也。肝肾功能异常是不孕症最重要的病因。然益肾养肝调和阴阳并非易事,人是有生命的,体质各不相同,临床常有许多寒热虚实夹杂、多脏多腑同病等复杂的证候,必须从整体观出发,详细辨证,这样才能调和脏腑,以平为期。

　　我称自己为草根妇科,因为我出生于农村,土生土长;学的是中医草药,根植本土,为民治病;终生只研究中医,其余琴棋书画一窍不通,不能登大雅之堂,未免有点土;此外一生研读医经,临床也有不少的体会与经验,但却不善升华;科研成果不送鉴定、专著不送评奖等也堪称土气十足;平素处方药味少、剂量轻、药价廉,学生说老师不会挣钱,跟不上时代潮流,也是土气吧。但我想"土"是本色,是初心,本性难改。能评上福建省名中医,纯粹是同行与患者对余临床疗效的认可,常感自愧不如。不过也是对我的鞭策,经过努力,被评为国家中医药管理局全国第五批老中医药专家学术经验继承工作指导老师,并成立名中医工作室,尽自所有,传承后学,为时虽晚,但夕阳还有余晖!

　　愚者千虑,必有一得。辛勤耕耘,必有收获。妇科著作,汗牛充栋,各有所长,吾不求纲领节目齐全,免于重复,仅就医教一得就正于同道,故名小作为"女科荟萃"。

(谢德聪)

上篇　学术经验

# 第二章　妇科医论医话

## 第一节　崩漏从肾治疗五行观

崩漏在月经门中是常见病，而不是"证"，指的是月经周期、经量失去正常规律的子宫异常出血，经检查内外生殖器无明显器质病变，寓于西医功能失调性子宫出血（简称"功血"）中。

## 一、肾属水，为经之源崩之本

《素问·上古天真论》曰："女子七岁，肾气盛，齿更发长；二七而天癸至，任脉通，太冲脉盛，月事以时下，故有子。"月经产生是以肾为主导。肾在五行属水，水为万物之母；在人身，肾藏精，为生殖之起始物质；唐容川《血证论》曰："血从水化而为经。"《傅青主女科》曰"经水出诸肾"，肾水乃月经与生殖之源。

西医认为月经与生殖功能的有无取决于卵巢的功能，而卵巢激素的分泌又受下丘脑-垂体的调节，功血的发生主要是"下丘脑-垂体-卵巢"轴功能失常所致。中医认为天癸的"至"与"竭"决定着月经的"潮"与"绝"，天癸源于肾，受肾气盛衰的影响，故可以认为崩漏的发生是"肾-天癸-冲任"调节系统功能失调而导致的异常子宫出血病。《女科经纶》引陈良甫曰"壬癸之水，壬为阳水，癸为阴水"，皆源于肾，故崩漏致病之本在肾之阴阳失调。《素问·阴阳别论》曰："阴虚阳搏谓之崩。"肾水不足，则水不涵木，以致肝阴不足，肝阳偏亢，因而导致肝不藏血；肾阴不足则水不济火，心火亢盛以致血热妄行。阴损可以及阳，或素体阳虚，久病导致肾阳虚，肾火不足则脾失温煦，致脾虚不能统血。肾阴阳失调涉及心、肝、脾，均可导致冲任不固而致崩漏，故补肾为治疗崩漏治本之法。唐容川"调经先须调水"。现代研究表明：功血的原始动因是由于肾的阴阳失调，治疗应以补肾为主。肾属水，味咸、色黑，选方用药，温阳不宜过燥，免燥涩肾之精血；滋水不宜过腻，免影响水之生化。以味卤之药入引，叶天士治崩常取血肉有情、卤味就下之品，足为效法。

## 二、滋肾阴，滋水制火木气生

夏氏认为：经血的内容主要是肾阴物质，阴不能长，使行经末期子宫内膜的修复延长而出血延长。经血中的子宫内膜、血液为物质，属阴，乃雌激素的增殖作用；孕激素因能使增殖期的子宫内膜呈分泌期，并具致热作用，似阳；阴虚阳搏谓之崩，犹如分泌期旧的子宫内膜不能脱卸，新的子宫内膜不能增殖而血不止。功血患者"基础体温在阴虚类型中多数在中度以上，无一例偏低"。补肾阴能促进卵泡发育，而分泌雌激素使子宫内膜增殖，已为中药人工周期所证实。以六味地黄丸为治肾阴虚之代表，熟地、枸杞子、山萸肉、怀山药滋肾益阴；茯苓、泽泻利水引热从小便而解；牡丹皮凉血活血，活血化瘀药能促使子宫内膜剥脱，以利生新。肾水足，水能制火，则木能生化。木属东，主春令，春色青，冬去春来，风和日丽，草木欣欣向荣，正意味着子宫内膜的修复与新生，而使血止经净。李超荆以六味地黄汤加减治疗 13 例肾阴虚功血，除一例近绝经期外，全部出现排卵现象。

## 三、温肾阳，培土制水金气生

张景岳曰"胞即子宫，相火之所在也"，胞中癸水赖相火温化而生化不息，去旧生新，周而复始，经来有信。"经血内含肾阴癸水、脂膜、血液及水湿等物质，还有肾阳之气，天癸中之阳水"。阳气虚衰者，胞中癸水无以化则为阴湿浊液，又相对失于阳气之固摄，则随化随下而为崩为漏，经色亦必淡红，质稀如水，阴寒不化亦可见经色暗淡有块，犹如无排卵型功血过度增殖之子宫内膜不能向分泌期转化。治宜益气温阳固下真，培土生金以制水，胞中癸水得相火温煦而能生化。脾主运化水湿，罗元恺治崩验方三首皆有甘温之党参、白术健脾益气，土得火煦而能摄、能运，脾气健运，阴湿之物则不复生，且土气旺复能制水，则燥金生，金又能生水。"五行唯土主信，土旺则月水有信"。温补肾阳能促进黄体功能，在中药人工周期中被广泛采用，温阳止崩犹如使增殖期子宫内膜向分泌期转化而达止血。正所谓"益火之源，以消阴翳"也，"温补肾阳，滋阴泻火能调整性腺的功能"。

## 四、调阴阳，五行制化四脏参

五行不离阴阳，阴阳不离五行。补肾治疗崩漏重在调整肾中阴阳的平衡，阴平阳秘，精神乃治。西医认为人体内分泌的调节，不是由单一的激素来完成，而是由激素间的相互作用与平衡来调节。功血的治疗力求恢复下丘脑-垂体-卵巢轴的平衡。"祖国医学对这些现象主要用肾阴和肾阳的充盛与相对的平衡协调，并由此而导致天癸至，冲任通盛等一系列理论来加以阐述"。但肾阴阳的相对平衡是通过五行制化来实现的。经云："亢则害、承乃制，制则生化。"《景岳全书》曰："造化之机，不可无生，亦不可无制，无生则发育无由，无制则亢而为害，必须生中有制，制中有生，才能运行不息，相辅相成。"五行生克制化的结果，就形成相对的均势平衡。金水相生，乙癸同源，水火不离，水土互制。如土克水，脾属土、肾属水，土能制水。水性寒，寒伤血，使血液凝固，唯燥热可以温暖逐寒，故当以热药治之，以燥热能胜寒也；咸味走血，太过也能伤血，而甘能胜咸，故以甘温调之。恐为肾之志，惊恐则伤肾；脾主思，能胜恐，此皆谓土能制水。故健脾滋肾治崩漏，药当甘温以助阳，血得温而能行，能化。思胜恐以启迪医者应先告语崩漏患者勿以见血而惊慌，当凝神定志，治者当于方中佐入宁神定志之味，如归脾汤中远志、枣仁、五味子之类是也，情志不和可通过大脑皮层的神经递质，影响下丘脑-垂体-卵巢轴之间的相互调节和制约的机制而导致月经失常。因此如将补肾治疗崩漏单纯理解为滋肾阴、补肾阳而忽视了其他四脏对肾的制化，就背离了中医的整体观和辨证观。只有以五行生克制化理论来指导临床，才能正确理解与处理补肾与疏肝、健脾、清热、化瘀治崩之法的关系。崩漏以出血为其主证，失血伤阴，使热者益热，虚者益虚，因果相干，气血同病，多脏受累，寒热虚实错杂，对这些复杂证候，更应以五行理论指导治疗，才能使五脏安和，阴平阳秘，事半功倍。

月经周期的调节是一复杂的生理过程，西医认为主要是通过大脑皮质控制下的下丘脑-垂体-卵巢轴的正负反馈，彼此相互依赖、相互制约来实现。但卵巢激素的分泌与代谢也受其他因素的影响。中医五行学说的核心就是相生、相克，在相互制约、不断消长的运动中求得平衡。月经的产生是以肾为主导，但肝、脾、心、肺也参与生化，而不是简单的"重阴必阳，重阳必阴"地周而复始。葛氏认为补肾法能恢复排卵功能,肯定是调整了下丘脑-垂体-卵巢轴的功能。具可重复性的中药人工周期也从简单的滋肾阴、补肾阳,发展为结合辨证。因此,补肾治疗崩漏必须从中医的整体观出发,应用五行制化理论来指导调整肾中阴阳的平衡,使肾与其他四脏之间互相协调,在不断消长的运动变化中,取得相对的平衡,这样才能运动不息,除旧生新,周而复始,信而有期。

(谢德聪,载于《中国医药学报》2000 年第 15 卷增刊)

## 第二节　从肝论治崩漏探讨

崩漏为妇科血证,肝为血脏,冲脉附于肝,肝性刚,妇人经、孕、产、乳数伤于血,易使肝血不足,木火偏盛,疏泄失常,扰动血海,致经血妄行而为崩漏常见之因。尤以中青年妇女,经、产耗血,又值改革年代,工作节奏紧张,竞争激烈,易致郁伤肝,故临床有相当部分崩漏患者因肝失和调而致。薛己《女科撮要》描述因肝致崩:肝经有火,血得热而下行;或因肝经有风,血得风而妄行;或因怒动肝火,血热而沸腾;或因悲哀太过,胞络伤而下崩。赵棣华认为:中医的肝藏血、主疏泄、主筋,开窍于目等与西医肝的功能有相似之处,肝脏与性激素、维生素、电解质、蛋白质、酶的代谢密切相关。这些物质都能影响卵巢的功能,肝疏泄失职、代谢失常,即可导致月经失调。现代研究表明,肝郁与黄体功能不足有内在联系,疏肝基本方对交感-肾上腺系统兴奋所致微循环改变及全血黏度增高有改善作用。黄氏中药排卵法共 14 种,从肝论治就有 5 种:疏肝理气排卵法、疏肝清热排卵法、理气化瘀调冲排卵法、益肾疏肝排卵法、补益肝肾排卵法。可见调肝与恢复卵巢功能、促进排卵关系密切,调肝法是治疗崩漏的重要方法。仅总结临床常用数法就正于同道。

## 一、疏 肝 化 瘀

崩漏证见经血量多,色暗有块,或漏下不止,色如咖啡,胸胁胀痛或刺痛、乳房胀痛,郁郁寡欢,胸闷喜叹息;舌淡红,或有瘀斑、瘀点,或舌暗红等。治宜疏肝理气,化瘀止血。主用四逆散疏肝理气,顺其条达之势,气行则血活,再加花蕊石、蒲黄、当归、益母草等,以活血化瘀、推陈生新。四逆散疏肝不劫阴,敛肝不留瘀,具镇静止痛、抗菌消炎之功。花蕊石、当归、蒲黄等药均入肝经,为妇科化瘀止血调经之要药。活血化瘀药能改善微循环,改善血液流变学性质,促进组织的修复与再生,排卵型功能性子宫出血的患者,服用活血化瘀药后可使尿中所含 17 羟皮质类固醇升高,说明此类药对肾上腺激素功能也有一定影响,对功能性子宫出血采用活血化瘀法治疗,可取得刮宫止血的效果。林氏认为:活血化瘀能激发下丘脑-垂体-卵巢轴的功能,促进排卵。故疏肝理气、活血化瘀具止血和促排卵的双重作用,是崩漏的重要治法。

## 二、疏 肝 清 热

冲之得热,血必妄行。工作紧张劳累,或抑郁烦恼,肝郁化热,下扰血海,经必妄行,或一月数见,或漏下淋漓,或经来量多,色暗有块,伴胸闷不舒,精神不振,心烦口苦,唇颊色青;或偏头痛,苔薄黄,脉弦数。叶天士曰:"久崩久带,宜清宜通。"主用牡丹皮、黑栀子、生地、夏枯草、佛手片、合欢皮、泽兰、当归、赤芍、茜草、乌贼骨、牡蛎等以疏肝清热，凉血止血。本证标见实、本仍虚，劳累、抑郁常致阴精暗耗，故血止之后当以一贯煎（《柳州医话》）或归肾丸（《景岳全书》）加减善后调理。

## 三、抑肝泄热

《西溪书屋夜话录》曰：“肝火燔灼，游行三焦，一身上下皆能为病。”《医方集解》曰：“肝火盛，则诸经之火相因而起，为病不止一端。”如上下血溢，目红颧赤，头晕胀痛，口苦口干，急躁易怒，溲黄便结，舌红苔黄，脉弦数。此肝经实火，多因暴怒伤肝，烟酒过度，过食辛热，或见于素性急躁，体质壮盛者。当归龙荟丸、龙胆泻肝汤皆适于泻肝经实火，以龙胆草、青黛直入肝经而折之；黄连、栀子、黄柏上清心火，下泻肾火。一为肝子，一为肝母，栀子平肝火，三药通平上下三焦之火，均可选用。当归、生地养血清热以制火，芦荟气燥入肝，能引诸药入厥阴。然妇人以血为本，肝体阴用阳，清肝泻火之剂多为苦寒，过用易化燥伤阴，损脾碍胃，应中病即止。血止之后仿叶天士熄火法“治以卤苦，佐以微辛，使入阴和阳”。药用生地、当归、川楝子、枸杞子、水牛角、牡蛎、白芍等以养血柔肝，亦可选用知柏地黄丸善后。

## 四、和解肝脾

肝司血海，脾统诸经之血，素体脾虚，适逢经期，感受热邪，热扰血海，经血暗红，崩漏不止，伴口苦咽干，神疲乏力，纳少脘胀，便溏，舌淡红、苔黄腻，脉细弦。肝司血海，此肝热脾虚，寒热错杂，治以苦寒清热则碍脾运化，甘温健脾则助肝热，颇为棘手。笔者仿仲景治热入血室法，以小柴胡汤加减治疗获效。柴胡、黄芩和解泻热；黄芩可醋炒入药，减其苦寒酸以入肝；柴胡疏肝解热，又能鼓舞胃气；以太子参代党参合半夏益气健脾燥湿，加茯苓、白术健脾益气以统血；再加茜草、乌贼骨、仙鹤草、贯众等以止血塞流，热解血止之后，主以健脾收功。

## 五、滋阴养肝

肝气久郁，阴精暗耗，或素体阴虚或失血伤阴，肝藏不足，阴血虚少，热由内生，热迫冲任，经血妄行，致崩漏不止，经色鲜红。肝阴虚则眩晕、目眵、易怒、心烦、耳鸣、胁肋隐痛，不耐劳力，形体消瘦，舌红少苔，脉细弦。肝肾同居下焦，肝为肾之子，肝阴全赖肾水滋养。治以滋水涵木，止血固冲。自拟养肝固冲汤：穭豆、白芍、女贞子、旱莲草、枸杞子、龟板、牡蛎、怀山药、侧柏叶、太子参、牡丹皮。本方滋阴不碍胃，清热无苦寒，阴生阳自秘，水足火自平。

## 六、益气暖肝

妇人素体肝阴不足，久病失养，或情志不遂，肝郁日久，耗气伤肝。或木不疏土，脾不健运，气血生化乏源，致肝木枯萎，肝体不用，气机失调，气不帅血。肝气久虚进一步发展可致肝阳虚衰，阳虚气微，经血失摄，遇劳为著，悒悒不乐，神疲乏力，腹胀纳呆，胸闷嗳气，心烦喜呕，面色晦滞无华，甚或畏寒肢冷，舌淡胖、苔淡白，脉虚细。自拟芪鹿止血汤以益气暖肝、固经止血。方中黄芪、党参、鹿角胶、补骨脂、艾叶益气温阳，暖肝止血；当归、白芍、何首乌养血柔肝，益阴济阳；枳壳、茴香疏肝理气，通调气机，布达阳气；黄芪有类似生殖内分泌作用，能兴奋平滑肌，使其收缩加强，而达止血调经之目的；鹿角胶为血肉有情之品，功能生精补髓，益气强志，内含雌二醇、雌酮，不仅具明显雌激素样作用，而且能调经。

崩漏现代论治秉承《内经》"阴虚阳搏谓之崩"，我从 20 世纪 60 年代开始即重视补肾调阴阳的研究。张景岳曰："五脏皆有阴虚，五脏皆有阳搏。"月经是天癸、脏腑、气血、经络协调作用于子宫的生理现象。五脏的阴阳都微妙地、协调地参与月经的生化与调节。肾阴阳失调可致崩中漏下，肝失和调也是崩漏的重要发病机制。"妇人多郁"，临床相当多患者通过调肝治疗而取效。因此与补肾法一样，调肝法也是治疗崩漏之值得探讨的治法。

（谢德聪，载于《中国医药学报》1998 年第 13 卷第 5 期）

## 第三节　陈自明《妇人大全良方》治疗崩漏特色

陈自明《妇人大全良方》采撷诸家之长，运用经络，揆度阴阳，网罗百病，证论治法，肯切临床。"凡医妇人，先须调经"，故以调经为卷首。崩漏论治，其理源于《灵枢》《素问》，首重冲任、气血、脏腑。病因重视劳伤、风冷，病机为冲任虚损，气虚不能制约经血。"夫妇人崩中者，由脏腑伤损冲脉、任脉，血气俱虚故也。冲任之脉为经脉之海，血气之行，外循经络，内荣脏腑。若无伤损，则阴阳和平而气血调适，经下依时。若劳动过多，致脏腑俱伤，而冲任之气虚，不能约制其经血，故忽然暴下，谓之崩中暴下。"论治重辨证，"凡血崩之疾，亦有阴阳冷热之不同，不可一概用药。"即使单验方也非专主止涩，如缩砂散，一味砂仁为细末，米饮调下，行气宽中醒脾，治脾虚不运崩漏；煮附丸，单味香附好醋煮出，治经脉不调，仍主肝之疏泄失职，气郁致崩。此皆为治血先治气，"气血宣行，其神自清"。治法灵活，注意调和气血、阴阳，调理心、肝、脾、肾，因心主血，肝藏血，脾统血，肾为天癸之源，冲任之本。制方谨守君、臣、佐、使，用药偏重补益和温辛。足为后效，以为探析。

### 一、冲任虚损，峻培本源

"冲为血海，任主胞胎，肾气全盛，二脉流通，经血渐盈，应时而下。""夫妇人崩中者，由脏腑伤损冲脉、任脉，血气俱虚故也。"冲任之脉起于胞内，冲任受损，制约无权，则崩中漏下，补益冲任为固经之本。冲、任二脉，肝、肾所主。陈氏治疗崩中漏下计有 18 方之多，均选用阿胶、龟板、鳖甲、龙骨、牡蛎、鹿茸、乌贼骨等血肉有情之品，峻培本源，补益肝肾，固涩冲任。其药味咸以入肾，滋阴不腻，涩可固脱，阴阳相伴，阳中求阴，阴得阳升，而泉源不竭。

### 二、冲任不固，益气摄血

经者常候，候其一身之阴阳愆状，"妇人以血为基本，气血宣行，其神自清"。"若劳伤冲任，气虚不能制其经脉，血非时而下，淋漓不断，谓之漏下也"，冲任气虚，血失统摄，经必妄行。摄血归经不问虚实，陈氏皆以参、芪益气固冲。如治"邪气伏留，滞于血海"之牡丹丸，方中人参半两，不少于君药之牡丹皮；治"月水不断，口干心烦"之续断丸，其中黄芪一两，与续断、熟地之君药等量齐观；温阳止崩之禹余粮方，方中亦以人参大补元气；又方以黄芪煎汤送服凉血化瘀之丸，治"崩中下血久不止，或赤或黑，脐下痛"；以参芪并龟甲等"治崩中泄血无度，经年淋漓，并黄瘦骨立"；等等，均体现了陈氏益气固冲之治疗大法。因气为血帅，血为气母，血生于气，统于气。崩漏为失血之疾，无形之气所当急固，益气不仅能固冲摄血，参、芪之甘亦能生血，阳生阴长，气血调和，经候如常。

## 三、冲任血热，养阴凉营

冲之得热，血必妄行，然热有虚实，陈氏以"经来色明如水下"为虚，"色赤、黑"为实。妇人血室有热，经所谓天暑地热，经水沸溢，漏下不止者，以金华散治之。方中石膏二两，牡丹皮、瞿麦各一两，为君。肺主气，居上焦，气热则血热，石膏归肺、胃、三焦之经，清解肺胃气分之热。胃为中土，阳明主司，冲脉隶属于阳明；血室居下焦，石膏尽解三焦气分之热，亦治血先治气也。瞿麦入心、小肠之经，"手太阳小肠之经也，手少阴心之经也，此二经为表里，主下为月水。"瞿麦直折二经之热，从小便而解。牡丹皮入心肝肾，心包、胞络者，属心而络于胞中，牡丹皮直入血分，清血室之热，清营凉血止血。气分之热解，血分之热清，血海宁静，经不妄行。又小蓟汤，以生地、小蓟取汁合白术，清营止血而不碍脾运。另方以生地汁合川芎之辛散，甘寒凉营而不碍血之畅行。陈氏清热凉血均取甘寒之味，鲜用苦寒，而无化燥伤阴之弊。

崩为血症，热随血泄，阴随血伤，或"黄瘦骨立"形羸之人，劳伤阴血，虚热内生，经所谓"阴虚阳搏谓之崩"。肾水亏虚，不能镇守包络相火，故血走而崩。治疗"当补其阴"，服"补药丸子"，以阿胶、龟板、鳖甲、龙骨、牡蛎、乌贼骨、当归、白芍等大补真阴，壮水之主，以制阳光。同时佐入川芎、丹参之辛温以活血，防热灼生瘀、滋补滞气，"气血宣行，其神自清"，处处固护气血流畅。

## 四、冲任有积，去故生新

邪气滞留，瘀阻冲任，瘀积不去，血不归经。"若经候时行时止，或淋漓不断，腹中时痛，脉沉细。此因寒热邪气客于胞中，冲任不调，此非虚弱。盖邪气伏留，滞于血海，譬如有积之人，下利不足，有所去即愈。宜牡丹丸。"方中牡丹皮、大黄、葶苈子、虻虫、厚朴合吴茱萸、椒目、细辛等，寒温并用，荡涤血海，去故生新，实为临床治疗寒热虚实错杂症之典范。陈氏引张景岳："血崩乃经脉错乱，不循故道，淖溢妄行，一二日不止，便有结瘀之血，凝成窠臼，更以药涩住，转见增剧。宜先以五积散加防风、荆芥，再加醋煎，投一二服。次服灵脂散及顺气药，去故生新，自能平治。"

## 五、冲任血寒，温阳暖宫

崩漏之症，多曰：虚证多，实证少；热证多，寒证少。陈氏"去邪治崩，去故生新"是为治实典范。经病病因，陈氏多宗巢氏"风冷论"。治崩单方荆芥散、独圣散（防风一味），以辛温祛风之药以止血，认为"风为动物，冲任经虚，被风所伤，致令崩中暴下……脉浮而大，风伤荣。荣，血也"。见识深妙。黑荆芥止血沿用至今。以温经汤治"带下三十六病"，经脉不调，小腹急病。其中吴茱萸合肉桂心温中散寒，除阴霾之气。白芷暖宫丸暖血海，实冲任，治风寒客滞，脐腹刺痛，下血过多。白芷辛以散风，温可祛寒；另有艾叶、椒目、干姜，皆辛温之品。陈氏谓："常服温补胞室，和养血气，光泽颜色，消散风冷。"血得风冷则不畅行，滞于冲任，新血不得归经则崩中漏下，并"脐腹刺痛，连及腰背"。"月水不止而合阴阳，则冷气上入于脏，令人身体、面目萎黄"。以此为辨。

若气虚阳微，冲任虚衰，不能固摄，"崩下吸吸少气，脐腹冷极则汗出如雨，尺脉微小"。治疗"可灸关元百壮"，内服"鹿茸丸"。关元穴为任脉与足三阴经交会穴，具有补肾固本、益气回阳之功；鹿茸为血肉有情之品，壮元阳，补精髓，峻补肾精，温固冲任，治诸虚百损，崩中漏下，阳衰气微，在所必用，即所谓"温阳止崩"。

# 六、崩中漏下，脉决死生

崩漏为失血耗气之症，阴随血伤，阳随血泄，日久则气血阴阳俱虚。也有崩漏日久不愈，复感邪气，而寒热互见，虚实夹杂，多脏受累，非唯难治，忽然崩中暴下，阴血暴亡，阴阳离决，生命难存。陈氏以脉象决崩漏死生："诊其脉寸口弦而大，弦则为脏，大则为芤；脏则为寒，芤则为虚。虚寒相搏，其脉为牢，妇人即半产而漏下。""尺脉急而弦大，风邪入少阴之经，女子漏自下赤。又漏下赤白不止，脉小虚滑者生，脉大紧实数者死也。又漏血下赤白，日下血数斗，脉急疾者死，迟者生也。"又云："尺寸脉虚者漏血，漏血脉浮，不可治也。"这些均可资临床借鉴。

（谢德聪，载于《福建中医学院学报》1998 年第 8 卷第 3 期）

## 第四节　叶天士通补奇经治疗崩漏特色

通补奇经是叶天士治疗奇经虚证的大法，用于治疗奇经虚损之崩漏，以补益奇经和宣通脉络相结合，补肝肾益精血，固阳明，调阴阳，佐以辛润通络、苦辛芳香之品，宣通气血，以补为主，以通为用，动静相随，祛旧生新，止血塞流，培本复旧，足可为临床调整卵巢内分泌、促进排卵、调整月经周期效法。

叶天士为清代时病大师，又是善理内伤虚损之高手，虽非妇科专家，亦以调治奇经而著称于妇科，其理源于《黄帝内经》（以下简称《内经》），重视奇经在月经生理病理的作用，"思经水必诸路之血贮于血海而下，其不致崩决淋漓者，任脉为之担任，带脉为之约束，刚维跷脉拥护，督脉以总督其统摄。"崩漏之疾主因奇经虚损："崩漏不止……冲任损伤，不能制约经血，是以经脉错乱，大血暴下，如山之崩。"崩漏治疗，根据病情缓急，在方约之治崩三法上提出"塞流、清源、端本"，并根据病情新久强调"暴崩暴漏、宜温宜摄；久崩久漏、宜清宜通"。而最具特色之治是通补奇经，以崩漏为血证，叶氏以补益奇经与宣通脉络相结合，以补为主，以通为用，动静相随，祛旧生新，培本复旧。

## 一、培补肝肾，止血塞流

通补法是叶天士论治奇经虚证的大法，认为奇经虚证其治"必辛甘温补，佐以流行脉络"。通补奇经治崩漏为补法在奇经虚损崩漏中的特色应用，如奇经阴虚风阳动之某"经漏三年，色脉俱夺"，治以"通阴以理奇经"，用龟板鹿角方（龟甲心、鹿角霜、阿胶、柏子仁、生牡蛎、锁阳，另人参汤入清药），认为"芪术皆守，不能入奇脉"，而"鹿性阳，入督脉，龟体阴，走任脉，阿胶得济水火沉伏，味卤固下，锁阳固下焦阳气，乃治八脉之大意"。并效《内经》通补，进服乌贼丸方（乌贼骨、茜草、雀卵，鲍鱼汁为引），"卤味就下，通以济涩"。全案之治，补奇经之虚，多选血肉有情之辈，如龟板（胶）、鹿角霜（胶）、紫河车、阿胶、人乳、乌贼骨、龙骨、牡蛎等，合人参、枸杞子、女贞、生地、莲肉，"栽培身内精血"，以茜草、川芎、当归等辛润通补。

奇经虚寒，"肝肾内损，延及冲任"，症"经漏淋漓，腰脊痠弱"者，通补奇经用熟地紫石英方（熟地、紫石英、河车胶、人参、当归、白芍、茯苓、莪术、炙草、蕲艾炭、香附、小茴香）。"顾，髓虚、崩淋不止，筋挛痛、不能行"，治用苁蓉紫石英方（肉苁蓉、紫石英、枸杞子、柏子仁、羊内肾、川斛、茯神、青盐）。"成，冲任二脉损伤，经漏经年不痊、形瘦、肤干、畏冷，由阴气走乎阳位，益气以培生阳，温摄以固下真"，治用人参紫石英方（人参、鹿角霜、归身、蕲艾炭、紫石英、茯神、炮姜、桂心）。对阳虚兼瘀，证见"下漏成块，少腹膨痛，议通和奇脉"，用鹿角桂枝方（鹿角霜、生杜仲、桂枝、生沙苑、当归、茯苓、大枣）。药物主选甘温柔阳，如肉苁蓉、鹿茸、鹿角霜、河车胶、人参、紫石英、枸杞子等。叶氏认为，柔剂阳药通奇经不滞，无如桂附之刚，温而不燥。通络则取茴香、香附、桂枝、川芎、当归等苦辛芳香药，开发郁结，宣通气血。

叶氏认为"八脉隶乎肝肾""夫奇经，肝肾主司""冲脉隶于阳明""肝肾内损，可延及冲任奇经""肝肾怯不固，八脉咸失职司""阳明久虚，脉不固摄，有开无阖"，则崩漏不止。故叶氏补益奇经主要以补肝肾、益精血、固阳明为主。傅青主曰："经水出诸肾，经本于肾。"肝藏血，司血海，与肾同居下焦，亦为女子之先天。阳明为气血生化之源，"胃汁日充，则砥柱中流"，本固源充，则固涩有力，为崩漏治本之道。张景岳曰："调经之要，贵在补脾胃以资血之源，养肾气以安血之室，知斯二者，则尽善也。"叶氏补益奇经，多选血肉有情之品，"五液全涸，草木药饵，总属无情，不能治精血之惫，故无效，当以血肉充养取其通补奇经"。以奇经八脉隶于下，故药味取"卤味就下，涩以收敛，介类潜固"，直达病所，止血塞流，标本兼顾，剂常取丸，"丸剂司通摄冲任，恪守定然必效""久病汤药太过，巩妨胃耳"，丸者缓也，崩漏经年累月难愈，尤须注意护胃，丸药可资效法。

现代许多妇科专家皆秉承了《内经》肾气盛、天癸至，任通冲盛，月事以时下的月经生理观，认为肾虚是崩漏致病之本。现代研究表明：补肾能调节下丘脑-垂体-卵巢轴功能，促进排卵。药理研究表明：补肝肾、益精血之诸多药物，如叶氏所用人参、鹿茸、紫河车、阿胶、枸杞子、龟板胶等，均具性激素样作用。补肾可以调节卵巢内分泌功能，使激素水平过高者逐渐降低，过低者逐渐上升，以致恢复正常的周期性变化。补肾法是崩漏必用的治法，叶氏之补益奇经法可资借鉴。

## 二、调和阴阳，端本复旧

叶氏治崩，通补奇经十分重视阴阳互根，遣方用药遵张景岳"阴中求阳，阳中求阴"，滋阴必配阳，温阳必参阴，在其方中常有阴阳对药，如龟板与鹿茸、黄芪与牡蛎、人参与阿胶、人参与知母、紫石英与石斛等，或于滋阴方中配以阳药，温阳中佐以阴药，如熟地苁蓉方、龟板鹿角方即是。同时善用体阴用阳、血肉有情之品，在其医案中治崩 26 方有 16 方用人参。张景岳曰："阴虚而火不盛者，自当用参为君，阴虚而火稍盛者，但可用参为佐。"张氏在寒剂中的白虎加人参汤、温剂中的理中汤即为典范。一则人参味甘，大补元气，滋阴生津，益气固冲，气旺血充，亦属阳生阴长之意。二则血肉有情，体阴用阳之品，滋阴不腻，温而不燥。叶氏认为桂附刚猛雄烈，伤人阴液，地黄敛腻之品不入奇经，只有温而且柔，能阴中求阳，阳中求阴。

崩漏乃耗气伤血之疾，临床治疗尤须注意阳生阴长，阴平阳秘，血不妄行。月经的周期性取决于阴阳的相对性平衡，调周端本，叶氏之法足以为效。

## 三、通和奇络，以通为用

叶氏认为奇经如沟渠满溢，流入深河，而兼有络脉的特征。"治奇经虚者，必辛甘温补，佐以流行脉络，务在气血调和，病必痊愈。"崩为血证，叶氏在补益奇经中佐以辛润通络和苦辛芳香之品，宣通气血，以补为主，以通为用，使补而不滞，止不留瘀，动静结合，祛旧生新，利于子宫内膜的脱落和修复；辛开郁结，流行脉络，可通调冲任，任脉之气通，冲脉之血盛，血海渐盈，应时而下；补而兼通，可促进月经周期中阴阳的消长，气血之畅行利于排卵调周；通和奇络，可引药直达病所，使药物更具选择作用，此可见叶氏通补奇经治崩漏之匠心，徐灵胎谓其"用药甚有巧思""巧不伤击也"。

林氏曰："补肾能促进卵泡发育，而活血化瘀能促进成熟卵泡排卵。"此正是叶氏通补治崩意义之所在。

（谢德聪，载于《福建中医学院学报》1998年第8卷第4期）

## 第五节　蜂花合剂1号缩短药物流产后阴道出血的临床观察

米非司酮序贯米索前列醇终止妊娠称为药物流产，以其具有高效、安全、简便、无痛等特点，每年为数百万妇女所采用。其突出副作用，国内外一致认为是孕卵排出后阴道出血时间过长。笔者以蜂花合剂1号防治流产后阴道出血65例，并设对照组109例进行疗效观察，现报道如下。

## 一、临床资料

174例均来自本院妇科门诊，其中已婚已育91例，未婚未育83例；年龄：20～35岁；流产次数，孕次：1～4次；停经≤49天，尿β-HCG阳性，妇科检查子宫增大与怀孕时间相符，经B超检查确诊为宫内早孕之健康妇女，无药物流产禁忌证，自愿要求行药物流产者，随机分为治疗组与对照Ⅰ、Ⅱ、Ⅲ组，分别为65例、31例、47例、31例，4组年龄、孕天数、孕次、流产次数基本一致（$P>0.05$），具可比性。

## 二、治疗方法

**1. 药物流产给药方法**　米非司酮25mg（北京第二制药厂，批号960502），早晚9时各1次，连服3天，于第4天清晨空腹温开水送服米索前列醇600ng（澳大利亚SEALER药厂生产，每片200ng）。

**2. 治疗方法**　服完上药后留院观察6小时，经医生检查证实已排出完整胎囊之日起，治疗组服用蜂花合剂1号（院内制剂，由本院制剂室制备，主要由蜂房、花蕊石、当归、川芎、黄芪、泽兰等组成）30ml，每日3次，连服3天。对照Ⅰ组不服任何药物。对照Ⅱ组日服罗红霉素 0.15g，每日 2 次，连服 3 天；复方益母口服液（河南竹林众生制药股份有限公司生产，豫卫药准字 1996 第 220013 号）10ml，每日 3 次，连服 3 天。对照Ⅲ组服用生化汤（本院制剂室制备，由当归、川芎、桃仁、炮姜、甘草组成）30ml，每日 3 次，连服 3 天。流产后 2 周随访，观察阴道出血情况，复查尿β-HCG，若两项有一项未转阴则继续观察，直至出血停止，尿β-HCG 阴转。

## 三、疗效标准与结果

**1. 各组阴道出血持续天数比较** 阴道出血持续天数是指自孕囊排出后阴道出血开始到阴道出血完全干净为止的天数。疗效标准参照负压吸宫流产 7 天内血止标准及束氏国家中医药管理局资助课题所制定疗效标准：①显效：药物流产后阴道出血时间≤7 天者；②有效：药物流产后阴道出血时间 8～10 天者；③无效：药物流产后阴道出血时间＞10 天者。结果：治疗组显效 32 例，有效 21 例，无效 12 例，总有效率 81.54%，平均出血天数为（8.61±2.97）天；对照Ⅰ组显效 3 例，有效 3 例，无效 25 例，总有效率 19.35%，平均出血天数为（18.32±8.99）天；对照Ⅱ组显效 5 例，有效 9 例，无效 33 例，总有效率 29.79%，平均出血天数为（16.09±7.70）天；对照Ⅲ组显效 4 例，有效 5 例，无效 22 例，总有效率 29.03%，平均出血天数为（14.65±5.09）天。经 Radit 检验治疗组显效、总有效率均明显高于 3 个对照组（$P<0.01$），治疗组平均阴道出血天数最短，与 3 个对照组相比有非常显著差异（$P<0.01$）。各对照组间比较三项指标均无显著差异（$P>0.05$）。

**2. 各组完全流产率比较** 完全流产者是指胎囊完整排出，不须手术辅助，或虽未见组织物排出，但β-HCG 明显下降，出血自止，子宫渐复常。结果：治疗组完全流产者 63 人，完全流产率为 96.92%；对照Ⅰ组 24 人（77.4%）；对照Ⅱ组 38 人（80.9%）；对照Ⅲ组 27 人（87%）。经 $t$ 检验治疗组完全流产率明显高于对照Ⅰ、Ⅱ组（$P<0.01$）。但与对照Ⅲ组比较，$P>0.05$，无显著差异。

**3. 各组尿妊娠试验阴转率比较** 以酶标法于流产后 14 天检测尿β-HCG。结果：治疗组阴性 58 例，阴转率为 89.23%；对照Ⅰ组 13 例（41.93%）；对照Ⅱ组 23 例（48.94%）；对照Ⅲ组 18 例（58.06%），经 $t$ 检验治疗组 14 天内尿β-HCG 阴转率与各对照组比较，$P<0.01$，治疗组明显高于各对照组，各对照组间比较，$P>0.05$，无显著差异。

## 四、讨 论

我国从 20 世纪 90 年代开始普遍应用药物流产新技术，国际上公认流产后出血 14 天为正常范围，国内药物流产协作组报道出血时间平均为 10.7 天，比负压吸宫流产阴道出血持续时间（正常范围为 7 天）明显延长，影响了药物流产者身体康复，是亟待解决的问题。出血原因一致认为主要是妊娠物排流不全，宫缩乏力，继发宫内感染等。从本组病例观察，不全流产阴道出血难以自止者 98%清宫病例见妊娠物。药物流产为人工堕胎，冲任损伤较重，笔者也观察到部分出血时间长者与流产后未休息，操劳过度有关；也有的则伤于房事，导致冲任进一步损伤。

药物流产阴道出血时间过长，属中医"恶露不绝"范畴，妊娠物残留为"瘀"，瘀血不去，胞宫血行不畅，血不循常道，损伤冲任难以修复，故出血而不止；气随血耗，阴随血伤，加之产后过度劳累，房事不节，冲任受损，瘀血不去而新血不生，故部分出现明显血虚症状，甚或气血两虚，虚实夹杂，其主要病机为"气虚血瘀"，符合中医产后多虚多瘀的特点。因出血日久不止，子宫内膜不能修复，因而也增加宫内感染的机会。出血主因为"瘀"，治疗的关键在于促进妊娠物排出，即"祛瘀"。蜂花合剂1号以蜂房、花蕊石为君，蜂房性平，味甘咸，具消肿解毒杀胚、促进宫缩、下落胞衣（宫内残留的、有害的妊娠物及未剥脱、残留的子宫内膜）之功；花蕊石味酸性平，《本草纲目》谓其"治一切失血，伤损内漏"，又能"下死胎，落胞衣"，功专化瘀止血。益母草、山楂、蒲黄、泽兰协同君药化瘀畅流，蒲黄兼能止血。黄芪合当归、川芎益气补血，活血生新，以利子宫内膜修复。药理实验表明活血化瘀药能加强子宫收缩，有利于妊娠物排出，顾氏认为黄芪能兴奋子宫平滑肌，使其加强收缩，并具生殖内分泌作用；蜂房又能入肾壮阳，补肾阳能调节内分泌。全方共奏祛瘀、益气、养血之功，较之生化汤生新血化瘀血，增加黄芪益气生新；增加蜂房杀虫解毒，较罗红霉素组之消炎更具特点。药物流产后妇女应用本方治疗后平均阴道出血时间缩短至（8.61±2.97）天，接近负压吸宫后7天血止标准。7天内血止之显效率、完全流产率、尿β-HCG阴转率较之3个对照组均有显著差异，说明蜂花合剂1号可有效缩短药物流产后阴道出血时间。

众多学者认为药物流产后出血时间长短与绒毛滋养细胞的残留、β-HCG值有关。笔者临床观察到药物流产后阴道出血时间的长短与尿β-HCG 阴转呈正相关，治疗组阴道出血时间比对照组明显缩短，β-HCG 14天阴转率也比对照组高。于氏认为蜂房有抗肿瘤作用，目前临床亦以抗肿瘤药物如甲氨蝶呤等用于宫外孕杀胚，蜂房为妊娠禁忌药，笔者用蜂花合剂1号的初衷是试图以蜂房之毒影响滋养细胞及绒毛的活性，促其变性坏死，继以花蕊石等活血化瘀，促宫缩以落胞衣，此中机制我们正在进一步研究探讨。

（谢德聪，吴冬梅，徐萍，载于《中医药通报》2002年第1卷第2期）

## 第六节 蜂花合剂1号治疗药物流产后阴道出血的临床研究

米非司酮配伍米索前列醇终止妊娠称为药物流产，其具简便、安全、药物流产率高、可免除手术之苦等优点，临床已普遍运用，但药物流产后出血时间过长和失血量过多仍是药物流产后急需解决的问题。蜂花合剂1号是我们多年临床应用的有效方药，该方根据产后多虚多瘀的特点，以活血化瘀、益气养血之法立方，临床研究表明其能有效缩短药物流产后阴道出血时间、减少出血量。其机制可能与该方使绒毛间质水肿变性，滋养叶细胞坏死变薄，加速尿β-HCG（人绒毛膜促性腺激素）下降有关。

## 一、资料与方法

**1. 一般资料** 90例均来源于2005年2月～2005年12月福建中医学院附属第二人民医院妇科门诊，妊娠35～49天，本人自愿要求使用药物终止妊娠，年龄在20～35岁，无药物流产禁忌证的宫内早孕健康妇女。用随机数字表法分为治疗组（蜂花合剂1号）、对照组（生化汤）、空白组（不予药物）各30例。三组观察对象临床基本特征经统计学处理无显著性差异（$P>0.05$），各组对象临床资料具有良好的可比性，见表2-1。

表 2-1　三组观察对象临床基本特征比较（$n=30$）（$\bar{x} \pm s$）

| 组别 | 年龄（岁） | 孕次 | 产次 | 孕龄（天） | 孕囊直径（cm） |
|---|---|---|---|---|---|
| 空白组 | 26.67±9.04 | 2.40±2.98 | 0.50±1.12 | 42.67±8.95 | 13.27±11.12 |
| 对照组 | 27.40±9.67 | 2.30±2.19 | 0.43±0.99 | 42.20±9.08 | 13.37±11.70 |
| 治疗组 | 26.10±8.86 | 2.47±3.16 | 0.40±0.98 | 42.47±9.04 | 13.07±9.67 |
| | $P=0.563$ | $P=0.903$ | $P=0.756$ | $P=0.925$ | $P=0.976$ |

**2. 纳入病例标准**　①符合早孕诊断标准；②停经天数（从末次月经第 1 天算起）不超过 49 天，本人自愿要求使用药物终止妊娠的 20～35 岁健康妇女；③妇科检查：子宫大小与妊娠天数相符；④实验室检查：阴道清洁度＜Ⅲ度，滴虫、念珠菌检查为阴性；⑤B 超检查：胚囊平均直径≤25mm 者，确诊为宫内妊娠。

**3. 排除病例标准**　①有米非司酮、前列腺素禁忌证；②妊娠前 3 个月月经不规则者；③胚囊大小与停经时间不相符，或末次月经不确切者；④此次妊娠 3 个月前有药物流产史和类固醇激素用药史者。

**4. 研究方法**

（1）药物流产给药方法：米非司酮（北京紫竹药业，25mg/片），早晚 9 时各服 25mg，共服 3 天，第 4 天 8:00 空腹顿服米索前列醇（英国 Searle 公司生产，200μg/片）600μg，留院观察 4 小时。

（2）治疗方法：于服米索前列醇 4 小时后不论孕囊有无排出，治疗组加服蜂花合剂 1 号（由蜂房、花蕊石、山楂、当归、川芎、黄芪等组成）代煎药液 1 包（每包 100ml，由本院煎药室制备），每日 2 次，计服 3 天；对照组口服生化汤（《傅青主女科》，当归、川芎、桃仁、炮姜、炙甘草）40ml（本院制剂室制备，每瓶 250ml），每日 2 次，计服 3 天；空白组不服任何其他药物。

**5. 观察指标**

（1）药物流产后阴道出血总量评分：以评分指数来评估出血量，根据孙氏阴道出血总量评分法，以自身平时月经量作对照，设 4 个等级，比平时月经量少为 1 级，与平时月经量相等为 2 级，略多于平时月经量为 3 级，明显多于平时月经量为 4 级；各阶段的量级×时间（天）之总和为总分，分数越多提示出血量越多。

（2）阴道出血持续时间：记录从服用米索前列醇后阴道连续或间断出血的时间。

（3）尿β-HCG 定量：服米非司酮前 1 天，服米索前列醇后 2 周分别测尿β-HCG 值（由本院中心实验室专人用化学发光法测定）。

（4）流产物组织病理学检查：取自服用米索前列醇之日起同时服蜂花合剂 1 号每日 1 剂×3 天，及空白组药物流产者排出的绒毛团各 8 例，于绒毛明显处取（0.3～0.5）cm×（0.5～1.0）cm 大小组织一块及时固定于 10%甲醛溶液中，将固定好的组织常规脱水、透明石蜡包埋、切片，作常规 HE 染色，镜下观察绒毛、滋养细胞的组织变化。

**6. 疗效标准**

（1）阴道出血时间效果：根据何氏、严氏报道采用下列标准。①显效：胚囊排出后阴道出血干净或基本干净≤9 天；②有效：胚囊排出后阴道出血干净或基本干净在 10～15 天；③无效：胚囊排出后阴道出血干净或基本干净＞15 天。

（2）流产效果：根据乌氏《药物流产使用方法的建议》采用以下标准。①完全流产：用药后胚囊自行完整排出或虽未见胚囊完整排出，但经超声检查宫内无妊娠物残留，出血自行停止，尿β-HCG 阴性，子宫大小恢复正常；②不全流产：用药后胚囊排出，在随诊过程中因出血过多或时间过长而行刮宫术，刮出物病理证实绒毛或蜕膜者；③失败：服药后第 8 天未见胚囊排出，经 B 超证实胚胎继续增大；并见胚芽及心管搏动者为继续妊娠。胚胎停育者最终采用负压吸宫术终止妊娠。

**7. 统计学方法** 等级资料用 Radit 检验；计数资料用 $\chi^2$ 检验；计量资料用 $t$ 检验，应用 SPSS10.0 统计软件和 Excel 软件辅助处理数据。

# 二、结　果

**1. 阴道出血总量评分** 见表 2-2。

**表 2-2　阴道出血总量评分比较（$\bar{x} \pm s$）**

| 组别 | 例数 | 评分（分） |
| --- | --- | --- |
| 治疗组 | 30 | $19.20 \pm 11.21$ |
| 对照组 | 30 | $23.07 \pm 14.93$ |
| 空白组 | 30 | $28.47 \pm 13.17$ |

阴道出血总量评分治疗组小于对照组（$P < 0.05$），明显小于空白组（$P < 0.01$）。

**2. 阴道出血持续时间** 见表 2-3。

**表 2-3　阴道出血持续时间的比较（$\bar{x} \pm s$）**

| 组别 | 例数 | 阴道出血持续时间（天） |
| --- | --- | --- |
| 治疗组 | 30 | $10.97 \pm 4.87$ |
| 对照组 | 30 | $12.60 \pm 5.70$ |
| 空白组 | 30 | $15.43 \pm 6.50$ |

治疗组阴道出血持续天数短于对照组及空白组。治疗组与对照组比较有显著性差异（$P < 0.05$），与空白组比较有非常显著性差异（$P < 0.01$）。

**3. 出血时间效果** 见表 2-4。

**表 2-4　出血时间效果比较**

| 组别 | 显效（%） | 有效（%） | 无效（%） | 总有效率（%） |
| --- | --- | --- | --- | --- |
| 治疗组 | 8（26.67） | 18（60.0） | 4（13.33） | 26（86.67） |
| 对照组 | 5（16.67） | 20（66.67） | 5（16.67） | 25（83.33） |
| 空白组 | 3（10.0） | 7（23.33） | 20（66.67） | 10（33.33） |

治疗组、对照组总有效率高于空白组（$P < 0.01$），治疗组与对照组比较无显著性差异（$P > 0.05$）。

**4. 尿β-HCG 的比较** 见表 2-5。

**表 2-5　服药前后尿β-HCG 的比较（$\bar{x} \pm s$）**

| 组别 | 例数 | 服药前尿β-HCG（U/ml） | 服药 2 周后尿β-HCG（U/ml） |
| --- | --- | --- | --- |
| 治疗组 | 30 | $26\,630.54 \pm 7863.63$ | $144.41 \pm 22.13$ |
| 对照组 | 30 | $28\,776.72 \pm 8163.28$ | $260.54 \pm 49.80$ |
| 空白组 | 30 | $29\,695.69 \pm 7145.52$ | $542.12 \pm 96.62$ |

治疗前 3 组尿β-HCG 具可比性（$P > 0.05$），治疗 2 周后 3 组尿β-HCG 值显著下降，与治疗前比较有显著性差异（$P < 0.01$），治疗组尿β-HCG 值低于对照组（$P < 0.05$），明显低于空白组（$P < 0.01$）。

**5. 流产物组织病理学检查**　选择空白组及服用米索前列醇 1 小时后加服蜂花合剂 1 号组各 8 例绒毛组织做光镜下病理学检查。蜂花合剂 1 号组绒毛组织光镜下可见血管扩张，2 例绒毛组织基本正常，6 例绒毛组织存在不同程度的间质水肿，绒毛间质纤维化，部分呈退行性变，滋养细胞变薄，部分坏死。说明蜂花合剂 1 号可使绒毛的病理变化加重。空白组绒毛组织基本正常，无上述病理改变，绒毛组织无水肿，但直径较大，间质为疏松的原始间充质，间质细胞为星芒状，其直径较大，其小血管内可见有红细胞，绒毛表面两层滋养细胞。

**6. 流产效果的比较**　见表 2-6。

**表 2-6　流产效果的比较**

| 组别 | 例数 | 完全流产例数（%） | 不完全流产例数（%） | 失败例数（%） |
|---|---|---|---|---|
| 治疗组 | 30 | 27（90.0） | 3（10.0） | 0（0） |
| 对照组 | 30 | 25（83.33） | 5（16.67） | 0（0） |
| 空白组 | 30 | 28（93.33） | 2（6.67） | 0（0） |

三组完全流产率及不完全流产率比较无显著性差异（$P > 0.05$）。

**7. 服药后近期不良反应发生率比较**　见表 2-7。

**表 2-7　服药后近期不良反应发生率的比较**

| 组别 | 恶心 | 呕吐 | 腹痛* | 腹泻 | 发生率 |
|---|---|---|---|---|---|
| 治疗组 | 1 | 2 | 3 | 0 | 20.0% |
| 对照组 | 3 | 1 | 3 | 0 | 23.33% |
| 空白组 | 2 | 2 | 4 | 1 | 30.0% |

*腹痛的判定标准：药物流产时腹痛较明显，难以忍受

三组不良反应发生率无显著差异（$P > 0.05$）。

**8. 完全流产者月经恢复时间比较**　见表 2-8。

**表 2-8　完全流产者月经恢复时间比较（$\bar{x} \pm s$）**

| 组别 | 例数 | 月经恢复时间（天） |
|---|---|---|
| 治疗组 | 27 | 30.21±2.65 |
| 对照组 | 25 | 32.22±2.64 |
| 空白组 | 28 | 33.39±4.43 |

三组完全流产者月经恢复时间无显著差异（$P > 0.05$）。

# 三、讨　论

药物流产有简便、安全、高效等优点，在我国每年有数百万非计划妊娠者采用。其突出的副作用是药物流产后阴道出血时间较长和出血量过多。国内多中心临床研究结果显示，药物流产后阴道出血多于月经量者占 25%～30%，药物流产后平均阴道出血时间分别为（14.1±8.5）

天、（14.9±8.5）天、（15±9.15）天，平均 14 天、15 天。本组资料空白组平均阴道出血天数为（15.43±6.50）天，与上述文献报道基本一致。王氏报道目前国际公认药物流产后阴道出血持续 14 天为正常，较负压吸宫术后阴道出血持续时间（7 天为正常）明显延长，影响了药物流产者身体的康复，因此探讨缩短药物流产后阴道出血的时间和减少出血量，对确保药物流产妇女的身体康复和生殖健康有重要意义。

## （一）药物流产后阴道出血的病因病理

药物流产后阴道出血是指药物流产后阴道过长时间持续出血，甚或月余不止的一种病证，可归于中医学产后恶露不绝。出血的原因，西医一致认为主要由妊娠物残留、宫缩乏力，继发宫腔感染所致。中医认为妊娠物残留为"瘀"，瘀阻子宫，旧血不去，好血难安，相兼而下；宫缩乏力为药物流产耗气伤血，出血日久，气随血耗，阴随血伤；正气不足，易感外邪，故其病机正如《胎产心法》所云"产后恶露不止，由于产时伤其经血，虚损不足，不能收摄，或恶露不尽，则好血难生，相兼而下，日久不止"，又云"火动病热、下血日久不止"，其病机不外乎虚、瘀、热三个方面。从本组病例观察可知，不完全流产阴道出血难以自止者 98%清宫病例见妊娠物。药物流产为人工堕胎，冲任损伤较重，笔者也观察到部分出血不易自止者与流产后未休息，操劳过度有关，也有的则伤于房事，符合中医产后"多虚多瘀"的特点。

## （二）蜂花合剂 1 号对药物流产后阴道出血的影响

蜂花合剂 1 号以蜂房、花蕊石合益母草、山楂、蒲黄、泽兰化瘀畅流、活血止血，以黄芪合当归、川芎益气补血、活血生新，全方具活血化瘀、益气养血之功，较之生化汤生新血化瘀血，增加了黄芪益气生新、蜂房消肿解毒的功效。故于前期临床应用使药物流产后阴道出血时间缩短至（8.61±2.97）天，相关研究已做报道。本研究结果显示治疗组阴道出血总量评分为（19.20±11.21）分，小于对照组（23.07±14.39）分，比较有显著性差异（$P<0.05$），与空白组（28.47±13.17）分比较有非常显著性差异（$P<0.01$）；阴道出血持续时间，治疗组平均为（10.97±4.87）天，与对照组（12.60±5.70）天比较有显著性差异（$P<0.05$），与空白组（15.43±6.50）天比较有非常显著性差异（$P<0.01$）；出血时间效果比较，虽然治疗组与对照组无显著性差异，但与空白组比较有非常显著性差异（$P<0.01$）。结果再次显示蜂花合剂 1 号能有效缩短药物流产后阴道出血时间，减少阴道出血量，是治疗药物流产后出血的有效方药。本组资料中治疗组阴道出血持续时间为（10.97±4.87）天，较之前期研究（8.61±2.97）天长，可能与样本量小、蜂花合剂剂型、时间差等有关，但较桑氏的大规模引入性研究中阴道出血平均14.45 天明显缩短。

## （三）蜂花合剂 1 号治疗药物流产后阴道出血机制探讨

**1. 收缩子宫，祛瘀止血** 妊娠物残留是药物流产后出血的主因。药理研究表明，蜂花合剂1 号中益母草、蒲黄、山楂、当归、川芎等对子宫均有很强的收缩和凝血、止血作用，而促进子宫内膜剥脱，逐瘀以生新，有药物刮宫作用；同时子宫肌肉收缩又可压迫血管而止血。黄芪、当归益气生肌、养血活血，可促进子宫内膜再生。顾氏认为黄芪能兴奋子宫平滑肌，使其加强收缩，并具生殖内分泌作用。方中花蕊石、仙鹤草等协同止血，因此药物流产后加服蜂花合剂1 号活血化瘀、持久宫缩，延长药物作用时间以加速蜕膜变性、剥离，促进残留妊娠物排出、子宫内膜修复以达止血。

**2. 改善血液循环，调节凝血与纤溶系统的平衡** 聂氏认为，药物流产后恶露不尽的患者整体存在血瘀的同时，也存在纤维蛋白质溶解（简称纤溶）的亢进，凝血与纤溶的平衡失调而致出血。应用抗纤溶药物可缩短出血的时间。现代药理研究表明蜂花合剂 1 号中花蕊石、山楂、蒲黄、仙鹤草等化瘀止血药有改善循环和促进凝血的作用；黄芪、益母草具有抑制血小板聚集，改善微循环的作用，补气药与活血药配伍，可增强活血之力，调节人体内环境，改善内在瘀血机制，从而减轻对纤溶系统的刺激。

**3. 免疫调节作用**　　妊娠是同种异体的移植，药物流产后绒毛膜促性腺激素、雌激素、孕激素等激素水平迅速下降，机体的免疫功能降低。中医认为"小产重于大产"，药物流产后失血耗气，气血虚弱，正气不足，机体免疫低下，可诱发局部慢性炎症等，而炎症又可影响子宫收缩，加重出血。药理研究表明，黄芪可增强机体免疫力，加强子宫收缩，利于血性恶露排出和子宫复旧。

**4. 抗炎作用**　　继发性炎症也是药物流产后阴道出血淋漓不净的原因之一。米非司酮终止早孕，直接作用于黏膜组织，导致绒毛组织继发变性、坏死，损伤的细胞释放炎症介质，导致子宫内膜发生非特异性炎症。药理实验证明，蜂花合剂 1 号中君药蜂房具有抗炎、抗菌、镇痛、抗癌等作用，蜂房水煮去渣，药液具有去腐生肌、消炎止痛的作用。川芎、当归、黄芪对大肠埃希菌、铜绿假单胞菌、金黄色葡萄球菌、溶血性链球菌等均有抑制作用。

**5. 促进绒毛变性、加快尿 β-HCG 下降**　　蜂房味甘，性平，有毒，具祛风攻毒、消肿止痛之功，除做外用，还可用于治疗胃癌、子宫内膜癌等。受抗肿瘤药物甲氨蝶呤用于宫外孕杀胚的启示，笔者试用妊娠禁服药之蜂房治药物流产出血，意在观察其对绒毛的影响，这是初衷。本实验研究表明，8 例加服蜂花合剂 1 号药物流产者排出的绒毛组织光镜下可见血管扩张，2 例绒毛组织基本正常，6 例绒毛组织存在不同程度间质水肿，绒毛间质纤维化，部分呈退行性变，滋养细胞变薄，部分坏死。空白组绒毛组织基本正常，无上述病理改变。药物流产后尿 β-HCG 下降与绒毛活性呈正相关。本实验治疗组药物流产后 2 周尿 β-HCG<100U/ml 者比例大于对照组与空白组，比较有非常显著性差异（$P<0.01$）。绒毛病理检验的报告表明，蜂花合剂 1 号有致绒毛水肿和滋养细胞坏死的作用，从而加速尿 β-HCG 下降，这可能是蜂花合剂 1 号缩短药物流产后出血时间和减少出血量的主要机制。

（谢德聪，陈虹冰，江敏，等，载于《中医药通报》2007 年第 6 卷第 5 期）

# 第七节　不孕症诊治浅谈

不孕症以其关系民族的繁衍、家庭的幸福与和谐，自古以来都备受医家关注，中医通过几千年临床研究，已具备完整的理论体系，丰富的临床经验，可靠的疗效等，彰显着其独特的科学内涵与深厚的文化底蕴。

## 一、病名诊断的前瞻性

我国早在公元前 11 世纪的《周易》里记载"妇三岁不孕"，简要 5 个字不仅在世界医学史上为不孕症命名，同时以不孕为主证，以 3 年不孕时限规范了不孕症的病名诊断，沿用了 3 千多年至今不变，具有罕见的前瞻性与科学性。众所周知，不孕症时限具统计学意义及显著的时代特征，古代即把不孕症时限定为 3 年，足以表明时人已具流行病学观。同时《灵枢·决气》曰："两神相搏，合而成形，常先生身，是谓精。"揭示了男女之精媾和是生命的起源。《素问·上古天真论》"女子七岁，肾气盛，齿更发长，二七而天癸至，任脉通，太冲脉盛，月事以时下,故有子",简要地指出了妊娠的条件与机制。我国古代地大人稀,医学首先重视产育,在《内经》生殖生理观的指导下,后世医家对不孕症进行了卓有成效的大量研究,成就了中医独特的不孕不育病因病机的理论与诊治方法及有效的方药。不孕症是当今世界关注的常见疑难病症,若能精准地应用中医的理论来指导临床研究,相信一定能创新不孕症的中医诊治。

不孕症是个多因性、难以一时确诊、复杂难治的病症,随着现代科学技术的发展,不孕症的诊断已步入影像、超声、微观等技术时代,不孕症病因主要归纳为排卵障碍性不孕、子宫性不孕、输卵管性不孕、免疫性不孕等,在采用西医诊断中医治疗的研究中,虽然取得了一定的疗效,但仍有诸多值得研究之处。

## 二、证型诊断的概括性

中华人民共和国中医药行业标准《中医病证诊断疗效标准》及高等中医药院校《中医妇科学》均立不孕症证型为肾虚、肝郁、痰湿、血瘀四型,初学者难免质疑如此简单的诊断能否应对复杂、难治的不孕症。肾藏精、主生殖,养胎者血也,摄精者气也,脾生血、肝藏血,主持冲任的充盛,肾气全盛,气血调和,任通冲盛,月事以时下,故有子。反之,肾肝不足,脾虚血少,气血不调,冲任不和则不能成孕,故不孕症证型分立肾虚、肝郁、痰湿、血瘀是高度的、纲领性的概括,表明肾虚、脏腑功能失调、气血不和、冲任失调是不孕症的主要病机。

## 三、治疗的个性化

中医治病十分强调整体性,但也十分重视个性化。月经是性周期的表现,排卵异常者,常见月经异常,而调经方法各不相同,不孕症四证型均见月经异常,而调经助孕法却有补肾、疏肝、健脾、调理气血之别。如同为月经后期的治疗,就有补肾、疏肝、补益气血、温经散寒、燥湿化痰、活血化瘀等不同,换言之,中医促排卵各人不一。但有时不同的月经异常也可以用相同方法治疗,如因肾气虚天癸不充,冲任脉虚致月经先后无定期、月经先期、月经过多、过少、闭经,无以摄精成孕,治病求本,皆以补肾气益冲任治疗。"同病异治、异病同治"正是中医治病整体观与个性化的最好诠释。因此,排卵异常的治疗必遵"治病求本",勿固化套用。就西医而言排卵障碍的原因很多,同样要按因论治。

## 四、治疗方药的经典性

不孕症治疗的方药浩瀚如海,以适用于不同的人群与不同的病证,仅就临床一直沿用的择其一二析其经典。如开郁种玉汤(《傅青主女科》)治疗肝郁不孕,方中当归、白芍养血柔肝调经,月经是子宫内膜剥脱,主要成分是血,补血即可使子宫内膜增殖。茯苓、白术健脾生血以增子宫内膜,同时脾属土,土生万物,子宫内膜犹如大地沃土而能孕育胎儿,健脾生血补土即为孕卵种植作好准备。方中香附疏肝理气,肝气畅达,肝藏之血才能按时下注子宫以养胎元。牡丹皮、天花粉清热凉血生津,使血海宁静,血不妄行。此方调经种子一步到位。临床研究表明,内分泌紊乱之不孕症,雌孕激素比例失调,水钠潴留,经前可见乳房胀痛、头痛诸症,中医认为此乃肝郁气滞所为,治用开郁种玉汤,以当归、白芍养肝血,茯苓、白术健脾利湿消肿,香附疏肝理气,气行则血行、气行则水行,肿、痛自解,气血调和,胎孕乃成。吾临床观察输卵管性不孕者,80%经前有胸闷、乳房胀痛、烦躁易怒、脉弦等肝郁证,临床治疗多用开郁种玉汤加减，以当归、白芍、香附疏肝理气、养血调经；茯苓、白术健脾利水消肿；牡丹皮凉血活血，活血消肿即消炎；天花粉有排脓消肿、旁通五脏之功，消除炎症，畅通输卵管以利妊娠。开郁种玉汤既可用于治疗内分泌失调性不孕，亦可用于治疗输卵管性不孕，清代方剂沿用至今，甚为经典！

# 五、体 会

## （一）促排非唯补肾

肾藏精，主生殖，不孕与肾密切相关，肾虚精血虚少以致不孕者，临床常伴月经后期或量少，或经闭不行，或经行难净，或崩，或漏等。相关检查常提示排卵障碍，内分泌失调等，通过滋肾养血、调补冲任治疗，既可促进卵泡发育排卵，还能有效增加子宫内膜，利于孕卵种植，养精种子一步到位，较之西药促排卵更有优势。

中医认为肾藏精，主生殖。现代研究认为：中医的肾气盛-天癸至-任脉通冲脉盛-子宫-月事以时下与西医的下丘脑-垂体-卵巢-子宫-月经，二者均为生殖调节轴，其功能十分相似，同样都主宰女性内分泌、排卵、月经、生育。因此，凡排卵障碍则常治以补肾，认为排卵障碍主要是因为肾虚。众所周知，月经是性周期的表现，"不孕经不调"是中医妇科的主旨思想之一，排卵障碍原因复杂，同样月经失调病因不一，国家中医药行业标准将不孕症分为四证：肾虚、肝郁、痰湿、血瘀，其临床表现均有月经失调，诸如月经先期、月经后期、月经过多、月经过少、崩漏等，多与排卵异常相关，但调经方法却完全不同，表明中医促排卵方法不一，补肾可以促排卵，但促排卵不唯补肾。肾受五脏六腑之精而藏之，心肝脾肺等功能的异常均可影响肾的功能，五脏之伤，穷必及肾，治病求本，必须分清病起何脏，为何因。

现代研究表明，补肾能促进卵泡发育、排卵，调节内分泌，促进代谢，提高免疫等，但这些功能的调节并非由单一的激素来完成，是由激素间的相互作用与平衡来调节，犹如下丘脑-垂体-卵巢所分泌的性激素不仅要保持平衡，而且激素之间浓度、比例必须适宜，出现的时间和次序适宜，才有正常的周期排卵和月经。对西医的这些性周期调节，中医主要用肾阴肾阳的充盛与相对平衡协调，而达天癸至-任通冲盛-月事以时下来阐明。同时，中医还认为肾阴阳的平衡受五行制化，其他脏的功能对肾阴阳的平衡亦有影响，故肾阴阳的平衡十分复杂，必须详审，一时的疏忽、一二味药之差，就有可能致"失之毫厘，差之千里"。此也常常是疗效不尽人意之因。

## （二）补肾非唯促排

肾阳虚，命门火衰，阳虚气弱，生化失期，精血不足，或子宫、冲任、胞脉失却温煦，以致子宫幼稚或不能升发絪缊之气，胞宫虚寒，不能摄精成孕。补肾温阳可以促进子宫发育与排卵。对常用方温胞饮（《傅青主女科》），黄绳武在《傅青主女科评注》中曰："温胞汤方……重在温补心肾之火，以养精益气，使火旺而精不伤，阳回而血亦沛，有如春风化雨，万物资生，即所谓'天地絪缊，万物化醇'。"二十多年前吾曾治一女子，婚久不孕，带下绵绵，色白质稀，腰酸腹胀，神疲肢冷，舌质淡，苔白，脉沉细。外院拟为慢性盆腔炎，几经消炎治疗未效。愚以为此乃肾阳虚，温化失职，水湿内停，下注任带、胞宫，以致带下绵绵，婚久不孕，治以温阳化湿，暖宫助孕，方用温土毓麟汤（《傅青主女科》）加减，药用：巴戟天、山药、白术、覆盆子、党参、补骨脂、车前子、金樱子、鹿角霜、陈皮、姜半夏、枳壳。14剂，逾月而喜得身孕。吾时感叹只知温肾能促排卵，而少知温肾之深义者不能为上工也！中医治病一定要按中医传统的方法辨证论治。

毓麟珠（《景岳全书》）以八珍汤加菟丝子、杜仲、鹿角霜、川椒温养气血、益肾助孕著称。川椒温中去湿、止痛杀虫，药理试验证实其对溶血性链球菌、大肠埃希菌、金黄色葡萄球菌、铜绿假单胞菌等细菌有抑制作用，笔者亦用此方治疗慢性盆腔炎见神疲乏力、头晕耳鸣、腰膝酸楚、畏寒肢冷、输卵管积水之不孕症。此外，方中八珍汤双补气血，故也适于亚健康状态、慢性消耗性疾病之体虚不孕者。又如左归饮、右归饮（《景岳全书》）也是治疗肾虚不孕的经典方，"精不足者，补之以味"，左归饮不仅有熟地、枸杞子、山茱萸大补真阴，更有龟板、鹿角胶血肉有情之品，较之草木之品、化学药味更胜一筹，为治疗肾阴虚不孕的首选。右归饮在六味地黄大补真阴基础上加鹿角胶合肉桂、附子温补真阳，附子是温阳促排卵的要药。二方阴中求阳、阳中求阴，以使肾中阴阳平衡，冲任相资，而能有子。

人体是个统一的整体，肾气主宰着人体的生长、发育、衰老，肾中阴阳对脏腑起着滋养、温煦的作用，而"五脏之伤，穷必及肾"，因此，肾虚不孕者也可能兼有内科等疾病，故补肾助孕是全方位地调整脏腑功能的助孕方法，体健经调，方能有子。

## （三）疏肝助孕以补为通

肝藏血、主疏泄，肝郁气滞，疏泄失职，血海蓄溢失常，冲任失调则月经或先或后而无定，经量或多、或少，或经行难净、婚久不孕，并伴胸闷、乳房胀痛、烦躁易怒、脉弦等肝郁症状。治宜疏肝养血，调经助孕，临床用逍遥散（《太平惠民和剂局方》）、开郁种玉汤（《傅青主女科》）等调经种子，取效者不少。排卵异常、内分泌失调、高泌乳素血症之不孕症的主要临床表现除月经失调外，雌、孕激素比例失调，可致水钠潴留，经前出现乳房胀痛、头痛等肝郁症状，高泌乳素血症经前也有乳房胀痛等肝郁症状。经疏肝治疗后随着月经恢复正常，肝郁诸症亦随之缓解，而能受孕。表明疏肝调经有促排卵和调节内分泌的作用。

对输卵管阻塞性不孕者，经前也常有乳房胀痛、烦躁易怒、脉弦等肝郁症状，肝经过乳部，抵少腹，少腹为输卵管所居。故输卵管阻塞性不孕临床亦常从肝治疗，而并非粗浅的一味用活血化瘀治疗。傅青主立开郁种玉汤治肝郁不孕，方中当归、白芍补血养肝，茯苓、白术健脾生血，四味共奏养血调经助孕之功，茯苓、白术具健脾利湿消肿之功，利于改善盆腔慢性炎症及输卵管积水。香附疏肝理气，药理试验表明其对多种细菌有抑制作用，利于消炎。天花粉可消肿排脓，有旁通五脏之功。全方消炎助孕一步到位。古方之妙要细细品味。

治疗肝郁不孕临床所采用的常用方如逍遥散、开郁种玉汤等，均以当归、白芍、茯苓、白术健脾补血养肝为君，佐以牡丹皮、香附、柴胡等疏肝通络，以补为通，更适合不孕症等慢性妇科疾病的治疗。

## （四）燥湿化痰，祛邪助孕

脾为生痰之源，素体脾虚、劳倦伤脾、饮食不节、膏粱厚味等损伤脾胃，或肾阳虚，脾失温煦，脾虚运化失职，水湿内停，聚湿为痰，留注下焦、冲任，痰阻气滞，血不畅行，则月经后期、量少、甚或经闭不行、不孕；痰湿内盛，躯脂满溢，形体肥胖；土不生金，肺火旺盛，则生痤疮、毛多。月经稀发、不孕、肥胖、多毛是西医多囊卵巢综合征的典型症状，苍附导痰汤（《叶天士女科》）为治疗此病经典方，旨在燥湿理气化痰，并无补益之品，重在祛邪，湿祛阳回，方能启动氤氲之气。此正是燥湿化痰亦能调理卵巢的功能、促进排卵之所在。多囊卵巢综合征最新研究称其为代谢生殖综合征，中医认为脾主运化，为气血生化之源，是人体最大的代谢器官，脾虚运化失职，水谷精微不能上输心肺化赤为血，而聚为痰、湿。痰为百病之源，痰湿脂膜，遮隔、闭塞子宫亦致不孕；湿阻则气滞，可伴或胀、或满、或痛；痰湿下注任带则带下绵绵；舌质淡红，苔浊腻，临床未必有月经失调。吾曾治李姓患者，形体肥胖，神疲乏力，纳少腹胀，带下量多，色白，舌淡苔浊。子宫输卵管造影提示输卵管增粗、通而不畅。拟为脾虚湿阻，冲任不畅，不能摄精成孕。治以健脾温阳、燥湿化痰，用苍附导痰汤合理中汤加减而喜得身孕。此外，其他内分泌疾病也能导致肥胖与月经失调，必须详审细辨。

## （五）化瘀助孕在于调理气血

　　血瘀的原因复杂，有寒热虚实之别，其既为病理产物，又是致病之因。就不孕症临床而言，瘀阻冲任，气血不和，不能摄精成孕，可伴月经后期、经量过少、闭经、崩漏、痛经等。现代研究显示排卵障碍性不孕、输卵管性不孕、子宫性不孕、免疫性不孕等无不存在血瘀证。众所周知：活血化瘀可改善微循环、改善血液流变学性质，使血液的浓黏凝聚程度减轻；促进组织的修复与再生；改善血液的分布；改善心功能；对物质的代谢、免疫功能、抗凝、抗纤溶都有影响。因此，活血化瘀治疗不孕症是多途径的，作用机制也是复杂的，被临床普遍用于治疗排卵障碍性不孕、卵泡不破裂、输卵管阻塞性不孕、免疫性不孕及子宫腺肌病、子宫内膜异位症、痛经等疾病所导致的不孕症，验证了王清任"少腹逐瘀汤……种子如神"，而中医活血化瘀治疗不孕症的机制则在于使气血调和，《三国志·华佗传》"血脉流通，病不得生"，《素问·调经论》"五脏之道，皆出于经隧，以行血气，血气不和，百病乃变化而生"。妇人以血为本，月经为血生化，精血为胎孕之源，养胎者血也，分娩靠血濡气推，产后乳汁为血生化，而血生于气、行于气、统于气，气血调和则经调子嗣，若气血瘀滞，冲任阻滞，血行不畅则月经后期、经量过少、甚或闭经，不通则痛，发为痛经；瘀阻冲任，血不归经则崩漏，不能摄精成孕则不孕等病丛生。治以化瘀行滞，而化瘀必先理气，气行则血行、血行则瘀化、瘀化方能生新、瘀化则血脉流通，气充血沛，气血调和，任通冲盛，胎孕乃成。

　　不孕症之血瘀证，血瘀的部位、轻重、性质都存在不同，如何精准分辨？中医传统的方法主要靠望闻问切四诊，如今有了超声、影像、生化等，为中医的诊断、辨证提供了更先进的科学技术。在治疗上，中医坚持的辨证论治正是对不同部位、瘀血轻重、性质的体现，诸如理气化瘀、温经化瘀、清热化瘀、益气化瘀、疏肝化瘀、补肾化瘀、补血化瘀等。中医认为人体是个统一的、变化着的整体，局部的病变可能影响整体，同时疾病的过程中脏腑、气血也在不断的变化着。子宫借冲、任、督、带与十二经取得直接与间接的联系以运行气血而行经孕子，活血化瘀是对整体而言，"疏其血气，令其条达，以致和平"，加上理气、疏肝、补肾、补血、温经、清热等即是个性化、差异性的体现。也因此活血化瘀才能既可调经种子、促排卵、调节内分泌，也可治病，诸如子宫腺肌病、子宫内膜异位症、输卵管疾病、免疫异常等。

　　不孕症是诸病之症，生殖系统本身的疾病可以导致不孕症的发生，全身性疾病也可以引发不孕症，论中医病因，有情志、饮食、劳逸、六淫、房劳多产、素体不足等，复杂多样，临证常常莫衷一是。自古以来历经几千年的临床研究，中医对不孕症的诊治已形成了完整的理论体系、积累了丰富的临床经验，取得了可靠的疗效。中医从整体出发，突出个性化，全面调整机体的功能，从根本上消除了不孕症的病因，为孕育营造良好的机体内环境，充分显示了中医治疗不孕症的特色。吾行医问诊半个世纪，总结出不孕症的诊治心悟：采用现代科学诊断技术，坚持以中医辨证论治的理论和技术指导临床，就一定能取得可喜的疗效，也只有坚持中医的理论和技艺，才能不断创新不孕症的诊治。此正是本文之意！

# 六、病 案

裕某，女，31岁，初诊：2016年3月8日。

主诉：结婚1年11个月未避孕但未孕。

病史：月经常2～3个月来潮，经量中，色暗红，无痛经，末次月经为2015年12月20日，现月经两个多月未行，但无特殊不适，以前未行系统诊治，但用过中、西药治疗，无根本好转。2016年2月17日外院B超：子宫大小正常，子宫内膜6mm，双侧卵巢未见卵泡。形体中等，舌淡红，苔薄白，脉细弱。妇科检查未见异常。

诊断：月经后期、不孕症。

证型：精血不足、冲任脉虚。

治法：养血调经助孕。

方药：阿胶6g，当归10g，黄精15g，女贞子15g，白芍10g，续断15g，香附6g，山楂6g，枳壳10g。

二诊：2016年4月5日。

服上药月经未行，8天前开始乳房胀痛，口和、纳好、寐安、便畅。舌质淡红，舌苔薄白，脉细滑。

尿妊娠试验阳性。

B超：子宫内孕囊10mm×8mm，未见胚芽及心管搏动。

诊断：早孕。

方药：叶酸0.4mg，每日1次，共服30天，并嘱定期检查。

**按语：**患者结婚1年11个月未避孕未孕，符合不孕症诊断，患者年轻，虽月经后期，但无其他不舒，据主证：月经2个月余未行，B超子宫内膜6mm，显示无排卵。月经为精血所化，精血为胎孕之源，肾为精血之源，患者月经后期并不孕，其舌淡，脉细，皆因精血不足，冲任脉虚，故治用阿胶、当归、白芍、女贞子、黄精、续断以补肝肾、益精血，以香附、山楂、枳壳理气和血，使冲任相资，气血调和，仅治疗一次，就收到意想不到的效果，足以显示谢老用中医药治疗不孕症的神速。

## 第八节 子宫腺肌病诊治探讨

子宫腺肌病临床以渐进加剧的痛经、月经过多、经期延长为主诉。妇科检查子宫呈一致性增大或触及局限性结节，质硬而有压痛，是当今临床常见病，且发病年龄越来越年轻化，本人诊治的患者中最小为24岁。此病为卵巢激素依赖性疾病，故为患半生。同时还影响生育，是当今全球关注的健康问题。病理提示子宫多呈均匀性增大，子宫肌层病灶有弥漫型与局限型两种，剖开子宫可见子宫壁明显增厚且硬，肌壁中可见到增厚的肌纤维和微囊腔，腔中可见到陈旧性血液。镜检见肌层内有子宫内膜腺体与间质。临床诊断还可借助B超、MRI等检查。

### 一、中医对子宫腺肌病的认识

中医历来以患者的诉求为诊断依据，本病以渐进加剧的痛经、月经过多或经期延长为主诉，根据标本缓急的原则，若经期来诊腹痛难忍，无经量改变，第一诊断为痛经。若腹痛兼月经量多如崩，其或晕厥，因出血可危及生命，则第一诊断为血崩，次诊为痛经，此临床较少，多数经时以腹痛为主，伴月经量增多，故现今临床多将子宫腺肌病首列痛经，其次是月经失调（月经过多、经期延长）。根据妇科检查与超声检查，中医给子宫腺肌病确立了较合适的病名，为血瘕，血瘕既可导致痛经，也可引起月经失调，立此病名才能真正治本，同时也易于与子宫肌瘤、子宫恶性病变所导致的子宫增大等相鉴别，当然也应借助超声、病理等微观检查。

## 二、病 因 病 机

本病临床见经行下腹痛、出血（经血量增多、出血时间延长、病理并见子宫肌壁微囊腔里有积血），检查子宫增大，质硬，包块固定不移，三者一体主因瘀血为患。瘀血停留，不通而痛发为腹痛；瘀血内留，新血不得归经，则月经过多，或淋漓难净；经血泛溢子宫肌层，宫壁瘀血内阻，日久结为血瘕，则子宫增大。瘀血既是病因，也为病理产物，其形成有寒热虚实之别。当今临床观察，剖宫产、多次人工流产、劳逸失常、情志不舒、生活无度皆为高危之因。临床研究表明，瘀血是子宫腺肌病的基本病机。

## 三、证 治 探 讨

唐容川《血证论》曰："瘀血在经络脏腑之间，则结为癥瘕，瘕者或聚或散，气为血滞，则聚而成形，血随气散，则没而不见，方其既聚，宜以散气为解血之法，九气丸治之。"离经之经血瘀积在子宫肌层，是本病病位、病证之所在。血随气而行止，治瘀先调气，气行瘀自消，自拟理气、调经、化瘀、缩宫之法，治疗分两步。

### （一）经前经期理气活血，调经止痛

本病临床最突出的症状是经行前后或正值经期，发生周期性的小腹疼痛、甚或痛剧难忍，中医称为痛经。据临床所见，疼痛程度有轻、中、重之别，轻者仅小腹阵痛数小时或半天即自行缓解；中度者下腹痛甚，坠胀不舒，或痛连腰腿，服止痛药无效，不能坚持正常工作与学习，伴月经量多，有血块；重度者下腹剧痛、绞痛，伴面色苍白、肢冷汗出，经血量多、有大血块、块下痛减等，诸药罔效。曾见一例剧烈痛经者，腹痛始于月经中期，终日辗转不安，哭叫不已，诸药罔效，疼痛持续至经净方解，后手术治疗证实为子宫腺肌病，其严重影响身心健康和工作。"急则治标"，治疗痛经为治疗本病之首务，疼痛能缓解，有利后续治疗，也能减轻患者痛苦，增强患者治疗的信心。《景岳全书·妇人规》曰："经行腹痛，证有虚实，实者，或因寒滞、或因血滞、或因气滞、或因热滞；虚者，或因血虚、或因气虚。"本病腹痛剧烈，乃因瘀血阻滞之"不通而痛"之实证。治疗以通调气血为主，"通则不痛"，高士宗曰："通之之法，各有不同，调气以和血，通也。……虚者助之使通，寒者温之使通，无外通之之法也。"在腹痛未作前一周，即予理气活血、化瘀止痛之法，防患于未然。主用自拟香蒲饮：香附、郁金、蒲黄、当归、赤芍、白芍、柴胡、乌药、元胡、川楝子、莪术等，若兼热，证见月经提前，或经量过多，经色深红，口苦咽干，烦躁易怒，面红唇赤，舌质红，舌苔黄，脉弦者，加牡丹皮、栀子炭、茜草、红藤等以清热凉血；因寒致瘀，小腹冷痛，肢冷面青，舌苔白，加吴茱萸、桂枝以温经散寒；兼湿见脘胀纳呆，苔浊者，加陈皮、姜半夏；经血块多，加丹参、泽兰；因虑桃仁破瘀，增加血量，经前忌讳使用，曾收治一子宫腺肌病患者，他医经前用桃仁、红花破瘀致血崩、晕厥。妇人以血为本，化瘀不宜过于攻逐，故吾常以蒲黄、三七既能化瘀，又具止血之功，

更为安全。也因此鲜用王清任少腹逐瘀汤、膈下逐瘀汤、血府逐瘀汤。加之本病病程长、难治，须反复用药，更应固护气血。中医治疗子宫腺肌病之腹痛疗效好，本人临床也取效不少。同时，临床亦丰富了治疗的方法。年前，一李姓年逾不惑之年，因子宫腺肌病痛经十多年，不乏活血化瘀治疗，腹痛日渐加剧，愚见其经前乳房胀痛、口苦、舌苔浊微黄、脉弦，遂投小柴胡汤加减，没想到一次治疗竟腹痛全失。考唐容川《血证论》亦善用小柴胡汤加当归、香附、桃仁、赤芍等治疗血瘀证。谓其"通治内外之方"。

子宫腺肌病除痛经外，月经量多、经行时间延长也是临床常见的症状。本病主因瘀血为患，方中有蒲黄、三七化瘀止血一步到位。唯经血量多，气随血耗，气不摄血，因果相干，血量益增，故对经量过多者临证我也酌情加黄芪、党参以益气摄血，因脾统血生血，故也加白术共奏益气健脾、生血止血之效。瘀血内阻，血不归经，新血不生，出血日久，耗气耗血伤阴，故对经行7天不能血止者，不能专事化瘀，要根据经血的量、色、质及形、气、舌、脉综合辨证论治，方不致误。数年前牛姓子宫腺肌病患者，子宫增大如3个月孕大，除痛经外，经血量多如崩，经理气活血治疗数次后，痛经虽然解除，但经量益多，经色鲜红，有血块，经行12天方净。以其形体消瘦，面色㿠白，脉细，终用归脾汤、补中益气汤收功。

## （二）经后化瘀缩宫

经净之后，腹痛一般可缓解，但由于疼痛的消耗，月经过多，或经行时间长，以致气血耗伤，主诉常有神疲肢楚、头晕心悸等不适。经后的超声检查，也常提示子宫较经前增大，乃因经期又增添了新的离经经血。治疗主用破血化瘀消癥辅以益气养血之法。桃红四物汤是活血化瘀的经典方，以桃仁、红花破血化瘀，四物汤补血活血，攻补兼施。气行则血行，加香附、郁金等理气，气虚者加黄芪、党参益气以帅血行、以助血行；用莪术、三棱破瘀消癥以缩宫。经过治疗，临床有不少患者不仅临床症状有改善，子宫也会有不同程度地缩小，或不再增大。此是否与理气活血能改善子宫肌层的血液循环，促进子宫收缩，以利于瘀血的吸收，改善肌层的纤维化有关，值得探讨。如唐某，女，51岁，2016年4月13日初诊，发现子宫腺肌病十多年，经行腹痛十余年，加剧数年，月经量多有血块，6天净。2016年1月21日彩超子宫91mm×63.9mm×11.6mm，CA125：121.9U/ml，医生均建议其手术治疗，自认为年近绝经，不考虑手术治疗，而求诊中医，经3次理气活血化瘀治疗，痛经明显缓解，遂自行停药。3个多月后痛经复作，于2016年11月30日再诊，11月23日彩超子宫体积无明显增大，CA125：294U/ml，再守前法治疗，腹痛缓解，2016年12月15日彩超子宫87.5mm×84mm×92.5mm，较前缩小，CA125：256U/ml。

子宫腺肌病除痛经、月经量多，或经行难净外，还要面对不孕，随着生育二孩的需求，本病伴不孕、孕后流产发生率高等都是亟待探讨的课题。不少学者提出以补肾化瘀法治疗取效，以肾主生殖，化瘀治病，标本兼治，笔者亦有以此取效者，也有用温经汤取效者，仅是些个例。《景岳全书·妇人规》曰："种子之方，本无定轨，因人而药，各有所宜。"诚哉是言，此也不例外，寄希于众研。

## 四、展　望

子宫腺肌病是当今临床的疑难病症，随着发病率的不断增高已经成为临床的常见病，以其病程长，临床症状剧烈，治疗无特效、速效而困扰医患。但其并非恶性病变，仍然可治、可控。新近就子宫内膜异位症有学者提出了以临床问题为导向，以患者为中心，分年龄阶段处理的新观念，这对于子宫腺肌病同样适用。子宫腺肌病临床存在痛经、月经失调、不孕等问题，是诸多临床问题的综合征，严重影响妇女的身心健康。期望能将其进行统一管理，对其发病的高危因素进行调查，为制订有效的预防措施提供依据；在管理中总结经验，不断完善诊疗方案及疗效标准；倡导绿色的中医诊疗，坚持中医诊断，根据"急则治标，缓则治本"的原则及患者的就诊目的，分别对经行腹痛、月经失调、不孕等进行按年龄、分阶段诊疗，着重整体，突出个性，总结经验。由于病变持续生育期数年及二三十年不等，治疗要坚持无损伤性的绿色治疗，切忌猛攻峻伐，以免损伤脏腑。就目前相关资料及本人临床治疗积累，中医治疗子宫腺肌病已取得肯定的疗效，但仍缺乏统一的、规范的、能够重复的诊疗方案，仍需同道努力。本人治疗子宫腺肌病的终极目标是控制临床症状及子宫体积，管控恶变风险，使患者满意。

# 第九节　补虚散结法治疗子宫肌瘤

　　子宫肌瘤是妇科常见病，也是难治之症，为祖国医学"癥瘕"之属。有关治疗，祖国医学有丰富内容，张仲景首创桂枝茯苓丸，沿用至今仍有疗效；陈自明选录三棱煎、桃仁丸、穿山甲散等方剂，药物多采用三棱、莪术、虻虫、桃仁、水蛭、穿山甲（代）等；王清任提出："气无形不能结块，结块者，必有形之血。"治疗以活血祛瘀为主，列膈下逐瘀汤，影响甚广。目前治疗沿袭前人经验，主要以活血祛瘀、软坚散结为主要治法，取得一定疗效。

　　然瘀血癥瘕形成原因多端，《华氏中藏经·积聚癥瘕杂虫论》指出，积聚癥瘕"皆五脏六腑真气失而邪气并，遂乃生焉"。薛立斋《校注妇人良方》强调妇人血证形成乃由七情乖戾，脏腑虚损所致。综观临床，肌瘤患者多为历经经、孕、产、乳数伤气血之中年妇女。其肝、脾、肾功能减退，肝血不足则疏泄不及，气机不利，血行不畅；脾、肾虚弱则气化失司，精血来源不足，痰湿易生，阻滞脉道；故笔者认为子宫肌瘤的发生，其内因乃肾、肝、脾功能失调，正气不足，加之情志不畅，饮食失节，房劳多产，外感邪气所致。且子宫肌瘤病程长，临床主症为月经过多，气血精液必然耗伤，其证"虚"为本，"瘀结"为标。妇人以血为本，治者"慎不可复伤元气"，一味破血化瘀，攻坚散结，应遵《内经》"衰其大半而止"之旨，参前贤罗天益"养正积自除"，薛立斋"固元气为主，而佐以攻伐之剂"的治疗癥瘕积聚之法，采用补虚散结法，标本兼顾，方能提高子宫肌瘤的治疗疗效。以下仅就临床点滴求证于同道。

## 一、益气养血，活血散结

　　子宫肌瘤证见神疲乏力，面色萎黄，头晕眼花，心悸多梦，形体虚羸，舌质暗淡，苔薄白，脉细弱等气血两虚者，气虚冲任不固，经来必然量多；若固摄无力，亦可见经血过期淋漓难净，以致气血益虚。气虚运血无力，血虚血行迟滞，气虚血瘀，停蓄胞中，肌瘤日益增大，因果相干，病势日增。治疗首当益气固冲摄血，经期主用党参、生芪、白术、升麻炭以益气升提；气为血之帅，血为气之母，以熟地炭、枣仁、阿胶、当归补血益气，以防阴血耗伤；急则治标，以海螵蛸、侧柏炭、炒蒲黄、金樱子等固摄止血，用蒲黄意在使血止而不留瘀。经后则主用党参、黄芪合桂枝茯苓丸（桂枝、茯苓、牡丹皮、桃仁、赤芍）加炮山甲（代）、路路通、王不留行、瓦楞子等进出。党参、黄芪益气固本，扶正祛邪；桂枝茯苓丸温经通阳，活血化瘀，使血活气行，瘀去新生；穿山甲、路路通、王不留行得黄芪之气直达病所，消坚散结；黄宫绣谓瓦楞子为"治妇人癥瘕要药"。气血虚弱者，不能胜任长期使用三棱、莪术之辈破血化瘀，当以"岁月求之"，"如欲速效，投以峻剂，攻坚散结，必致气血复伤，正不胜邪，反致有误"（《校注妇人良方》）。

## 二、益肾养肝，软坚散结

素体不足，房劳多产，肝肾阴虚，精血不足，虚热内生；或怒动肝火，热扰冲任，始则经血妄行，久则阴血益虚，虚火内炽，煎熬阴血，日久成瘀，滞于胞宫、胞脉，癥瘕遂生。热迫则月经先期，或经量增多，或淋漓难净；阴血虚少则证见形体消瘦，头晕耳鸣，腰膝酸楚，面色晦滞或色素沉着，咽干口燥，烦热易怒，舌质红或有瘀斑瘀点，脉细或带数。治疗分2步：①经前、经期以滋阴清热、益肾固冲为主，主用两地汤（熟地、白芍、元参、麦冬、阿胶、地骨皮）合二至丸，加仙鹤草、鹿含草、紫草、贯众炭等，水足则火自平，阴生而阳自秘，经血自不妄行，乃治本之道，从而使临床症状得以缓解。②经后治宜养阴调肝，软坚散结，消补兼施，仿鳖甲煎丸，选用炙鳖甲、牡蛎、海蛤壳、夏枯草、海藻、水蛭之辈，既可滋阴清热，又具软坚散结者为君；增以生地、女贞子、续断、赤白芍等滋阴养肝，益肾固冲为臣；酌情选用炒黄芩、制军炭、牡丹皮、蜂房、白花蛇舌草等清热泻火，活血解毒为佐使；共奏扶正固本，消补兼施之功。

## 三、健脾温阳，豁痰散结

子宫肌瘤证见形体肥胖，多痰多湿者，其本乃脾肾阳虚，气化失职。脾肾气虚冲任失固，则经血妄行，经来量多，色鲜红或暗淡有块；气化失职，痰湿内生，下注任带则带多色白；湿阻胸阳，则痰多胸闷；湿阻经络，气机不利，血行受阻，痰瘀互结胞中，肌瘤遂生。治疗上，经期主用寿胎丸（寄生、菟丝子、续断、阿胶）加党参、黄芪、补骨脂、鹿角霜等以补肾健脾、温摄固冲，使血不妄行。平时则以党参、苍白术、茯苓健脾益气，以淫羊藿、续断、寄生等强阳益气，振阳化阴，通利血脉；以煮夏、苏子、白芥子、海浮石、石菖蒲等燥湿利气豁痰，通利经络；三棱、莪术、青皮、花蕊石行气破血，化瘀消积。阳振阴化气行血散，痰瘀自消。

现代医学认为子宫肌瘤的病因可能与雌激素过多和长期刺激有关，故治疗以雄激素对抗促使子宫内膜萎缩，减少出血量；或用棉酚抑制排卵及子宫内膜增殖，以达改善临床症状之目的。祖国医学认为肾藏精，为天癸之源，月经之本；肝藏血，司血海；脾统血为气血生化之源，亦为月经之本，故笔者主用补肾健脾调肝，以调整卵巢内分泌，达到控制经量，改善临床主症的目的。同时，消补结合，标本兼顾，寓补于消之中，消于补之上，以使肌瘤消散，或控制肌瘤生长，从而使一部分畏惧手术，或不胜任手术者及年轻与近绝经者免除手术之苦。

## 第十节　阴虚阳搏谓之崩

《素问·阴阳别论》曰："阴虚阳搏谓之崩。""崩"，血下坠也。"阴虚阳搏"，前贤有从脉言"崩"者，如王冰"阴脉不足，阳脉盛搏，则内崩而血流下"；高士宗则从气释"崩"，"阴气内虚，不与阳和，阳气搏击，阳搏于内，则阴虚阳盛，故谓之崩"；马莳从因说证，实则为一："尺脉既虚，阴血已损，寸脉搏击，虚火愈炽，谓之崩，盖火迫而血妄行也。"李东垣认为阴虚则阳盛，"妇人血崩，是肾水阴虚，不能镇守包络相火，故血走而崩也"。今贤罗元恺"所谓阴虚阳搏，应理解为肾阴虚损，阴不维阳，从而导致肝火、心火偏亢的阴阳不平衡。其矛盾主要方面在于阴虚，阳亢是表面现象"。"崩"之与"漏"，《济生方》谓其"本乎一证，轻者谓之漏下，甚者谓之崩中"。究其源，《妇科玉尺》总结为"六大端，一由火热，二由虚寒，三由劳伤，四由气陷，五由血瘀，六由虚弱"，寒热虚实各不相同。就临床所见，崩漏究以热证、虚证为多。沈尧封"崩证热多寒少"，且其热多为虚热，张山雷曰："崩中一证，因火者多，因寒者少，然即使属热，亦是虚火，非实火可比。""阴虚阳搏谓之崩"，临床即单指阴虚内热，阳搏于内，阴血失守，经血妄行之崩漏。

张景岳"五脏皆有阴虚、五脏皆有阳搏"，肾阴虚则相火旺，肝阴虚则木火生，心阴虚则君火胜。"肝肾为冲任之本"、"胞络者，属心而络于胞中"，肝肾阴虚，心肝火旺，心肾不交，水火不济为崩漏临床常见病机。赵献可《医贯》曰："五脏之真，唯肾为根。"《素问·上古天真论》曰："肾者，主水，受五脏六腑之精而藏之。"五脏之阴非此不能滋，肾阴不足，则心肝火旺，阴虚阳亢之本在肾之阴阳失调。

"阴虚阳亢"之因，与素体阴虚、五志化火、恣欲酒色、生育劳顿、久病失血等相关。青春少女，肾精未充，课业紧张，积虑在心，精血暗伤，虚火内动；青中年之妇，恣欲产众，操劳郁怒，肝火旺盛；更年妇女，天癸渐竭，阴气自半，相火易动。《妇科玉尺》曰："凡人七情过极，则动五志之火，五志之火亢甚，则经血暴下，久而不止，谓之崩中。"素体阴虚为"崩"之内因，"志火"为诱因，纵欲、多产、操劳、失血、久病者，先耗其精，精血既亏，相火必旺。临床常见青年女子多次人工流产，酒色不避，以妄为常、通宵达旦而致崩。职业女性患崩者，因于操劳竞争，阴精耗损，阴虚阳搏，扰动血海。

"崩"为经血大下，《傅青主女科》曰："先期者，火气之冲，多寡者，水气之验。"阴虚阳搏之"崩"，其本为阴虚，经血大下，热随血泄，阴随血耗，崩常转漏，或崩漏交替，病久者常以漏下淋漓为著，经色多鲜红，经质稠，口干，舌红、苔黄，脉数为常见之征。肾阴虚者，伴头晕耳鸣、腰膝酸楚，眼睑色暗，午后潮热；在肝者，烦躁口苦，胸闷不舒，经血夹块；关乎心者，心烦寐差，梦幻彻夜；累及脾者，口干神疲，脘胀纳减。崩为血证，阴虚阳搏者，血去阴益虚，阴虚阳易搏，阴损可及阳，气亦随血耗，因果相干，多脏受累，病情复杂，缠绵难愈。

阴虚阳搏崩漏之治，可效法《妇人秘科》"止血、清热、补虚"三法。滋养肝肾，凉营止血为治疗之大率，治"崩"首当"塞流"以防脱，以养阴益气为法，经血大下，气随血泄，而血统于气，常以张锡纯之固冲汤、安冲汤取效，方中黄芪、白术伍白芍、山萸肉甘酸化阴摄血；龙骨、牡蛎、乌贼骨咸寒入肾，益阴潜阳、固摄止血；茜草凉血止血。固涩无留瘀之弊，清热无苦寒化燥之嫌，不论何脏"阴虚阳搏"，皆可用之，因芪、术补脾益肺，萸肉、白芍酸以入肝，龙、牡等入肾，乌、茜合龙骨交通心肾，宁心安神。张氏并明示随症加减：脉象热者加大生地，凉者加制附子，大怒之后，因肝气冲激血崩者，加柴胡，止血加阿胶。临床用之，效如桴鼓，足为后效。

"漏"为经血淋漓难净，治重养阴凉营，主用先师传予验方，以穞豆、白芍、女贞、旱莲滋阴养肝，交通心肾；太子参、怀山药健脾养阴；阿胶、山萸肉滋阴止血，生地、茜草凉营止血，益五脏之阴，壮水以制火，全方皆为清淡之品，补而不腻，清无苦寒，清热于滋阴之中，护阴于甘酸之味。纳差脘胀者，加茯苓、白术；神疲乏力重用太子参。肝阴不足，疏泄失职，郁火旺盛者，可先以丹栀逍遥散疏肝清热治其标，继以滋阴养肝固本善后。

"阴虚阳搏"崩漏之治，应注意顾护脾胃，崩漏为血证，脾胃为气血生化之源，源旺才能胜任养阴清热之治，培脾为复旧之本。《景岳全书·妇人规》曰："调经之要，贵在补脾胃以资血之源，养肾气以安血之室，知斯二者，则尽善也。"心肝之阳搏，子盗母气，肝木犯脾，患者常主诉：得热则血走而崩，得寒则脘胀纳减。故遣方用药不宜滋腻碍胃，常须养阴与健脾并举。张景岳《类经》曰："心为五脏六腑之大主，而总统魂魄，兼该志意，故忧动于心而肺应，思动于心而脾应，怒动于心则肝应，恐动于心则肾应，此所以五志为心所使也。"说明五志化火致崩，心病为首要，治疗崩漏勿忘养心安神，心志宁静，夜寐安宁是止血的要素，现代医学治疗出血性疾病，无不应用镇静之法，中、西医相通。

"阴虚阳搏"即阴阳二气失衡，阴不维阳。崩漏又失血伤阴，缠绵日久，气亦随血耗，阴损必及阳，治疗应遵"阴中求阳，阳中求阴"之旨，清热无苦寒伤阳，滋阴应佐以益气扶阳，用药以太子参、怀山药、枸杞子、菟丝子、山萸肉等阴阳参半之辈为首选。制方如左归饮是为典范，"阴得阳升，而泉源不竭"，阴平阳秘，精神乃治。肾为阴阳之根本，肾阴虚可导致心肝火旺，滋阴制阳虽重于滋肾，但勿忘平肝、清心，五脏安和，气血调匀，血海宁静，经不妄行。

# 第十一节　调经先调气

经者，血也，以其每月按期、按量的阴道规律排血，经常不变，信而有期而称其为月经、月信。而血生于气、行于气、统于气，气血调和则经候如期。《素问·举痛论》曰："百病生于气也。怒则气上，喜则气缓，悲则气消，恐则气下……思则气结。"同时《素问·阴阳应象大论》又指出：怒伤肝，喜伤心，忧伤肺，思伤脾，恐伤肾。七情之过是致气机紊乱之主因。《素问·太阴阳明论》曰："食饮不节，起居不时则阴受之……阴受之，则入五脏。"使脏气受损。虚邪贼风也能伤气，气机紊乱，气不生血、统血、行血，致任不通，冲不盛，则经不以时下。经病之因，在过去物质贫乏的年代，多为血虚气弱。而在当今丰衣足食的年代，经病常因不知慎戒，以酒为浆，以妄为常，起居无节；有的则养尊处优，膏粱厚味，不劳形，不动作，气脉不通，血不畅行；男主外、女主内，当今女亦主外，竞争的年代，工作紧张，压力大，内外交困。抑郁伤肝，肝气不疏，疏泄失职，冲任不和。忧思伤心脾，则心不主血，脾不生血、统血，而成为月经紊乱的常见病因。诸如此类都具有明显的时代特征，以致当下多囊卵巢综合征、子宫内膜异位症的高发。西方人子宫内膜异位症多见于职业女性，因而称其为现代文明病。

多囊卵巢综合征临床以月经稀发、肥胖、多毛为主证，因其稀发性排卵或无排卵引起不孕，故西医亦称其为代谢生殖综合征，多发生于青年，其中中学生、独生子女为数不少，而营养好、课业负担重，活动少，迟睡觉是其共性。中医认为膏粱厚味，生痰、生湿，加之活动少，气化功能减弱。课业负担重、抑郁忧思伤肝脾，故此类患者，其病机主要是肝脾不和，气滞湿阻，治疗应重在调理气机，同时应嘱咐其加强运动，以使气脉畅通，冲任通利，经血方能以时下。

子宫内膜异位症以其异位子宫内膜囊肿内均为陈旧性积血，故中医以"血瘕"立名，其证属"瘀血"已成共识，临床以进行性加剧的痛经为主诉，因瘀血阻滞不通而痛。唐容川《血证论》曰："瘀血在经络脏腑之间，则结为癥瘕，瘕者或聚或散，气为血滞，则聚而成形，血随气散，则没而不见，方其既聚，宜以散气为解血之法，九气丸治之。"治瘀先调气，气行瘀自消。子宫内膜异位症虽是瘀血为患，但因其病程长，治疗不宜专事活血破瘀，猛攻峻伐，宜以散气为解血之法，方能尽人事之宜。

先师陈雨苍以气血为纲将月经病分为血虚、血热、血寒、血瘀、气虚、气滞六证以治之，气分病自当调气。而病在血分者，血虚者治用党参、黄芪为君益气生血，当归补血汤为典范。血热者，以栀子、黄芩清气散热。血寒者，以附子、艾叶温气散寒。血瘀者以柴胡、香附理气化瘀，处处都彰显着血生于气、统于气、行于气的理念。

调经先调气，在当今更具社会意义。

# 第十二节　心理与不孕

"形神若一"是祖国医学的一贯思想。人的情志活动与生理病理密切相关。精神愉快，气血调和，百病不生，一有怫郁，气血不调，诸症乃生。

"情志"在祖国医学中通常以"七情""五志"概括之，是构成精神-心理因素的主要环节。人体各种各样的情志变化，就是我们通常所说的心理变化，即精神意识活动。《素问·灵兰秘典论》曰："心者，君主之官，神明出焉。"心主神，即主人的精神思维活动，一切思维意识及形体活动，都是神所表现出来的各种形式，意、志、思、虑、智，都是神的作用，心是心理活动的主宰。"主明则下安……主不明则十二官危"（《素问·灵兰秘典论》），心为五脏六腑之主宰，主要是心神的作用。此与现代医学大脑对脏腑的调节观点是一致的。

孕育是妇女生理功能之一，其生理活动的物质基础是精血。"妇人以血为本"，精血生化于脏腑，五脏中心之血。肝藏血，脾统血，肾藏精，精化血，肺主气，气帅血，气血调和，体健经调，有子之道。但五脏精血的生化功能与情志活动密切相关，如七情过极，"喜伤心，悲伤肺，怒伤肝，思伤脾，恐伤肾"，则五脏功能失常，精血生化受阻，气血失调，冲任功能紊乱，可致不孕。祖国医学对这种心理障碍而致的不孕多有阐述。如王宇泰曰："思虑无穷，皆难有子。"《傅青主女科》十种不孕中有"妒嫉不孕"的记载；历代医籍中均有"肝郁"不孕的记述。对这类情志异常所致不孕症的治疗，心理治疗的作用常可超越药物治疗。笔者曾屡见数年不孕者，几经治疗无效，而经领养子女后旋即接二连三地生育，此盖因"盼子心切"而致心理障碍，得子之后，病因去除，疾病霍然而去。

十年前，笔者带学生到莆田县医院实习，遇患者郭某，28 岁，结婚 8 年未孕，几经诊治无效。患者中等身材，形体结实，发育完全，但性情忧郁，月经 $15\frac{5}{28}$，量中，色正，经前伴胸闷，乳房胀痛，带下不多，舌脉无异，基础体温双相偏低，曾行输卵管通水通气检查，未见异常。夫为自行车修理工，体健，性生活正常，曾行精液检查，无异常。患者系城镇居民，家庭妇女，家中仅夫妻二人，小康生活，无所事事，盼子心切，年复一年未孕，医者也不得其因，愈加心急。笔者据其形、证、脉、舌，思其不孕盖因心理障碍而致，遂采取心理治疗为主，当即告语患者：检查无异，定可生育。患者即刻涕泪俱下，激动不已，并予逍遥散 3 剂，嘱其经前服，次月经行，乳房胀痛解。愈 1 个月，嘱其携夫来本院附院检查精液。除总数 $50×10^9$/L 外，其余各项均正常，于是吾有意当面对其夫妇云：8 年不孕乃因丈夫之由。患者如释重负，面对其夫舒心地笑了。其夫寻问有何药可治否？告：无须治疗，可得身孕。愈四月，托人来告，已喜得身孕。

现代医学认为，生殖系统的功能活动是在大脑皮质的控制下，通过下丘脑进行的，甚至性器官的成熟也受神经系统的严格控制。中枢神经系统的兴奋与抑制均可影响生殖系统的功能。现今临床中常见有的妇女月经稍有失调，即害怕影响孕育；有的结婚半年未孕，即来就诊；许多晚婚妇女，一结婚就急于怀孕生子；有的婚后无孕常受到公婆、爱人、邻里的非议，致使妇女思想十分苦恼；有的急于生子，性生活严格控制在排卵期，且心情紧张。由于大脑皮质受到以上种种不良的心理刺激，可使下丘脑-垂体-卵巢的神经内分泌调节失常，以致一些婚前月经正常，婚后因不能如愿如期有孕，"不得隐曲"而致月经失调，甚或不月；有的性生活时心境不佳，排卵亦可受抑制；有的则表现为内分泌功能紊乱；有的甚至影响心身健康。这种心理障碍而致的恶性循环，给不孕症的诊治带来了困难。王孟英曰："求子之心愈切，愈难得之。"

诚哉是言，心理与孕育密切相关。现代医学中"不明原因"的不孕症中，有的病例是否与心理障碍有关，值得探讨。

近年来随着计划生育的开展，领养子女已十分困难，不孕症在妇科门诊中十分突出，发病率亦有增无减。我国人民受封建思想的影响深远，"无后为大"的思想一直禁锢着妇女。我们在众多的不孕症中一定要详审病情，重视心理因素与不孕的关系，大力宣传妇女在社会中的重要作用，正确对待生育。

# 第十三节　妊娠期用药安全探析

妊娠期用药安全关系母子，不仅为妇产科工作者所关注，妊娠十月难免有染胎产之外的疾病，有关不良反应时有发生，因之孕期用药安全应受到全体医务工作者的重视。

## 一、掌握禁忌，明辨影响

**1. 药物禁忌**　掌握妊娠期禁忌药物是保证安全用药的前提。凡可能引起流产或损害母子的药物一般不能使用，叫作妊娠禁忌药。《中华人民共和国药典》（以下简称《药典》）将妊娠禁忌药分为：孕妇禁用药、忌用药、慎用药三类。禁，就是禁止使用，包括毒性大、药性猛烈或破血祛瘀药，峻下药和堕胎药；2020 年版《药典》记载有 23 味：甘遂、玄明粉、芒硝、大戟、牵牛子、马钱子、马钱子粉、巴豆、巴豆霜、斑蝥、雄黄、水蛭、土鳖虫、猪牙皂、黑种子草、阿魏、附子、轻粉、三棱、川牛膝、益母草、芫花、莪术。而新世纪全国高等中医药院校规划教材《中药学》（第七版）仅记载 5 种。忌用药，即忌讳应用，包括一些有毒之品、祛瘀通经药、泻下药、子宫收缩药等，《药典》记载 4 种：千金子、天仙子、天山雪莲、千金子霜。而现行教材《中药学》收载约 60 种。慎用药意指谨慎使用之品，包括一些辛温香燥药、理气活血药、利尿药、消导药等。《药典》记载有 36 种：白附子、麝香、肉桂、西红花、蜈蚣、蟾酥、冰片、蒲黄、硫黄、漏芦、红花、苏木、桃仁、郁李仁、番泻叶、枳实、代赭石、穿山甲、三七、大黄、天南星、干漆、急性子、禹余粮、漏芦、草乌叶、郁金、瞿麦、华山参、凌霄花、通草、制草乌、王不留行、木鳖子、牛膝、姜黄。《中药学》（第七版）记载 3 种。自《神农本草经》记载 6 味堕胎药后，历代医籍均有数量不少的妊娠禁忌药的记载。高晓山搜集了 38 种医书，计有 264 味中药被列入妊娠禁忌药。其中见于半数以上文献的有 38 味，为《中医妇科学》（普通高等教育中医药规划教材第 5 版）所载，与众多医籍传诵的《妊娠忌服药歌》中 39 味药相近。《中医妇科学》历版教材从药物功能将峻下、滑利、祛瘀、破血、耗气、散气及一切有毒药品，列入慎用或禁用，纲举目张，凡妊娠期治病涉及以上药物时都应严格筛选。《药典》《中药学》《中医妇科学》所载妊娠禁忌药具法律权威，可为临床用药准则。

**2. 治法禁忌**　治疗妊娠病古代中医还有治法禁忌之训。《景岳全书·妇人规》曰："治胎产之病，当从厥阴论之，宜无犯胃气及上二焦，是为三禁，谓不可汗，不可下，不可利小便。第此经常之法，固不可不知，而应变之权，亦不可执一也。"告诫在"倘有是症用是药"时，应"禁大汗、禁峻下、禁过利小便"。近年媒体披露数例孕妇因服用辛散解表中药而致堕胎之医疗纠纷，观其方不乏荆芥、薄荷等，辛味药品耗气动血，现代药理研究表明麻黄、薄荷等有兴奋动物子宫的作用。峻下、滑利药品耗气伤血，使气不载胎，胎元失养。子宫位于直肠与膀胱之间，泻下药、利尿药可加强大肠、膀胱的功能，有引发子宫收缩的可能，致影响妊娠安全。大黄、瞿麦、木通等妊娠禁忌药，现代研究证实其还有胚胎毒作用，可致胚胎死亡、功能不全。

**3. 妊娠禁忌药对胎儿与母体的影响**　由于妊娠期是母体特殊的生理期，胎儿处于生长发育中，气血未充，脏腑未实，形体未成，如果用药不当可能引起堕胎、死胎、畸胎、胎儿发育不良、损害孕妇健康、难产等。如瞿麦为《神农本草经》记载的 6 味堕胎药之一。滑石，《景岳全书》曰："催乳亦佳，堕胎亦捷。"破血化瘀药耗气动血可伤损胎元，如莪术、水蛭、郁金等，均有抗早孕作用；有些常用理气活血药，如益母草、当归、泽兰、枳实等，药理研究表明有兴奋子宫的作用，可影响妊娠安全。耗气散气药可使气机紊乱，不能系胎。有些辛温香窜药，也能耗气动血，使胎元受损，如麝香、冰片、白芷、当归等。笔者曾见一孕妇裤口袋置放二张伤湿止痛膏 3 小时而致胎坠，提示伤科用药一定要排除妊娠。有毒药如斑蝥、蜈蚣、山慈菇等不仅能损伤胎元，也能影响母体健康。药理研究显示，有些具有兴奋子宫或致盆腔充血的药物，如枳壳、没药、大黄、牡丹皮、蒲黄、益母草等虽不导致胚胎死亡或畸形，但可致胎儿体重下降、发育不良。在胚胎发育的不同时期，对药物的毒性反应也不一样。着床前期（约孕 3 周）受药物影响易发生胚胎死亡而不能着床，致不易为人知的"暗产"。器官发生期（孕 3~8 周），胚胎受药物影响易致畸形或死亡。胎儿期器官基本形成，药物影响主要易致生长迟缓，功能不全，以及孕晚期死胎。

据国际围产期协作规划组提示：蒽醌类轻泻剂（大黄、虎杖、何首乌、决明子、番泻叶等）可通过胎盘使胎儿产生畸形的相对危险性增加。又如土豆根、茯苓、百合、杏仁、桃仁、郁李仁、芥菜、酒等，含有的活性成分也有致畸作用。补气药黄芪一直被认为是安胎常用药，但有人发现在妊娠 7 个月以上连续使用黄芪 15 天，且总量在 300g 以上的孕妇 12 例，发生了过期妊娠、产程延长与胎盘早剥，故孕期即使是补药也不宜盲目乱补，应科学用药。

# 二、孕期用药安全探析

妊娠禁忌药典籍记载品种最多的数李时珍的《本草纲目》，计 395 种，除去重复的还有 247 种，其中不乏为临床常用药。为确保孕期用药安全，首先应依法施药，对《药典》所载的妊娠禁用药、忌用药不要轻易使用，慎用药要慎重对待，为避免不必要的医疗纠纷，笔者以为用药措施如下：

**1. 因病施药**　《素问·六元正纪大论》曰："妇人重身，毒之何如？岐伯曰：'有故无殒也……大积大聚，其可犯也，衰其大半而止，过者死。'"张景岳曰："重身，孕妇也。毒之，谓峻利药也，故，如下文大积大聚之故，有是故而用是药，所谓有病则病受之，故孕妇可以无殒，而胎儿亦无殒也。""毒之"，意指妊娠禁忌药。"大积大聚"，意指大病，重病，久病。"其可犯也"，意指大积大聚允许"毒之"者，方可称"有是故用是药"。切忌小病、轻病或其不可犯者而毒之。因此，孕期动用毒药，首先应明确诊断（是何故），所犯之病是否可损及胎儿或母体，能否"毒之"，或非"毒之"，而后"毒之"。方称"有故无殒，保证安全"。张仲景以桂枝茯苓丸治妊娠并发癥瘕出血，以干姜人参半夏丸治妊娠剧吐等开创了"有故无殒"的先例。今人肖俊逸用重剂大黄为主，治疗妊娠期高热获效。袁今奇报道以加减清胰汤（其中柴胡 15g，大黄 9g，芒硝 9g，元胡 12g）治疗妊娠合并胰腺炎，胎元未殒。孕妇有疾，药以祛疾，恢复生理，何以伤胎。但须遵"衰其大半而止"，切记"过者死"。

**2. 因证施药**　"有故无殒""有是病用是药"，辨证是关键，明辨疾病之因、部位、性质，确定证候诊断，辨证用药。寒者温之，不畏附子，真武汤治肾阳虚妊娠肿胀被纳入《中医妇科学》教材；热者清之，不畏芩、连；虚者补之，不畏人参，干姜人参半夏丸是也；实者攻之，腑实证者，不畏下法，大黄、芒硝也不禁用。即使在用补药时也应按寒热不同而施之。值得一提的是在使用中成药时一定要掌握药物组成，不能按病乱用，切记辨证使用。对一些含西药成分的中成药还应掌握西药对于孕妇及胚胎的影响，不能盲目使用，如三九感冒灵为孕妇慎用。

**3.因人施药**　因人施药即要结合孕期生理特点和孕妇的体质及病史。妊娠期阴血聚于胞宫以养胎，生理上相对阴血不足，气火偏旺，故朱丹溪提出"产前宜凉"，养血清热，以黄芩、白术为安胎圣药，告诫孕期治病要注意顾护阴液，不宜过用甘温助热，饮食亦然。但对于虚寒体质孕妇，则不能墨守黄芩、白术为安胎圣药，应因人而异，结合孕妇体质辨证施药，体质壮实者屡进中药堕胎，常不易成功，而体弱者，或有滑胎史及某些病理状态下，稍有不慎即可造成不良后果。黄奉辛观察到两位口服麝香口服液的孕妇并无堕胎。而李枫报道一例口服麝香口服液导致子宫破裂，胎儿死亡，故对体弱及有不良妊娠史的孕妇，即使患外感也应慎用辛温解表药。严格剂量，佐以安胎，免犯"禁汗"之忌。对一些能够通过心理、生理、生活调理的轻症，尽量避免用药。

**4.依法施药，合理配伍**　依法施药可以避免不必要的医疗纠纷。凡《药典》纳入的妊娠禁用药、忌用药不要轻易使用，慎用药也应尽量避免使用，但在病情需要，非用不可时，应严格按《药典》规定的剂量，一般从小剂量开始，因药物的毒性可随剂量的大小而变化。用药时还应注意合理地配伍以最大限度降低其毒副作用，如真武汤（《伤寒论》）治妊娠肿胀，附子配白芍，刚柔相济；鲫鱼汤（《备急千金要方》）当归合白芍，酸甘化阴，皆是典范。

**5.治病与安胎并举**　治病与安胎并举是妊娠病的治疗原则，尤其在病情需要使用禁忌药时更不能忘记安胎，病不去胎不安，治病为安胎。雷丰《时病论》曰："胎在腹中，一旦被邪盘踞，攻其邪则胎必损，安其胎必碍于邪。静而筹之，莫若攻下方中，兼以护胎为妥。"不论病情轻重，都要兼以安胎为要。安胎之法有补肾、培脾、养血、清热等，可按病证选用。

**6.知情用药，防患于未然**　孕期禁忌药品种繁多，有许多是常用药，病情需要难免犯禁时，一定要把用药目的、作用、预期后果告之患者，给其一个知情选择。同时，阐明注意事项，取得患者配合，并密切观察，防患未然。

妊娠禁忌药的品种要——熟记并非易事，最重要的是应掌握用药的原则，纲举目张，保证安全。

# 三、展　望

妊娠禁忌药古今医籍记载不仅品种多，最新专著《妊娠期中西药物用药禁忌》收载中药139味，有许多不乏为常用药，且众说纷纭，即使是《药典》收载的，也有异议，且与医籍记载差异甚大。现代药理实验多采用动物，实验药物剂型、剂量、给药途径很不一致。因此，期望政府立项招标，联合攻关，对妊娠禁用、忌用、慎用药分别进行药理、药化试验，对影响妊娠的成分、途径等进行专门研究，然后立法，在《药典》中专篇列出，以告诫医者。在当今法治社会，不给药物立法，医者无所适从，孕妇安全得不到保证，医疗纠纷难以平息。

# 第十四节　女性中医美容

美容是指使人漂亮或更美丽的一种行为。中医药美容是医学美容法之一。影响女性容颜的许多疾病，如黄褐斑、雀斑、肥胖、痤疮等，常与妇科疾病相关。中医学认为"有诸内必形诸外"，美和健康是个统一的整体，面部色泽的变化是脏腑气血盛衰的标志，浓妆艳抹可以增色，但常常不能持久，只有与调理脏腑阴阳、调和气血、疏通经络等治病求本的内治法相结合，方能使肌肤润泽、浓眉黑发、肌肉丰腴、精力充沛、思维敏捷、青春常驻，在健康中获得自然美。

## 一、调和阴阳

阴阳者，天地之道，人身之阴阳，若天与日，失其所，则折寿而不彰。

阳虚命门火衰，气化失职者，常见面色晦滞无华，或晄白虚浮，眼袋如卧蚕，形体肥胖，月经失调、不孕等，不仅形体、容貌不美，且常伴腰膝酸楚，神疲乏力，精神萎靡，肢冷畏寒等。治宜温阳益气，健体美容。代表方如肾气丸（《金匮要略》），右归丸、右归饮（《景岳全书》）等。常用药物有巴戟天、肉苁蓉、补骨脂、淫羊藿、黄芪、党参、当归、白术、菟丝子等，可以用少量红花、桃仁、丹参等活血通络药为佐使。

阴虚者，阴血不足，形体失养则形体消瘦，眼睑色暗，面部黄褐斑、雀斑，晦滞无华，或发黄稀疏，甚或须发早白或月经失调，胎、产异常，伴头晕眼花，烦热口干，甚则骨蒸潮热，五心烦热，舌红少苔等。治以滋阴益精，代表方如六味地黄丸（《小儿药证直诀》），左归饮、左归丸（《景岳全书》）等。常用药物有熟地、枸杞子、何首乌、山萸肉、女贞子、旱莲、龟甲、白芍、龙眼肉、川续断等。何首乌入肝、脾、肾三经，具补精血、益精髓、黑须发、悦颜色之功，古往今来视其为长生不老药。现代研究表明，其含多种微量元素，有扩张血管、促进细胞代谢的作用。《本草纲目》记载熟地具"填骨髓，长肌肉，生精血，通血脉，利耳目，黑须发"之功。又如龙眼，明代宋珏《荔枝谱》云："补精益髓，蠲渴肤肌，美颜色，润肌肤。"此外，若在补阴中增入少量大黄（2～3g），可使补而不腻，推陈致新。药理研究表明，大黄含多种微量元素，有抗衰老作用，并具雌激素样作用。

肾为一身阴阳的根本，主生殖与发育。衰老与肾虚密切相关。阴阳失调所表现的证候常是机体功能衰退的征兆。补肾药有延缓衰老的作用，其中调补阴阳药如淫羊藿、枸杞子、仙茅、何首乌等，均含有多种维生素、微量元素及雄激素、孕激素、雌激素，均能增进垂体-性腺轴的功能。

## 二、滋养肝肾

雀斑、蝴蝶斑是影响女性容貌美的常见病。《外科正宗》指出："雀斑，乃肾水不能荣华于上，火滞结而成。"《医宗金鉴》认为是"火郁于孙络血分"。故女子有此证，多因多产房劳，崩中漏下，或过度操劳，情志不畅等，致精血暗耗，肾水精血不能上以荣润肌肤而致。肾之华在发，肾精血不足还可见发色焦黄、易碎，甚或须发早白。肝肾阴阳失调，肌肤失养，则皮肤枯皱、干燥生屑或瘙痒。肝藏血，肾藏精，滋养肝肾可用六味地黄丸、归肾丸（《景岳全书》）等。药用生地、百合、枸杞子、何首乌、女贞子、菟丝子、黑豆、玉竹、川续断、穞豆等以滋水养肝、益颜色、乌须发。《神农本草经》记载久服玉竹能"去面黑暗，好颜色，润泽轻身不老"。配以当归、红花、白芍、柴胡养血柔肝，疏理肝气，改善微循环。

西医学认为女性面部色素的发生与激素代谢失调相关。现代药理研究证实，补肝肾可以调节内分泌。日本专家研究认为，当归、柴胡有显著抗酪氨酸作用，从而抑制和减少黑色素的形成，因而对祛斑美容有明显效果。

# 三、健脾益胃

脾胃为后天之本，气血生化之源，脾与胃互为表里，能使"六腑化谷，津液布扬"，百骸皆得其养，神乃自生。眼睑称"肉轮"，属脾与胃。阳明之脉布头面，若脾胃虚弱，则气血来源衰少，其肉不实，皮肤枯皱，阳明脉衰于上，则"面始焦，发始堕"，面色少华。脾虚湿阻，气血受困，则面黄而垢，眼睑浮肿，上睑下垂，眼袋青白如卧蚕，或发生面游风。治宜健脾益胃，代表方如香砂六君子汤、参苓白术散等。常用药物有党参、白术、茯苓、莲子、芡实、黄芪、砂仁等。脾虚血少面色萎黄加当归、枸杞子；脾阳虚面色青白加补骨脂、巴戟天、益智仁；形体臃肿，脾虚湿郁加苍术、桂枝、天仙藤、山楂、车前子。脾气旺盛，水津四布，气血流畅，则形体结实，精力充沛，面有华色。常服此类方药可达减肥、消除眼袋、美容悦颜之效。

# 四、补益气血

气由脏发，色随气华，气血调和，则面色润泽；若气血虚弱，不能荣润，则面色萎黄，或见鼍斑、鼍点，肌肉松弛，皱纹早生，皮肤干燥，发黄发落，甚或少年白发等容颜颓落之象，并可伴月经失调、崩漏等病证。治宜益气养血，代表方如八珍汤（《正体类要》）、归脾汤（《校注妇人良方》）、却老美容丸（《太平圣惠方》）。常用药物为何首乌、桑椹、当归、白芍、黄芪、党参、白术、茯苓、防风、桃花等。何首乌、桑椹，《引证》谓其能"益血气，黑须发，悦颜色"，久服可"长筋骨、益精髓、延年不老"；当归、白芍养血润燥；黄芪、党参益气生血，振奋精神，同时黄芪之升举可引诸药上行于面。脾为气血生化之源，又主肌肉，故可用白术、茯苓健脾生血长肌；肺主一身之气、主皮毛，以少量防风入肺、脾，辛散疏表，可改善皮肤呼吸功能，散布精微以润肌肤；再佐以色艳之桃花，可行气活血，悦泽人面。据药理研究，从桃花中提取的生物或植物激素有抑制凝血、促进末梢循环的作用。

# 五、疏肝理气

肝藏血、主疏泄，其色青。女子以血为本，以肝为先天。肝气畅达，则血脉流畅，心志平和。因各种原因导致血虚，肝藏血不足，则易致肝疏泄失职。若加之情志不舒，则肝气郁结，血行不畅，脉络血滞，而见面色青鼍，面生褐斑，或偏头青筋暴怒，容貌不美，而且精神抑郁，少言寡欢，愁眉不展，月经不调，甚或不孕，心身健康也受到影响。治宜疏肝理气，用逍遥散。面色青鼍为血滞之象，疏肝之中还应增入丹参、红花之属，取其活血疏络，去恶美容。若肝气久郁化热，则可见面生痤疮，色暗或红，此起彼伏，经前为著，口苦咽干，心烦口臭，大便干结，治宜疏肝清热，方取丹栀逍遥散加夏枯草、芦荟等以清肝泄热。

# 六、活血化瘀

头为诸阳之会，精明之府。女子经、产易留瘀，或因情志不畅、肝郁气滞等各种原因致血行不畅，瘀血内阻，诸阳经脉络气血瘀滞不行者，则面如尘垢，枯暗不泽，或暗疮迭起，色暗无华。气血瘀阻下焦，冲任不畅则发月经失调、痛经等妇科诸疾。治宜行气活血化瘀，代表方如血府逐瘀汤、膈下逐瘀汤等。方中可加威灵仙通经活络，《修正秘诀》中神仙养命驻颜草还丹即用威灵仙通经驻颜，众多美容外用药物也采用之。现代药理研究表明，活血化瘀能改善血液循环，增加肌肤血供。故气行、瘀化、血活，气血调和，自能使肌肤红润，光艳照人。

## 七、养血疏风

女性面部发生色白如痱样密集丘疹，面部瘙痒、干燥起白屑，诸如面游风、粉花疮、日晒疮、粉刺类病证之常见症状，多因血虚之体，或妇科各种失血性疾病之后，或使用不适当的化妆品，长期日晒等，血虚阴伤，肌肤失养，化燥生风而致。治宜养血润燥疏风，常用方如四物消风饮（《医宗金鉴》）、当归饮子（《医宗金鉴》）等。常用药物有何首乌、当归、白芍、赤芍、生地、熟地、天花粉、刺蒺藜、防风、蝉衣、苍耳子等。以上养血药中含有丰富的蛋白质、油脂、维生素及微量元素，养血可以润燥，常服可使皮肤光泽，保持皮肤弹性，使之变得柔嫩光洁。疏风药应选入肺、肝二经之品，以肺主皮毛、肝藏血而为风木之脏，疏风药可以增加皮肤呼吸功能，吐故纳新，美肤悦色。

## 八、清热利湿

痤疮色红、满布面容，面部油腻，口苦而干，头发油腻，头发脱落，大便秘结，舌红苔黄腻，多因过食如油腻、甜腻、煎炸、酒水、饮料，或熬夜等诱发；或因使用不适当的化妆品、油彩化妆；或见于职业性粉花疮及长期日晒之日晒疮，证见面部斑疹、色红、浮肿、焮热、瘙痒、水疱、渗出等湿热蕴积肌肤之征。治宜清热利湿，常用方如茵陈蒿汤（《伤寒论》）、清热除湿汤（《简明中医皮肤病学》）、龙胆泻肝汤（《医宗金鉴》）。常用药物有绵茵陈、生地、黄芩、知母、龙胆草、大黄、竹叶、黄连、薏米、茯苓、牡丹皮、泽泻等。对痤疮丘疹大、顶端有脓头者，宜加夏枯草、蒲公英、瓜蒌、皂角刺等以清热解毒排脓；伴有水疱渗出者，可加白芷以疏风胜湿；面部油腻者，加茯苓、山楂以健脾消导利湿。

## 九、清泻肺胃

《医宗金鉴》曰："肺风粉刺，此证由肺经血热而生。"《外科正宗》曰："粉刺……胃中糟粕之味，熏蒸肺脏而成。"肺主皮毛，胃主受纳，手太阴肺经起于中焦而上行过胸，足阳明胃经起于鼻翼而下行过胸。若素体阳盛，肺胃蕴热，循经上蒸，血热外壅，体表肺经充盈，气血郁滞，则可产生面部粉刺，丘疹累累色红，面部油腻；或发疔肿，焮热作痒；或发酒渣鼻、唇疮等，严重影响容貌。此类病症也常好发于嗜食辛热、鱼腥、油腻、肥甘之品或酗酒者，以其中焦运化失调，积而化热，火热上蒸而致。不适当的化妆品也可诱发粉刺及粉花疮。治宜清泻肺胃，代表方如枇杷清肺饮、清风散（《医宗金鉴》）等。常用药物有黄芩、黄连、桑白皮、石膏、苦参、连翘、赤芍、生地、牡丹皮、枇杷叶、知母、苍术等。口苦咽干加栀子，大便干结加大黄。

## 十、燥湿化痰

痰湿内阻，气化失职，可致形体肥胖，外形不美。同时痰郁血瘀，还可导致面生粉刺，丘疹呈囊肿样，色暗红，按之有波动感，甚或面色如橘皮。痰湿蓄于胞睑，则胞睑浮肿，胞虚如球，若肤色暗黑，则称目胞黑，面容美受损；痰湿内停，困阻阳气，则神疲乏力，肢体困倦，精神不振；痰湿下注胞宫、胞脉，还可致闭经、不孕等，身心健康严重受损。治宜燥湿化痰，代表方如苍附导痰汤（《叶天士女科诊治秘要》）、正容汤（《目经大成》）、启容丸（经验方）。常用药物有白术、茯苓、党参、陈皮、半夏、神曲、胆星、香附、苍术、干姜等。因肾阳虚，脾失健运者加补骨脂、巴戟天。为使气血畅行应与活血化瘀药同用，如桃仁、红花、三棱、益母草、赤芍等；痰郁日久化热者，加夏枯草、海藻、浙贝、皂角刺、瓜蒌等。除药物治疗外，还应配合锻炼以强身健体，远离肥甘、酒浆之品。

雀斑、皱纹、眼袋、目胞黑、胞虚如珠、发白发落等影响女性容貌美的许多病证，常常是机体衰老的表现，痤疮、黄褐斑等又常与妇科病症并见。现代中医药研究证明，中医药可以通过影响细胞的增殖与生存，调节免疫，改善机体代谢及内脏功能，调节垂体、肾上腺、性腺等功能，以达抗衰老与调节内分泌之目的，从而具有祛病、美容等特殊作用，而被誉为"无痛整容"、"返老还童术"。但有许多内脏疾病也可影响容貌及形体美，故在美容治疗前定要进行全面体检，排除内脏实质病变，以免贻误病情。

中医药美容源远流长，经过数千年的实践和积累，形成了自己独特的风格。药物美容在中医整体观的指导下，实行内外结合，标本兼治，使机体从失去平衡的状态中恢复平衡，在健康中获得持久的自然美。

（谢德聪，载于《现代中医妇科治疗学》，人民卫生出版社，2004：336-339）

# 第十五节　大豆在产后的妙用

大豆及其制品已成为当今人们日常生活的美味佳肴，含有丰富的蛋白质和脂肪，其氨基酸的含量仅次于卵蛋白和乳蛋白。豆浆中所含有助于生长发育的赖氨酸比猪瘦肉、鸡肉还高。大豆中还含有丰富的矿物素，如钙、铁、磷、钾、钠等及 B 族维生素和少量的维生素 K。古人认识到，久服大豆可"好颜色、变白不老"，延年益寿，同时，大豆还可引为产妇的健身祛病的一大妙方。

《本草纲目》曰："服食大豆，令人长肌肤，益颜色，填骨髓，加气力。"福建民间，有的以腐竹（豆腐皮），作为产妇的滋补饮食，服后可健身增乳；有的取黑大豆炒熟，清晨以冰糖、酒水炖服，以补虚生血。产妇因分娩时失血耗气，胃肠虚怯，以豆类植物蛋白健身补虚，真是恰到好处。

大豆有黄大豆、黑大豆之别，入药用黑者。黑大豆，甘平无毒。主治：伤中淋露，下瘀血，散五脏结积内寒，除痹去肿；炒黑投热酒中饮之，治风痹瘫痪口噤，产后头风；脏器：主中风脚弱，产后诸疾，盐洗：活血解诸毒；豆淋酒法治产后百病；炒紫豆汤破血祛风，除气防热，产后尤宜服（《本草纲目》）。《经效产宝》以大豆半斤，醇酒三升煮一升半，分三服，治胞衣不下。

《经效产宝》以大豆炒熟，清酒沃之，密封良久，去豆服酒，以为产后防风消血；以此配羌活、防风，治疗产后中风口噤，四肢顽痹不仁，或如角弓反张。《经效产宝》续编中还载有以炒黑豆为主之黑神散与乌金散，治疗产后瘀血内阻之难产，胞衣不下，产后腹痛，产后血崩；瘀阻气闭之产后血晕；瘀血内阻，营卫失和之乍寒乍热；败血流注于心之乍见鬼神，言语癫狂；败血停于脾胃之腹胀满、呃逆；冷水与血相聚，大肠水谷不化之腹痛兼泻痢；败血乘虚走流诸处之产后遍身疼痛，虚肿等。

可见，黑大豆有养血补虚、活血化瘀、祛风利湿之功。笔者据此常嘱产妇进食黑豆，补血活血，使恶露畅行，气血流畅，百病不生。用于治疗产后肢体关节疼痛亦收到一定疗效。如陈某，产后半月即罹四肢关节疼痛，迁延月余，未加治疗，愚先予黄芪桂枝五物汤二剂，继则嘱其取黑豆 3 斤，炒熟置瓷中，每日清晨以黑豆数两，热酒冲服，不久即痊愈，至今未发。又张某，产后 2 周因泄泻来诊，予健脾理气治疗 2 周，泄泻症减，复见上肢关节酸痛麻木，腰膝酸痛，笔者未予汤药，令其取黑豆炒熟，清晨取 30～60g，酒水各半炖服，不久随访诸症已失，至今身体健康。

产后身痛，有因产后失血过多、血虚经络失养者，有因伤于风寒湿邪者，也有因瘀血阻滞络道而致者。笔者正是以黑豆之补血活血、祛风利湿之功，配合酒之温通血脉，使虚者得补，寒者得温，风邪得散，湿邪得利，瘀血得化，气血通畅，病痛自解。

产后病有多虚多瘀、易寒易热的特点，故在应用黑大豆时，必须根据产妇的体质、病情予以调食。对虚寒体质，血虚宜补者，黑豆应炒食，并配以少量米酒。对阴虚阳旺血热者，黑豆应煮食。

我国是大豆的故乡，有"大豆王国"之称，各地均有大豆出产，价廉物美，产妇何乐而不食之。

# 第十六节　产后病概要

产妇在新产后或产褥期内发生与分娩或产褥有关的疾病，称为"产后病"。产后，指分娩后，亦包含早产、流产（自然流产、人工流产）后。

产后疾病，《金匮要略》有专篇论述，嗣后医籍论述日渐广泛。新产阴血骤虚，阳气易浮，产后 1～2 日可见低热、自汗，胞宫复缩可有宫缩痛，产后尚有恶露待排、泌乳育儿等生理过程，故产后常见病证，多因各种原因所致生理失衡而发病，临床常见病如产后血晕、产后腹痛、产后发热、恶露不绝、产后身痛、缺乳、乳汁自出、大便难、小便异常等，妇科教材多有论述。

产后急重症古医籍多有记载，如"三病""三冲""三急"。"三病"指：痉、郁冒、大便难，《金匮要略·妇人产后病脉证并治》曰："新产妇人有三病，一者病痉，二者病郁冒，三者大便难。"三者证候各异，但均因亡血伤津而发。产后"三冲"指：冲心、冲肺、冲胃。《陈素庵妇科补解·产后众疾门》曰："产后三日内最险之症有三：败血冲心则血晕，冲肺则发喘、气急，冲胃则呕吐、胀急，甚或发痉，以其不下行而上逆。"并列有桃姜煎、琥珀保生锭子、抵圣汤、夺命散等活血化瘀治疗方药，其活血化瘀治法成为后人治疗"三冲"的铁则，而师法百世。《张氏医通·妇人门下》明确指出其病机皆由败血上冲所致，并指出其预后凶险："大抵冲心者，十难救一，冲胃者，五死五生，冲肺者十全一二。""三急"指：呕吐、盗汗、泄泻，《张氏医通》曰："产后诸病，唯呕吐、盗汗、泄泻为急。"产后多虚，若再患"三急"，则重伤津液，使阴血暴亡、阳气易脱。随着医学的发展，产后"三病""三冲""三急"中有些病证已称不上危急，但它却概括了产科羊水栓塞、妊娠高血压疾病、产后出血、妊娠合并心脏病等产科危急重症的部分证候，其治法、方药都值得深究，阎纯玺《胎产心法》称"与其视死，不若救生之意"。产后急重症亟待深入研究。

产后病的病因病机：产后"多虚多瘀"的特殊生理是致病的内在依据，分娩用力、出汗、产创出血，使阴血骤虚、元气受损、百脉空虚，导致产后多虚。现代研究表明，孕妇血液黏稠度增高，"腹中增生障碍，则升降之气必滞"，气滞血滞，加之分娩创伤，血溢脉外，"离经之血即是瘀血"，产后胞宫在复元，恶露待排，易生瘀滞，导致产后多瘀。现代学者通过试验和临床研究，已初步验证了中医妇科学传统生理观认为产后"多虚多瘀"理论的客观性和科学性。若素体不足，或难产，产后出血，或胞衣残留，或产后调养不慎，操劳过早，七情内伤，外感六淫，房事不节，伤于饮食等，则可导致产后诸病。方约之："产后之证多端，其源有三，曰血虚火动，曰败血妄行，曰饮食过伤。"产后病的病机可归纳为二大纲：一是因虚发病，亡血伤津、阴血骤虚、虚阳浮散，脏腑、冲任失养，而致产后发热、产后缺乳、产后抑郁等；元气受损，气虚失摄，冲任不固，可致产后恶露不绝、乳汁自出、自汗等。二是瘀血内阻，营卫不和，血瘀气滞，冲任不利，可致产后发热、恶露不绝、产后抑郁、产后腹痛等。其病机特点为亡血伤津，元气受损，瘀血内阻，多虚多瘀。

产后病的诊断：仍应采纳四诊八纲的方法并结合"三审"。《张氏医通》曰："凡诊新产妇，先审少腹痛与不痛，以征恶露之有无，次审大便通与不通，以征津液之盛衰，再审乳汁行与不行，及饮食多少，以征胃气之充馁。必先审此三者，以脉参证，以证合脉，脉证相符，虽与寻常，治之必愈。"通过"三审"，结合产妇体质，产时情况，参以脉证，必要时还应配合实验室检查、超声、影像、病理等检查，进行全面综合分析，方能对产后病作出正确诊断及辨证。

产后病的治疗：《金匮要略·产后病脉证并治》开创了产后病辨证论治之先河，如产后血虚腹痛，用当归生姜羊肉汤温补散寒；干血着脐下之腹痛，用下瘀血汤祛瘀止痛；产后胃实，用大承气汤以通下等，皆是典范。但历代医家仍有偏执，如《陈素庵妇科补解·产后众疾门》曰："产后以百日为准，凡百日内得病，皆从产后气血二亏，参求用药。"《丹溪心法·卷五》曰："产后虚，当大补气血为先，虽有杂证，以末治之。"皆主张产后以补虚为主。张子和提出异议，《儒门事亲》曰："产后慎不可作诸虚不足治之。"有的则主张先祛瘀，如《医学入门·卷之六》曰："产后必须先逐瘀……瘀消然后堪补助。"有的则主张补血化瘀兼施，如《女科经纶》引《产宝新书》："产后气血暴虚，理应大补，但恶露未尽，用补恐致滞血，唯生化汤行中有补，能生又能化，真万全之剂也。"忽略祛邪。张景岳纠偏就正，《景岳全书·妇人规》曰："凡产后气血俱去，诚多虚证，然有虚者，有不虚者，有全实者。凡此三者，但当随证随人，辨其虚实，以常法治疗，不得执有诚心，概行大补，以助其邪，此辨之不可不真也。"辨证论治实为产后病诊治之要领。故产后病的治疗应根据产后多虚多瘀的特点，以治病为主，本着"勿拘于产后，亦勿忘于产后"的原则，临证详细询问病史，全面体检，结合辅助检查、产妇体质、产后特点等进行辨证施治。补虚不滞邪，攻邪勿伤正，一般多以扶正祛邪化瘀治法为主，选方用药照顾气血，补虚扶正勿滋腻，免滞气留邪；祛邪治实勿过峻，免耗气伤津；清热勿过用苦寒，免碍气血畅行；祛寒不过于温燥，免耗伤津血；开郁勿过于耗散，消导必兼扶脾，以免伤其胃气或影响乳汁生化。产后病治疗古有禁汗、禁下、禁利小便之"产后三禁"之训，如《景岳全书·妇人规·论产后三禁》曰："观病机机要云，治胎产之病，当从厥阴论之，宜无犯胃气及上二焦，是为三禁，谓不可汗，不可下，不可利小便。"汗、下、利三法是否产后应禁用，张氏又云："详此说虽为产育之法，然病变不同，倘有是证则不得用是药，所谓有病则病受之也，第此经常之法，故不可不知，而应变之权，亦不可执一也。"知常达变，方为上工。但在用药时应禁大汗，以防亡阳；禁峻下，以防亡阴；禁过利小便，以防亡津液。

哺乳期用药：几乎所有的药物都能通过血乳屏障转运到乳汁为乳儿所吸收，从而对乳儿产生影响，有些药物可能影响乳汁的分泌和排出，故哺乳期用药应受到重视。

乳儿脏腑娇嫩，形气未充。正如《灵枢·逆顺肥瘦》曰："婴儿者，其肉脆、血少、气弱。"《育婴家秘》也指出：婴儿"血气未充""肠胃脆弱""神气怯弱"，是稚阴稚阳之体，故凡大辛大热、大苦大寒、大滋大补、峻下滑利、破血耗气、回乳与影响乳汁分泌及有毒之品，乳母均应禁用或慎用。此外，要引起注意的是一些外用药也能透入皮肤，被吸收进入血液，引起乳儿中毒。乳母乳头涂抹的外用药，在哺乳前一定要洗净。小儿皮肤细嫩，血管丰富，能经皮肤吸收多种物质，同时新生儿嗅觉敏感，尤其对乳母身上的气味更为敏感，乳母面部及涂抹化妆品的手，可以通过与乳儿的亲吻和皮肤接触将有害物质带给乳儿，故乳母钟爱化妆一定要谨慎选用化妆品。

哺乳期用药，乳汁中药量一般是很少的，不超过母体一日药量的 1%～2%，故一般不会对婴儿带来危害，但婴儿稚嫩，药物理化性质各异，故哺乳期用药应正确把握适应证，严格控制剂量与疗程，选用经乳汁转入婴儿量少、对婴儿无损害的、疗效好、半衰期短的药物，用药时间宜在哺乳后 30 分钟（即下次哺乳前 3～4 小时），推迟哺乳时间，哺乳时间不宜过长，以减少药物向婴儿转运。在使用有争议药物或用药剂量比较大时，可选择暂停哺乳。用药期间要密切观察乳儿有无不良反应，在使用含有西药的中成药时，还应掌握西药成分及其对婴儿的影响。现代研究认为，评价乳儿是否受到药物的影响及影响的程度，可通过测算药物在乳汁及乳母血浆浓度之比来衡量，故有人提出哺乳期不推荐应用中药，原因在于中药在母体血液向乳汁转运方面，缺乏严格的实验研究和临床研究资料。此说听似有些过激，但对中药理化性质不明时确实不宜盲目使用。

## 第十七节 子宫内膜异位症的中医治疗概述

有生长功能的子宫内膜组织出现于正常子宫内膜层以外的部位时，称为子宫内膜异位症。异位的子宫内膜不仅含有子宫内膜腺体，还有子宫内膜间质。同时保持正常部位子宫内膜强盛的再生能力和卵巢激素的周期影响的特点，每到经期发生出血，导致周围组织的纤维化。临床可见渐进性加剧的痛经、月经失调、性交痛、不孕等症状，并伴有子宫内膜异位部位结节、盆腔肿块等体征。绝经后卵巢功能停止，病变随即逐渐萎缩吸收。妊娠或口服性激素，排卵受到抑制时，病变和症状能够缓解。根据其临床表现及体征，本病属中医"痛经""癥瘕"范畴。如《柳选四家医案》中记载："痛经数年，不得孕育，经水三日前必腹痛，腹中有块凝滞……询之闺阁之时无是病，既嫁之后有是疾。"正似子宫内膜异位症引起继发性痛经，伴不孕症。《医林改错》中少腹逐瘀汤证与子宫内膜异位症临床表现相符。

子宫内膜异位症主要病理变化：异位子宫内膜周期出血和其周围组织纤维化，以致在病变区形成紫褐色斑点和小泡，甚至发展为大小不等的紫蓝色结节或包块。祖国医学认为异位子宫内膜脱落出血，即"离经之血"，是谓"瘀血"，瘀血内阻胞中、胞脉、胞络，血行受阻，不通则痛而发为痛经；瘀血内停，旧血不去，新血不生，冲任瘀阻，可致月经异常，不孕等；瘀阻日久则结为癥瘕。因此，瘀血是产生子宫内膜异位症症状和体征的关键。实验研究证明，本病的凝血酶原时间缩短，血纤维蛋白原和纤维蛋白原裂解产物增高。根据中医"血瘀证"周期性痛经并伴盆腔包块、血液呈高凝状态的诊断标准，子宫内膜异位症属下焦盆腔瘀血症。治疗应以活血化瘀为主。药理研究证明，活血化瘀药有改善子宫微循环，促进血肿包块吸收等作用。能促进异位子宫内膜病灶周围血液循环，抑制子宫内膜的异常增生、分泌和出血，吸收、消散异位子宫内膜。由于子宫内膜异位症患者素体的差异，病程新久及引起子宫内膜异位原因的不同及遗传、免疫等因素的影响，临床观察到子宫内膜异位症有寒、热、虚、实之别。故治疗本病常采取辨证与辨病相结合、周期给药、内外并治等方法。

## 一、以活血化瘀为主的辨证施治

邵氏以活血化瘀治疗 156 例子宫内膜异位症，子宫内膜异位症分气滞血瘀、气虚血瘀 2型，分别以疏肝活血方（三棱、莪术、皂角刺、香附、柴胡、当归、蒲黄、五灵脂、异位粉）与益气活血方（三棱、莪术、当归、皂角刺、蒲黄、五灵脂、炙升麻、党参、黄芪、异位粉）随症加减。治疗结果，有效率达 82.05%。曹氏将本病分 4 型论治：以小腹胀痛为主之气滞血瘀者，主用血府逐瘀汤（《医林改错》）以理气活血化瘀；阴寒之邪客于胞宫，小腹冷痛者，主要用少腹逐瘀汤（《医林改错》）温经活血化瘀；瘀久化热，或邪热阻络，瘀热互结，证见经期发热、口渴、便秘者，以小柴胡汤（《伤寒论》）和桂枝汤（《伤寒论》）以和解泻热、祛瘀消积；瘀阻日久，新血不生或素体虚弱、气血不足，气弱运血无力，气虚血瘀证见小腹疼痛喜按喜温，伴神疲乏力、肛垂后重等，以黄芪建中汤、当归建中汤等加入活血化瘀之品，以益气活血化瘀。本型若见经期发热，可用补中益气汤甘温除热。其后，曹氏将瘀热互结，经期发热者，又分为2型论治，一型为气阳不足，营卫不和，积瘀化热，采用和营祛瘀、甘温除热法，方用补中益气汤（《脾胃论》）和桂枝汤（《伤寒论》）；另一型为肝经郁热，积瘀化热，采用和解少阳、活血化瘀法，方用小柴胡汤（《伤寒论》）和桃核承气汤（《伤寒论》），11例痊愈。沈氏将子宫内膜异位症分气滞血瘀、湿热夹瘀、肾虚血瘀、痰湿夹瘀四型论治。气滞血瘀者以黄芪、柴胡、当归、川芎、赤白芍、元胡、丹参、肉桂、蒲黄、三棱等理气活血化瘀；湿热夹瘀者证见经行发热带下色黄等，以银翘红藤解毒汤（银花、连翘、红藤、败酱草、薏米、牡丹皮、栀子、赤芍、桃仁、元胡、川楝子、乳香、没药）清热凉血化瘀；肾虚血瘀腰痛腹坠痛者，以淫羊藿、莪术、苁蓉、制首乌、菟丝子、牛膝、丹参、赤芍、败酱草、川楝子等温经活血通络；痰湿夹瘀经行腹痛坠胀，经量少，痰多经期浮肿者，以陈皮、制半夏、茯苓、皂角刺、白术、泽泻、昆布、海藻、三棱、莪术、牡丹皮、象贝母、川芎等除痰活血化湿。痰湿者常伴形体肥胖，顾氏认为形体肥胖可能成为子宫内膜异位症的高危因素，因脂肪组织可促进雄烯二酮转化为雌激素。

## 二、以补益肾气为主，兼活血化瘀

田氏等治疗42例子宫内膜异位症，发现本症除有痛经、乳房胀痛、胸胁胀痛，下腹刺痛等气滞血瘀症状外，还有腰酸腿软，四肢不温，头晕耳鸣，神疲乏力，怕冷，夜尿多，性欲减退，面色晦暗，色素沉着，便溏等肾阳虚损症状，全部病例均用补肾益气、活血化瘀法治疗，补肾用巴戟天、淫羊藿、续断、菟丝、党参、黄芪等，活血化瘀用牡丹皮、桃仁、红花、生蒲黄、茜草、赤芍药、香附、乳香、没药。治疗结果，总有效率达92%。并认为子宫内膜异位症肾虚是本，出血粘连阻滞经络，造成局部癥瘕是标。治疗宜以补肾为主，兼活血化瘀，标本兼治比单用活血化瘀更有效。在治疗过程中他们观察到，患者经补肾治疗后，精神好转，体力增强，面部色素沉着消退，8例患者宫颈黏液结晶治疗前持续呈现大的羊齿状结晶，但用药后转变为类似妊娠期出现的卵圆形体，另4例治疗后无论在月经的前半期或后半期均出现卵圆体，表明药物可能有类似孕激素作用。故认为补肾法能调整人体神经内分泌及代谢等功能。

## 三、以活血化瘀为主的辨病治疗

对确诊为子宫内膜异位症者，拟定专门固定的方药治疗。于氏认为子宫内膜异位症的症状及病变属血瘀证范畴，中药治疗子宫内膜异位症的原则以活血化瘀为主，辅以止痛软坚，以宫外孕1号方加减：丹参、赤芍、桃仁、三棱、莪术。经量多者去桃仁；经量少者加蒲黄、五灵脂；止痛加元胡、乳香、没药、小茴香、川楝子；软坚加昆布、海藻、生牡蛎、鳖甲、龟板；合并炎症加银花、连翘、败酱草。孙氏以疏通汤（败酱草、大血藤、地丁草、蒲公英、土茯苓、香附、川楝子、王不留行、郁金、穿山甲、两头尖）治疗18例痊愈。王氏治以化瘀通腑内异Ⅰ号丸（生大黄、鳖甲、桃仁霜等），每日7g，分3次口服，3个月为1个疗程。治疗结果：

痛经有效率 66.67%，通过实验室检测，说明本方有抑制 PGF2a、PGF2 生成作用；能提高 6-酮-PGF1a 水平，使子宫及血管舒缩功能趋于平衡；本方能促进胶原蛋白代谢，有抗纤维化作用，有利于盆腔粘连的松解与消除。

## 四、对 症 治 疗

针对子宫内膜异位症主要症状痛经、月经失调、盆腔结节等分别进行治疗。如蔡氏对本症痛经以化瘀止痛为本，用内异 1 号方（当归、丹参、牛膝、赤芍、香附、川芎、桂枝、没药、失笑散、血竭）治疗，经前或痛前 3～7 天服；本症血崩以通因通用、化瘀澄源为法，用内异 2 号方（当归、牛膝、赤芍、香附、熟军炭、生蒲黄、丹参、花蕊石、血竭、震灵丹）治疗，经前 3～7 天开始服，经净之后用复旧之法；本症发热，以祛瘀为主，主用内异 3 号方（茯苓、桂枝、桃仁、赤芍、牡丹皮、皂角刺、鬼箭羽、石见穿），服药 1～2 个周期即见效；本症不孕，攻补兼施，经净至排卵期，以育肾通络 1 号方（茯苓、石楠叶、熟地、桂枝、仙茅、淫羊藿、路路通、公丁花、川牛膝）合内异 3 号方消癥散结。孙氏以活血化瘀为主治疗 146 例子宫内膜异位症致不孕，设内异 1 号方（炒赤白芍、茺蔚子、丹参、制香附、刘寄奴、元胡、徐长卿、台乌、川芎、桂枝）主治经期痛经；以内异 2 号方（生蒲黄、玉米须、血见愁、炒牡丹皮、丹参、制香附、炒赤白芍、熟军炭、震灵丹、花蕊石、三七）主治月经过多伴腹痛；以内异 3 号方（赤芍、石见穿、丹参、皂角刺、地鳖虫、炙甲片、海藻、川芎、桃仁、炙没药）主治盆腔肿块、结节。同时结合辨证加减。结果：受孕 114 例，妊娠率达 78%。

## 五、周 期 治 疗

结合经前、经期、经后不同生理特点，采用不同方药治疗。如刘氏于经前 5～7 天，以活血祛瘀为法，投经前方（生蒲黄、五灵脂、丹参、川牛膝、乳香、没药、三棱、莪术、炒川芎、刘寄奴，另服三七片 2 片，每日 3 次）。方取失笑散等消肿、消炎、散结止痛；三七散瘀，止痛止血。经期以止血止痛为要，用经期方（蒲黄炭、五灵脂、炒黄柏、香附炭、炒乌药、炒川芎、大黄炭、花蕊石、炙黄芪、肉桂），随经期长短服 3～7 剂；经后期以活血化瘀、软坚温肾为主，用经后方（桂枝、桃仁、赤芍药、牡丹皮、昆布、三棱、莪术、王不留行、逍遥散、炙地鳖虫、炙鳖甲、茯苓、锁阳、淫羊藿），连用 5～7 剂，以扫除盆腔中旧血。结果：治疗 66 例，有效率为 78.8%。

## 六、综 合 治 疗

子宫内膜异位症是妇科常见病，病程长，病变顽固，难获痊愈。许多医者采用内服、外用、汤剂、中成药、针剂等综合治疗，多能提高疗效、缩短疗程。李氏报道可以内服补肾祛瘀中药（淫羊藿、仙茅、熟地、香附、怀山药、三棱、莪术、鸡血藤、丹参）治疗，对经期腹痛、盆腔包块、后穹隆结节触痛者，结合中药保留灌肠。药用三棱、莪术、蜂房、皂角刺、赤芍等浓煎 150ml，临睡前使用。同时用王不留行耳穴贴压子宫、卵巢、交感穴，治疗本症 74 例，痊愈 38 例，显效 24 例。王氏报道：运用 0.9%生理盐水或低分子右旋糖酐 500ml 加丹参注射液 8 支（含生药 3g），静脉滴注，每日 1 次。口服理气活血、祛瘀止痛、软坚散结方药（当归、赤芍、五灵脂、元胡、桃仁、红花、没药、生蒲黄、干姜、小茴香、肉桂），每日 1 剂。药物离子透入：所用中药为每日口服药中取出 40ml。浸湿 2 块纱布，分别置于小腹部及腰骶部的电极上，用 ZGL-1 型直流感应电疗机进行直流电中药离子导入。刘氏认为子宫内膜异位症口服方治疗 1～3 个月后，可改用丹参针合葡萄糖静脉注射，止痛可选用参三七片、元胡片、失笑散等。并配合激光辐射治疗，可取得较好疗效。

（谢德聪，载于《福建中医学院学报》1993 年第 3 卷第 1 期）

# 第三章 教学探讨

## 第一节 不 孕 症

育龄妇女，婚后同居，配偶健康，未避孕，且2年以上不受孕者，或曾流产，而又连续2年以上未再怀孕者，称为不孕症。前者称为原发性不孕，《脉经》称为"无子""绝产"，《备急千金要方》称为"全不产"；后者称继发性不孕，《备急千金要方》称为"断绪"。根据不孕症原因，不孕症又有相对性不孕与绝对性不孕。相对性不孕，指夫妇一方因某种因素阻碍受孕或使生育能力降低，导致暂时性不孕，如相关因素得到纠正，乃有受孕可能者；绝对性不孕，指夫妇一方有先天或后天生理缺陷，无法纠正而不能受孕者，正如祖国医学在《广嗣纪要•择配》中所记载的"五不女"即螺、纹、鼓、角、脉五种解剖生理缺陷，非药物所能治疗，不属本节讨论范围。

我国早在公元前11世纪成书的《周易》中就有"妇三岁不孕"的记载，首先提出不孕时限为3年，为古今中外所沿用。《内经》中则有不孕症病因的论述："督脉为病……女子不孕。"汉代张仲景《金匮要略》曰："男子脉浮弱而涩，为无子，精气清冷。"为男性不育的最早记载。《诸病源候论》曰："然妇人挟疾无子，皆由劳伤血气，冷热不调，而受风寒，客于子宫，致使胞中生病，或月经涩闭，或血带下，致阴阳之气不和，经血之行乖候，故无子也。"认为不孕症之内因为劳伤气血，外因是六淫邪气直中胞宫，而使胞内生病，出现月经失调，带下等病，甚为切合临床，并为"调经种子"提供理论依据。嗣后历代医籍均设有"求嗣"、"种子"、"嗣育"等专篇论述，而以薛立斋《校注妇人良方》对不孕症病因病机论述较为全面，以《景岳全书•妇人规》提出"调经种子"和"填补命门"两大治疗法则对后世影响最大。陈士铎《辨证录》还提出"腹内生瘕"不能孕育。《傅青主女科》列十种不孕症进行论治，对不孕症临床均有很大指导意义。

## 一、病 因 病 机

妇女不孕症常由多种妇科疾病或全身疾病所导致。受孕的器官为子宫。王冰曰："冲为血海，任主胞胎，二脉相资，故能有子。"肾藏精、主生殖，为天癸之源，冲任之本，胞宫必得肾中阴阳的濡养、温煦方能行经孕子，故不孕症与肾的关系密切。"血凝成胎"，胎孕的物质基础为血，血生化于脾胃，藏于肝，肝气畅达，气血流畅，肝藏之血下行胞宫以资行经孕子。若肾气虚，脏腑功能失调，气血不和，导致冲任脉虚，则不能摄精成孕；或冲任阻滞，两精不能相合，导致不孕症。

**1.肾虚** 先天肾气不足，命门火衰胞宫失于温煦，冲任虚寒，不能摄精成孕；或肾阴虚，精血不足，冲任脉虚，胞脉失养，不能摄精成孕；或阴虚生热，血海蕴热，亦不能成孕。

**2.肝郁** 情志不畅，肝气郁结，疏泄失职，气血不和，冲任不能相资，以致不能摄精成孕。

**3.血瘀** 经行产后，余血未净，感受风冷寒湿，血为邪滞，瘀阻不行，冲任不利，精卵不能相合，而致不孕症。

**4.痰湿** 素体肥胖，多痰多湿；或嗜食膏粱厚味，脾虚不运，痰湿内生，气机不畅，胞脉受阻，不能摄精成孕。

# 二、诊 断 标 准

受孕是一个复杂的生理过程，必须具备以下条件：卵巢能排出正常成熟的卵子；有正常数量、形态和活动能力的精子；生殖道必须通畅，精子能顺利通过宫颈，进入子宫腔，并到达输卵管与卵子相结合成受精卵；孕卵能顺利地进入子宫腔着床发育，如果上述任何一个环节障碍，受孕则不能完成。此外，还与免疫、精神因素相关。

## （一）女性不孕

不孕症的原因有2/3在女方。引起不孕症的原因主要有卵巢功能异常，影响排卵及内分泌失调；输卵管异常，影响精卵的结合及孕卵的运送；子宫异常，影响孕卵着床；宫颈及阴道、外阴异常，影响精子的生存与运行及性生活障碍等。原因复杂，诊断应详细询问病史，如过去史、月经史、分娩史、流产史、有无产褥感染和生殖器官炎症史，以及性生活情况，全身检查注意第二性征发育情况，妇科检查须排除生殖系统的先天性生理缺陷和畸形，并常规取阴道分泌物作滴虫及霉菌检查，排除阴道炎引起不孕症。

**1.临床主症** 婚久不孕，常伴月经失调、带下增多等。

**2.排卵功能障碍诊断标准**

（1）无排卵的标准

1）基础体温连续记录单相3个月以上。

2）阴道脱落细胞涂片检查无周期变化。

3）宫颈黏液结晶检查无椭圆体出现。

4）月经前6天子宫内膜检查无典型分泌期变化。

5）临床常见月经失调，如稀发、闭经及无排卵型功血等。

6）B超卵泡检测：无优势卵泡或卵泡不破裂。

以上1）～4）点中具备三点即可诊断，参照B超检查。

（2）黄体不健的诊断标准

1）基础体温双相，经前期子宫内膜呈分泌期变化，黄体期卵巢B超见黄体表现而不孕。

2）基础体温后期上升少于12天。

3）分泌期子宫内膜反应正常与正常月经周期的反应日期相比相差两天以上（此点可确诊）。

4）排卵后6天尿孕二醇量<5ng/24h或二次血清孕酮量<10ng/ml。

5）月经常先期或经前点滴出血或月经淋漓难尽。

**3.输卵管炎**

（1）子宫输卵管造影证实输卵管不畅，阻塞或积水等。

（2）腹腔镜检查下做输卵管通液，证实输卵管不通畅或不通并见盆腔内粘连。

（3）不孕伴一侧少腹或双侧少腹疼痛。

**4.子宫因素不孕诊断**

（1）宫腔粘连

1）有宫腔炎症或刮宫史。

2）痛经或周期性下腹痛，伴闭经或经量少、不孕。

3）子宫输卵管造影或宫腔镜证实有粘连。

（2）子宫内膜异位症（参考本章第二节）。

（3）子宫肌腺病

1）痛经、不孕。

2）子宫呈一致性增大，质硬，并随经期增大，经后缩小。

3）B超，宫腔镜检查除外黏膜下肌瘤。

（4）子宫肌瘤

1）月经过多、不孕。

2）妇科检查发现子宫不规则增大、肌壁间或黏膜下肌瘤，有时可使子宫呈均匀增大，质硬。浆膜下肌瘤可触及子宫上有结节状肿物。黏膜下肌瘤如突出宫颈口，可触到或用窥器检查看到。

3）B超、宫腔镜证实。

**5. 宫颈、阴道性不孕**

（1）内镜检查时可见宫颈裂伤，宫颈糜烂、肥大、宫颈息肉、肌瘤、带下增多。

（2）阴道充血、水肿，分泌物增多，分泌物检查可找到白色念珠菌或阴道毛滴虫。

**6. 免疫性不孕**

（1）临床及各项检查除外以上因素引起的不孕症。

（2）血清或宫颈黏液抗精子抗体阳性，或抗卵透明带抗体阳性。

（3）性交后实验：排卵期性交后 2 小时内，每高倍镜视野下宫颈精液中有气力前进的精子少于 5 个。

（4）精子宫颈黏液接触试验：排卵前试验镜下见和宫颈黏液接触面的精子"颤抖"，不活动或活动迟缓。

## （二）男性不育

30%～35%不孕症的原因在男方，主要有精液和精子异常、精子运送障碍。

**1. 症状与病史**

（1）不育、阳痿、早泄。

（2）附睾炎史，睾丸炎史，前列腺病史，淋病及铅、磷、放射线接触史，使睾丸受损，精液生成障碍或精子运送受阻。

（3）性生活过频或过稀。

**2. 精液检查**　是男方检查的重点。将标本收集在清洁的广口瓶中，2 小时之内送检，标本不宜受冷或受热，收集标本前最好禁欲 5～7 天，正常精液量 2～5ml，精子数每毫升应在 6000 万以上，其中 80%具有正常形态，60%有正常活动力，如果每毫升精液精子数在 2000 万～6000 万，则生育力差，少于 2000 万则生育力极低，另外活动精子如少于 40%、畸形精子超过 20%～25%，均可导致不孕。

# 三、辨 证 论 治

月经初潮推迟，或一贯后期，量少，色淡，甚或闭经，带下清冷、性欲淡漠，伴头晕耳鸣、腰膝酸楚、神疲乏力、肢冷畏寒，或形体虚羸者，为冲任虚寒。常见于卵巢功能异常、无排卵、内分泌失调者；月经先后无定期，行而不畅或痛经，伴胸闷抑郁、烦躁易怒、少腹时痛、腰骶酸痛、形体肥胖者，为冲任阻滞，常见于黄体功能不健、输卵管炎症等。

冲为血海，任主胞胎，肾藏精，主生殖，为冲任之本；肝藏血，主持血海的蓄溢，故不孕症的治疗，必着重益肾养肝，调理冲任。补肾在于温阳益精，调整肾中阴阳的平衡，使卵巢恢复正常排卵功能。养肝在于益血调气，理冲任，改善卵巢的血液循环和功能，疏通生殖道。肾为先天之本，肝为女子之先天，肝肾同源，乙癸同治，在调整肾中阴阳时，排卵期与月经将行之时，常增入疏肝理气调血之品，使气血流畅，加强功能，促进肾中阴阳的转化，调整月经周期，以使下丘脑-垂体-卵巢轴之间的反馈系统功能恢复正常，这也是中药人工周期治疗不孕症的理论依据。

肾主生殖，不孕症临床以虚证为多，即使实证，以其病程较长，特别是原发不孕，气血湿瘀阻滞冲任，日久亦必然影响气血的生化，多实中兼虚，故在理气活血化瘀时，常兼以补虚益肾；痰湿内阻者，其本常为阳虚气化失职，故应注意温肾健脾。

"不孕经不调"，不孕症临床常伴月经失调。朱丹溪曰："求子之道，莫如调经。"故不孕症治疗必须遵循祖国医学"调经种子"之旨，先予调经，经调之后常可得子。此外，还应注意调情志、择氤氲时候合阴阳，以利成孕。

## （一）肾虚

### 1. 肾阳虚

证候：月经后期，量少色淡，或月经稀发、闭经，面色晦暗，腰膝酸软，头晕耳鸣，带下清冷，性欲淡淡，小便清长，大便不实，舌淡苔白，脉沉细。

治法：温阳益肾，调补冲任。

方药：毓麟珠（《景岳全书》）加紫河车、丹参、香附。

人参、白术、茯苓、白芍、川芎、炙甘草、当归、熟地、菟丝子、杜仲、鹿角霜、川椒，共为末，炼蜜为丸。

方中四物汤补血，四君子汤健脾益气生血。菟丝子、杜仲、鹿角霜、紫河车温养肝肾，调补冲任，补阴益精。香附、丹参理气和血调经。佐川椒温督脉以助阳。全方既温养先天肾气以生精，又培补后天脾胃以生血，以后天补先天，并佐调和血脉之品，使精充血足，冲任得养，胎孕易成。如肢冷畏寒，小腹冷感，腰酸痛，脉沉迟者，可加入巴戟天、淫羊藿、仙茅等温肾壮阳之品。

温肾补血可以增加能量代谢，促进垂体前叶分泌性激素，刺激卵巢使卵泡发育成熟。同时温肾药还有促进幼稚子宫发育的作用。

### 2. 肾阴虚

证候：婚后不孕，月经先期，量少色红，头晕眼花，腰膝酸楚，心悸少寐，心烦急躁，五心烦热，形体消瘦，口干便结，舌红少苔，脉细数。

治法：滋阴养血，调冲益精。

方药：养精种玉汤（《傅青主女科》）加女贞子、旱莲草、菟丝子、续断。

当归、白芍、熟地、山萸肉。

方中熟地、山萸肉、菟丝子、续断补肾益精；女贞子、旱莲草滋养肝肾；当归、白芍养肝和血，益养冲任。全方补肾益精，有促使卵泡发育的作用。排卵期可加入茜草、丹参、桃仁、香附等理气活血药，使卵泡破裂，促进排卵；排卵后可增入怀山药、肉苁蓉以促使黄体形成。

若证见形体消瘦、五心烦热、午后潮热者为阴虚内热，血海蕴热，亦不能成孕，可于上方加入牡丹皮、黄柏、龟板、地骨皮以滋阴清热。

## （二）肝郁

证候：多年不孕，月经先后不定期，或经来腹痛，行而不畅，量少色暗，经前乳房胀痛，胸闷抑郁，口苦烦躁。舌质偏红，苔薄白，脉弦。

治法：疏肝养血，调理冲任。

方药：开郁种玉汤（《傅青主女科》）。

当归、白芍、白术、茯苓、牡丹皮、香附、天花粉。

方中当归、白芍养血柔肝；牡丹皮凉血活血；香附调气解郁；白术、茯苓益脾；天花粉生津解郁除烦，且能旁通五脏之隅、以醒诸窍。如胸胁胀满者，可去白术加郁金、佛手片以疏肝理气；乳胀有块者加王不留行、橘叶、路路通、青皮以疏肝通络；乳胀有灼热感或触痛者，加川楝子、蒲公英；烦躁寐差者，加黑栀子、柏子仁、夜交藤。

黄体功能不健与输卵管不通者在肝郁气滞型中常见。肝藏血、主疏泄、体阴用阳，黄体功能不健者，肝郁证多见于黄体期，此时治疗当疏肝理气，经后则当养血滋阴益肾，可用调肝汤（山药、阿胶、当归、白芍、山萸肉、巴戟天、甘草）加减，促进卵泡发育，分泌足量的雌激素，为排卵与黄体形成做准备，排卵后应酌情养肝血调冲任。输卵管不通者，当酌情加入活血通络之品，如路路通、穿山甲（代）、皂角、王不留行等。

## （三）血瘀

证候：婚久不孕，月经后期，或量少淋漓难净，色暗红有块，或痛经，或平时少腹作痛，舌紫暗或边有瘀点，脉弦或涩。

方药：少腹逐瘀汤，适于因子宫内膜异位症、盆腔炎、输卵管阻塞及卵巢功能失调者。现代研究认为，活血化瘀药可以通过丘脑下部和自主神经对生殖系统产生作用，如促进排卵；可促进生殖器官发育和器质病变的修复，如输卵管再通；可以通过免疫系统发挥作用，如当归、益母草、木香有特异的抑制免疫抗体的功能，因而对血清中含有抗精子抗体的不孕症患者有治疗作用。

## （四）痰湿

证候：婚久不孕，形体肥胖，月经后期，甚或闭经，或带下增多，色白质黏，面色㿠白，嗜卧懒言，胸脘痞闷，泛恶痰多，舌淡胖，苔白腻，脉滑。

治法：燥湿化痰，理气调冲。

方药：启宫丸（经验方）加菖蒲。

制半夏、苍术、香附、神曲、茯苓、陈皮、川芎共研细末为丸。

方中半夏、茯苓、陈皮、苍术燥湿化痰；菖蒲芳香化浊开窍；神曲健脾消滞；香附、川芎理气和血、调冲任。痰湿内阻，多因脾肾阳虚，气化失职，故治疗应兼以益肾温阳，淫羊藿、巴戟天、补骨脂、菟丝子等可选用。此法常用于治疗多囊卵巢综合征。痰湿阻滞胞宫，胞脉血行受阻，证见月经稀发、闭经者，在补肾温阳化痰的同时，可增入三棱、莪术等活血调经之品。

# 四、西 医 疗 法

## （一）一般治疗

增强体质和促进健康有利于不孕症患者恢复生育能力；营养对垂体、性腺功能有直接影响，所以应注意纠正营养不良和贫血；如有全身慢性疾病应积极治疗；帮助患者掌握性知识，预测排卵期，利用排卵前2～3天，或排卵后24小时内最易受孕的日期性交，合理安排性生活；子宫后位者，性交后应抬高臀部，以利精子运行，男女双方因不孕而精神过度紧张，也能影响精子的产生、排卵功能和输卵管功能，因此，应避免情绪变化，正确对待生育。

## （二）病因治疗

**1. 器质性病变**　如肿瘤、阴道隔、生殖器畸形，应积极治疗。如宫颈口狭窄，单纯扩张宫颈有时能起到治疗作用。

**2. 调整卵巢功能**

（1）促排卵：无排卵者，如体内有一定雌激素水平时，可用克罗米芬50mg于月经第5天开始，每日1次，连用5天，一般于停药后3～8天排卵，可连用3个周期。甲状腺功能较低者，可予甲状腺片0.03g，每日1次，连服2～3个月，可促进全身及内分泌系统的代谢。若仅用克罗米芬不能促使卵泡成熟排卵，可于月经周期12～14天，每日肌内注射绒毛膜促性腺激素1000～2000U。

（2）促进或补充黄体功能：对黄体功能不足者，可于月经第15天开始，每日肌内注射绒毛膜促性腺激素1000～2000U，连用5天。或于月经周期第20天开始，每日肌内注射黄体酮10～20mg，连用5天。

**3. 输卵管阻塞的治疗**　轻度输卵管粘连形成梗阻时，经输卵管通气或通液术后，可能通畅。在两次通气或通液之间，可配合消炎治疗，亦可宫腔内注射药物，使药物和输卵管病灶直接接触，常用药物有肾上腺皮质激素，如氢化可的松（15～25mg），α-糜蛋白酶（5mg）及抗生素，溶解于15～20ml生理盐水中，在150mmHg压力下，以每分钟1ml的速度缓缓注入。这些药物可减轻局部的充血水肿，抑制纤维组织形成及进展，达到溶解或软化粘连的目的。在月经干净后3天至排卵期前，每2～3日注射1次，可连续数月。对宫腔注射失败，子宫输卵管碘油造影明确输卵管阻塞部位者，可考虑行输卵管成形术，但这种手术只能恢复其通畅，而不能恢复输卵管的功能。

# 五、其 他 疗 法

## （一）中药人工周期调整卵巢功能

**1. 卵泡发育期**　以补肾养血为主，促进卵泡发育与卵子成熟，用促卵泡汤（何首乌、怀山药、熟地、当归、白芍、菟丝子、淫羊藿），从月经周期第6天起连服4剂。

**2. 排卵前期**（月经第11～14天）　以补肾理气活血为主，促使成熟的卵子排出，用促排卵汤（当归、赤芍、泽兰、香附、桃仁、茺蔚子、仙茅、怀山药、怀牛膝、枸杞子），每日1剂，连用4天。

**3. 黄体形成期**（月经第 15~22 天）　以益肾固冲，促使黄体功能健全，分泌孕激素；使子宫内膜呈分泌期改变，为孕卵着床做好准备，用促黄体汤（熟地、怀山药、党参、枸杞子、续断、肉苁蓉、当归、淫羊藿、旱莲草）于月经第 15 天起，每日服 1 剂，连服 4 剂。

## （二）输卵管阻塞不通治疗

普遍认为输卵管阻塞不通导致不孕的根本因素是"瘀"。虚实夹杂是本病的特点，故治疗主要以理气活血、化瘀通络为主，采用辨证辨病相结合、内外并治、周期给药。活血化瘀除了对输卵管粘连有松解作用外，还对输卵管平滑肌的反应性有一定调节作用，故对功能性输卵管障碍所致不孕症也有一定疗效。

**1. 内服药**　可用桂枝茯苓丸或少腹逐瘀汤加减。主用：当归、川芎、桃仁、赤白芍、牡丹皮、路路通、皂角刺、穿山甲（代）、香附、熟地等加减。兼气虚者，加党参、黄芪；兼阳虚者，加淫羊藿、仙茅、巴戟天、菟丝子等；兼阴虚者，加女贞子、旱莲草、龟板、枸杞子；兼寒者，加桂枝、细辛；兼湿热者，加败酱草、红藤、薏米、黄柏；兼气滞者，加柴胡、月季花；兼痰湿者，加苍术、半夏、山楂、神曲、菖蒲；体质壮实者，加三棱、莪术；伴痛经者，加蒲黄、五灵脂、元胡，经后期加何首乌、黄精、山茱萸、怀山药；排卵后黄体形成期加菟丝子、续断、枸杞子、仙茅、淫羊藿。

**2. 中药保留灌肠**　以活血化瘀、软坚散结方药为主，常用桃仁、三棱、莪术、苏木、皂角刺、红藤、赤芍、败酱草等，浓煎 150ml，于大便后行保留灌肠，隔日 1 次，经期停用，药物通过渗透作用可直接到达盆腔病变部位，改善病变部位的血供，促进组织的修复、吸收与再生。

**3. 当归注射液通管**　以本品 2ml 加生理盐水稀释至 12ml 为一个剂量，每次可用 5~8 个剂量，从经净后 3 天至基础体温上升前（卵泡期），隔日 1 次，3 个月为 1 个疗程，本品由当归、川芎、红花组成，可改善局部血液流变学和微循环，促进粘连的松解和吸收，使阻塞之管腔再通，加之加压推注药液，通过物理性冲击，亦可达到解除阻塞和积水的目的。再者，高浓度的红花、当归、川芎有杀菌和抗菌的作用。

另外，除以上治疗外，还可配合药物离子透入及中药外敷，以帮助病变组织更快地消散、吸收。

# 六、参 考 资 料

葛秦生在《中医补肾法诱导排卵》一文中报道：用补肾方（熟地、何首乌、菟丝子、肉苁蓉、仙茅、淫羊藿、女贞子、旱莲草、枸杞子、川续断、怀山药、当归、阿胶）经后连服 7~10 天；活血补肾方（柴胡、赤白芍、泽兰、益母草、刘寄奴、生蒲黄、牛膝、仙茅、淫羊藿）经期服 3 剂，周期 12~13 天再服 3 剂，结果单用补肾方恢复排卵功能 44.3%；用活血补肾方，恢复排卵功能 67.2%。说明补肾法有恢复排卵的功能，证明了肾主生殖的理论。并认为补肾法能恢复排卵，肯定是调节了下丘脑-垂体-卵巢轴之间的功能，加用活血药疗效有所提高，活血药改善血循环可能起了一定作用。[中医杂志，1982（5）：19]

朱南孙以调补肝肾法治疗不孕症，临床分肝肾阴虚、肝旺肾亏、肝郁肾亏、肝肾不足四型论治，并结合月经周期不同时期生理特点辨证施治，指出行经期要注意理气行滞、活血通络，以畅通冲任、胞脉，为两精相搏清除障碍；增殖期要注意补偿冲任、胞脉；排卵期要注意护肾气；经前期参以调补肝肾之品，不宜过伐无当，须防胎元初成。[上海中医杂志，1988（7）：11]

李祥云《中医药治愈输卵管梗阻 87 例分析》以中医辨证分型论治，配合外治法、益气法、调经法治疗辨证，分气滞血瘀、寒湿瘀滞、痰湿瘀滞、气虚血瘀、热盛瘀阻型，治疗贯穿活血化瘀，后期辅以益气。外治法有灌肠法、药物离子导入及药渣外敷等，结果治愈率100%，妊娠率达86.2%。[中医杂志，1989（7）：33]

徐晋勋报道：用中药人工周期治疗排卵功能障碍，分肾阳虚、肾阴虚二型论治，均于月经第5天，或撤退性出血第5天开始按如下顺序服药，先服促卵泡汤7剂；继服排卵汤7剂；最后服调经活血汤5剂。结果，按例计算有效率为80.6%，按周期计算有效率为62.2%。而对照组服氯米芬，有效率分别为90.3%、80%。提示中药周期的短期见效程度不如氯米芬明显，往往需要治疗一段时间后性腺功能才能逐渐恢复，远期疗效是良好的。且中药具有整体观、副作用小、停药后复发率低等优点。并认为中药周期作用的机制，可能与调节、稳定下丘脑功能有关。[中华妇产科杂志，1984（4）：193]

# 第二节　子宫内膜异位症

有活动功能的子宫内膜组织出现于正常子宫内膜层以外的部位时，称为子宫内膜异位症。根据子宫内膜种植部位的不同，而有外在性子宫内膜异位症与内在性子宫内膜异位症之分，前者系指子宫内膜异位于子宫肌层以外者，后者指子宫内膜异位于子宫肌层，亦称子宫腺肌病。临床以外在性子宫内膜异位症为多见，常简称其为子宫内膜异位症。异位的子宫内膜可出现在身体很多部位，但绝大多数位于盆腔的卵巢、子宫骶骨韧带、子宫下段后壁浆膜层，以及覆盖于直肠子宫陷凹、乙状结肠的盆腔腹膜和阴道直肠隔等处。其他如子宫颈、阴道、外阴亦有受波及者；身体其他部位如脐、输尿管、肺、胸膜、乳腺、淋巴管，甚至手、臂、大腿处亦有发病，但极罕见。

异位的子宫内膜不仅有内膜腺体，且有内膜间质，因此保持着正常部位子宫内膜强盛的再生能力和卵巢激素的周期影响的特点，每到经期发生出血，导致周围组织的纤维化。临床可见渐进性加剧的痛经、月经失调、性交痛、不孕等症状，并有内膜异位部位结节、盆腔肿块等体征。绝经后卵巢功能停止，病变随即逐渐萎缩吸收，妊娠或口服性激素，排卵受到抑制时，病变和症状能够缓解。

祖国医学虽无此病名，但在"痛经""癥瘕"中有与内膜异位病因、症状的相似记述，如《柳选四家医案》曰："痛经数年，不得孕育，经水三日前必腹痛，腹中有块凝滞……询之闺阁之时无是病，既嫁之后有是疾。"似是子宫内膜异位症引起继发痛经，并伴不孕的描述。《金匮要略》曰："带下经水不利，少腹满痛，经一月再见者，土瓜根散主之。"开创了治疗瘀血痛经先河，以土瓜根通经消瘀血，芍药缓急止腹痛，䗪虫破瘀血，桂枝通血脉，共奏破瘀通经止痛之功。历代医籍对经行腹痛证治内容丰富，为治疗子宫内膜异位症提供了理论依据和临床经验。

本病是妇科常见病，发病率占人群的10%左右，占妇女总人口的1%～2%，5%～10%的妇科手术患者发现有此病，国外统计占18%。发病年龄多为30～40岁年轻妇女，Kistner发现患者多半是过虑、有高度才智的至善论者，并喜欢推迟生育，故本病被认为是现代文明的产物。

# 一、病 因 病 机

子宫内膜异位症的发生有医源性子宫内膜播散、慢性炎症刺激、卵巢功能异常、经血排泄障碍等因素。其发病机制目前主要有三种学说：子宫内膜种植学说、体腔上皮化生学说及淋巴、静脉播散学说。子宫内膜种植学说认为，盆腔子宫内膜异位症主要因经血排泄障碍逆流至腹腔，经血中的内膜种植于盆腔各部位。体腔上皮化生学说认为，盆腔腹膜、卵巢生化上皮都具有化生的潜能，在炎症及卵巢激素长期作用下，能化生为子宫内膜。淋巴静脉播散学说认为，远离盆腔部位的器官组织的内膜异位，可能是子宫内膜碎屑通过淋巴或静脉播散的结果。内在性的子宫内膜异位症，则是子宫内腹直接扩展侵入肌层所致。20世纪80年代后还盛行两种新观点，免疫学说和 LUF（卵泡黄素化不破裂）学说。

本病主要病理变化：异位内膜周期出血和其周围组织纤维化，以致在病变区形成紫褐色斑点和小泡，甚至发展为大小不等的紫蓝色实质结节或包块，祖国医学认为异位内膜脱落，胞络出血，即"离经之血"，是谓"瘀血"，瘀血内阻胞中、胞脉、胞络，血行不畅，不通则痛而发为痛经；瘀血停滞，旧血不去，新血不生，冲任瘀阻，可致月经异常，不孕等，日久则结为癥瘕。因此，瘀血是产生子宫内膜异位症症状和体征的关键。由于素体的差异，病程新久与引起内膜异位原因的不同及遗传、免疫等因素的影响，临床观察到异位内膜的瘀血症有寒、热、虚、实之别，而有以下常见病机。

**1. 气滞血瘀**　素性抑郁，情志不畅，肝气不舒，疏泄失职，气机不利，血行不畅，瘀血停滞胞中、胞脉，不通而痛，发为痛经。瘀血停滞日久则结为癥瘕。

**2. 寒凝血瘀**　多因经期冒雨涉水，过食生冷，游泳，或久居阴湿之地，风冷寒湿之邪客于冲任、胞中，血为寒凝，瘀滞不行而发为本病。

**3. 热郁血瘀**　宿有下焦湿热，或经期湿热之邪侵注胞宫，或手术不洁，热毒内侵，或病情日久，瘀久化热，瘀热交结，气血不得畅行而致。

**4. 肾虚血瘀**　素体肾虚，或产育过多，多次人工流产，或房事不节，经期产后余血未净即行房事，胞宫冲任受损，败精瘀血混为一体，日久成瘀，阻滞胞中、胞脉而发为本病。

# 二、诊　断　标　准

**1. 症状与体征**

（1）经期少腹、腰骶部不适，进行性加剧。

（2）渐进性加剧的痛经。

（3）周期性直肠刺激症状，进行性加剧。

（4）后穹隆、子宫骶骨韧带或子宫峡部触痛性结节，或子宫一致性增大（内在性）。

（5）附件粘连包块，伴包膜结节感，输卵管可通畅。

（6）行经前后附件上述肿块有明显大小之变化。

有以上（1）～（3）三点之一和（4）～（6）三点之一，两项共存时即可诊为本病。

**2. 病理诊断切片**

（1）子宫内膜腺体。

（2）子宫内膜间质。

（3）有组织内出血证据，见红细胞，含铁血黄素，局部纤维组织增生。

**3. 腹腔镜检查**

（1）子宫直肠窝、后腹膜见多个黄紫蓝色小点，伴腹腔液增多，常为血性。

（2）子宫骶骨韧带增粗，灰白色结节，伴有疏松粘连，输卵管多数畅通。

（3）卵巢包膜增厚，表面不平、粘连，并常见表面有褐色陈旧出血斑块。

（4）卵巢增大（大多粘连），穿刺得陈旧黏稠血液。

**4. 后穹隆穿刺**　抽出液为浓稠巧克力样液体，显微镜下见退变的红细胞、中性粒细胞、淋巴细胞及间质细胞，培养无细菌生长。

**5. 其他辅助检查** B 超、CT。

**6. 鉴别诊断**

（1）慢性盆腔炎：子宫固定不活动，且多在子宫双侧扪及包块，此与子宫内膜异位症相似，但盆腔炎患者下腹痛为经常隐痛，不限于经期，并可出现反复炎症发作史，抗炎治疗有效。

（2）盆腔恶性肿瘤：亦有下腹痛，但为持续性疼痛，与月经周期无关。卵巢癌患者除在子宫旁扪及固定包块外，还可在盆腔内发现散在转移结节，此与本病相似，不易鉴别者应尽早剖腹探查。

（3）子宫肌瘤：临床表现为月经过多，子宫增大，但一般无痛经、下腹疼痛及性交痛，且子宫增大，质硬，不随经期增大、经后缩小，无盆腔结节。

# 三、辨 证 论 治

子宫内膜异位症为良性病变，是由其异位内膜周期性出血而引起一系列临床症状。祖国医学认为离经之血即为瘀血，异位内膜随雌激素水平升高而增生、肿胀，在孕激素影响下则出血，血肿包块阻滞在胞中、胞脉、胞络，血行不畅，不通则痛，则发生痛经。随着病程的延长，血肿包块逐渐增大，痛经常呈继发性和渐进加剧性，尤以内在性子宫内膜异位症为著，血肿促使子宫肌肉挛缩，痛经更为显著。瘀血内阻，旧血不去，好血难安，新血难生，冲任功能失调，可致月经过多、经期延长，甚或周期紊乱；瘀血内阻，冲任不通，两精不能相合，以致有 2/3 本病患者伴发不孕；瘀血内阻，日久结为癥瘕，而有盆腔结节。月经过后，出血停止，异位内膜萎缩，痛经暂得缓解。

综上所述，本病临床以继发性、渐进加剧性的痛经及盆腔结节为特征，常伴月经失调与不孕。故辨证应根据经行腹痛的性质、程度，结合盆腔结节的性质、病的新久，以及患者体质、月经情况、兼证及舌脉等，辨其寒、热、虚、实。

根据"血瘀证"诊断标准，目前广泛讨论一致认为：子宫内膜异位症属瘀血病证。瘀阻为实，但病程日久，瘀久化热可见经行发热、口干便结；"瘀血难行，则新血断无生机理"，可致血少气弱，且长期疼痛难忍，不孕等；求治心切，疲于奔走，复伤元气，可致气血阴阳不足，证见神疲乏力，腰膝酸楚，头晕眼花等，虚实寒热错杂，因果相干，病情缠绵难愈。

本病为盆腔血瘀证，故治疗应以活血化瘀、散结止痛为法，兼以行气、散寒、清热、补虚，以调理冲任气血、阴阳。同时还应结合本病经前、经期、经后的特点论治。经前异位内膜肿胀，治疗以活血破瘀为主；经期异位内膜出血，血肿包块刺激周围组织而发生小腹剧痛，治以活血化瘀、止血止痛为主；经后期异位内膜出血停止，肿胀逐渐消退，治疗当行血活血，清除盆腔中陈瘀旧血，兼以温阳益气养血，或滋养肝肾。初病多实、久病多虚，故治疗还应结合病程新久，体质强弱，进行调治；药理研究证实：中医的活血化瘀药有改善子宫微循环，促进血肿包块吸收等作用，能促进异位内膜病灶周围的血液循环，抑制内膜的异常增生、分泌和出血，吸收消散异位的内膜。

## （一）气滞血瘀

证候：经行下腹坠胀剧痛，痛而拒按，甚或前后阴坠胀欲便。经血或多或少、色暗夹血块，盆腔有结节包块。伴胸闷胁胀，口干便结，舌紫暗或有瘀点，脉弦或涩。

治法：理气活血，化瘀止痛。

方药：膈下逐瘀汤（《医林改错》）加血竭。

当归、川芎、赤芍、桃仁、红花、枳壳、元胡、五灵脂、牡丹皮、乌药、香附、甘草。

方中以香附、乌药、枳壳理气止痛；当归、川芎养血调冲任；桃仁、红花、赤芍、牡丹皮活血破瘀；元胡、五灵脂化瘀止痛，加血竭化瘀止血。气行瘀化血活，冲任通畅，疼痛自止。若肛门坠胀，便结者加大黄以化瘀通腑；前阴坠胀加川楝子以理气行滞；口苦苔黄，月经量多者加栀子、夏枯草、益母草、蒲黄以清热化瘀止血。盆腔肿块加皂刺、三棱、莪术、蜈蚣等化瘀通络散结。

### （二）寒凝血瘀

证候：经前或经期小腹绞痛、冷痛、坠胀痛，痛而拒按，得热痛减，经量少或多，色暗红，或经血淋漓难净。伴畏寒肢冷，泛恶多痰，或大便不实，舌质淡胖而紫暗，苔白，脉沉弦。

治法：温经化瘀，活血止痛。

方药：少腹逐瘀汤（《医林改错》）。

肉桂、小茴香、干姜、当归、川芎、赤芍、蒲黄、五灵脂、元胡、没药。

"血得温则行"，方中肉桂、小茴香、干姜温经散寒，使血行瘀化；当归、川芎、赤芍养血活血，调和冲任；蒲黄、五灵脂、元胡、没药化瘀止痛；三棱、莪术、桃仁破瘀消散盆腔肿块。若素体阳虚，畏寒便溏者，可加补骨脂、淫羊藿、肉豆蔻等温阳健脾；苔白腻者加吴茱萸、苍术、煮半夏温经燥湿。

### （三）热郁血瘀

证候：经行发热，小腹坠胀、灼热疼痛，痛而拒按，或月经先期、或量多、或淋漓不净，带下色黄，溲黄便结，盆腔结节包块触痛明显，舌红，苔黄腻，脉弦细而数。

治法：解热化瘀止痛。

方药：小柴胡汤合桃核承气汤（《伤寒论》）加败酱草、红藤、牡丹皮。小柴胡汤：柴胡、黄芩、煮半夏、人参、炙甘草、生姜、大枣；桃核承气汤：桃仁、大黄、桂枝、甘草、芒硝。

柴胡、桂枝解热和营；桃仁、大黄、芒硝泻热化瘀；黄芩、败酱草、红藤、牡丹皮清热凉血化瘀，热解瘀化，疼痛自解。亦可酌情加入川楝子、元胡以泻热理气、活血止痛。经量多或淋漓难尽者，加蒲黄、茜草、血竭以化瘀止血。若瘀热久羁，消烁精血，证见头晕耳鸣、腰酸等，经后可用杞菊地黄丸调理。

### （四）肾虚血瘀

证候：经行腹痛，腰酸腹坠，月经先后无定期，经量或多或少，不孕，神疲乏力，头晕腰酸，面部色素沉着，性欲减退，便溏，盆腔结节包块，舌质淡暗，苔白，脉沉细。

治法：补肾益气，活血化瘀。

方药：仙蓉合剂（验方）。

淫羊藿、肉苁蓉、制首乌、菟丝子、牛膝、丹参、赤芍、莪术、川楝子、元胡、党参、黄芪。

淫羊藿、肉苁蓉、制首乌、菟丝子、党参、黄芪、牛膝补肾温阳益气，温化气血，助丹参、赤芍、莪术活血化瘀；元胡、川楝子理气化瘀止痛。经量多加炒蒲黄、震灵丹；腹痛甚可加失笑散、血竭粉；基础体温单相者加菖蒲、锁阳、枸杞子；便溏加巴戟天、煨木香。

中医研究还认为，本病肾虚为本，而出血粘连阻滞经脉，造成周围局部癥块则是标。

治疗以补肾为主，兼益气活血化瘀，标本兼治比单用活血化瘀药更为有效。现代药理证实，温肾药确有类似内分泌激素作用，能调节性腺和肾上腺功能，并有激发肾上腺皮质激素释放的作用。

# 四、西医疗法

应从患者年龄、症状、病变部位及范围、对生育的要求及是否并发其他妇科病等方面考虑，常用的治疗方法有以下几种。

## （一）药物治疗

此法适用于症状轻、年轻、要求保留生育功能者。

**1. 对症治疗**    月经期痛经剧烈者用镇静止痛药，如吲哚美辛、萘普生，酌情每4～6小时服一片，维持3～5天（每片275mg）。

**2. 性激素治疗**    无排卵性月经往往无痛经，故可采用性激素抑制排卵，以达缓解痛经的目的。但盆腔内有较大包块而诊断未十分确定或肝功能异常者，均忌用激素治疗。

（1）雄激素治疗：甲睾酮5mg，每日2次含化，或丙酸睾酮25mg肌内注射，每周2次，6～8周为1个疗程。

（2）高效孕激周期疗法：炔诺酮（妇康片）5mg，或异炔诺酮5mg，或甲羟孕酮4mg，自月经周期6～25天服药，以抑制排卵，可连续服用3～6个周期。

**3. 假孕疗法**    长期服用大量高效孕激素，辅以小剂量雌激素防止突破性出血，造成类似妊娠的人工闭经，称为假孕疗法，从而使异位的内膜组织产生蜕膜反应，继之坏死，最后被吸收消失，临床常用药物如下。

（1）炔诺酮：第1周每次5mg，每日1次；第2周每次10mg，每日1次；以后每次10mg，每日2次，连续服用数月。

（2）甲羟孕酮：每周肌内注射200mg×4次，以后每月200mg×1年，同时每日加服炔雌醇。

（3）异炔诺酮：最初每日服2.5mg，逐周增加2.5mg，直至4周后增至每日10mg为止，连续服6～9个月。同时每日加服炔雌醇0.05mg，防止出现突破性出血。

**4. 假绝经疗法**    可用达那唑，每日400～800mg，分2～4次口服，出现闭经后剂量逐渐减少至每日200mg维持量，从月经第5天开始服药，连续6个月，近期疗效90%服药后痛经症状迅速消失，且在治疗结束后30～45天即能恢复排卵，并可提高受孕率。目前多认为是治疗本病最理想的药物。副作用：肥胖、水肿、痤疮、多毛等，肝肾功能不良及心血管病患者不宜使用。

## （二）手术治疗

经药物治疗无效或症状严重者，可用手术治疗。

**1. 保守手术**    适用于要求生育的年轻患者。尽量切净病灶，保留患者子宫、卵巢（双侧或一侧，或部分卵巢）以促进受孕。手术范围包括：单侧卵巢切除，卵巢内膜异位囊肿剥除术，分离盆腔粘连，盆腔内局部病灶电灼或切除盆腔病灶，子宫悬吊术等，50%～60%患者术后有受孕可能。

**2. 半保守手术**    适用于年龄在45岁以下，无生育要求者。术中切除子宫及子宫内膜异位病灶，保留一侧或双侧卵巢组织。

**3. 根治手术** 适用于病情严重、无法保留卵巢组织，或年龄在 45 岁以上的近绝经期患者，即行全子宫及双侧附件切除术。

## （三）放射治疗

病灶位于肠道，泌尿道或盆腔粘连严重不宜进行手术，或有全身严重慢性疾病不能耐受手术的严重内膜异位症患者，可采用放射治疗，造成人工绝经。一般用钴 60 或深部 X 线放射，破坏卵巢功能，从而导致异位内膜萎缩。

# 五、其他疗法

## （一）中药保留灌肠

（1）处方：三棱、莪术各 20g，蒲黄 12g，五灵脂、桃仁各 9g。七厘散 1 支冲入。

有盆腔炎者加入乳香、没药、虎杖、红藤等；气滞者加入香附；寒凝者加桂枝、淡附片；热郁者加大黄、赤芍、牡丹皮；气虚加黄芪。

（2）用法：将药煎至 100～120ml，凉温后约 40℃，倒入灌肠器中，连接一条细号导尿管，将管的 2/3 插入肛门，让药液缓缓流入肠中，保持侧卧半小时，药液在肠中保留的时间越长越好。药液可直接向盆腔内各部位渗透。每晚 1 次，经期停用，可连续 1～6 个月。

## （二）侧穹隆封闭

（1）药物：丹参注射液 3 支（6ml）。

（2）方法：月经干净后开始，每周 3 次，窥阴器暴露宫颈，常规消毒后，用 5 号针头，多在左侧穹隆距宫颈旁约 1cm 处进针，深度 1～2cm，将药液慢慢注入。隔日 1 次，经期停用，1 个月一般注射 6～10 次，1 个月为 1 个疗程，可连续 3 个疗程。此方法有止痛、消粘连、提高受孕率等作用。

## （三）丹参注射液治疗

本病病程长，如口服用药 1～3 个月后，可改用丹参注射液 6ml 加 25% 葡萄糖 20ml，静脉注射，每日 1 次，共用 10 天，或丹参注射液 4ml 肌内注射，每日 2 次。

## （四）中成药止痛

参三七或元胡片，每日 3 次，每次 2～3 片。或用失笑散胶囊 3g，每日 3 次。

## （五）外敷

七厘散半瓶，用温黄酒调成糊状，倒入脐孔，或在痛点区贴一块香桂活血膏，12 小时换 1 次，月经期用，经净停用。

## （六）激光穴位照射

对原发不孕或子宫发育欠佳者，伴有原发性痛经时，可用氦氖激光（功率 5mw）辐照耳穴子宫，体穴三阴交单侧。月经前 10 天开始，隔日 1 次，能获减痛效果，有炎症者，用 $CO_2$ 激光辐照下腹。

# 六、预　防

**1. 防止经血倒流**　遇有经血外流不畅的情况，如宫颈管狭窄或闭锁、宫颈粘连、阴道隔、子宫极度前后屈等，要及时纠正，以防止经血倒流。月经期避免不必要的盆腔检查，如有必要，操作应轻柔，避免重力挤压子宫。

**2. 避免手术操作所引起的子宫内膜种植**　经前禁止各种输卵管通畅试验，以免内膜碎屑进入腹腔。宫颈冷冻、电灼等均不宜在经前进行，否则有导致子宫内膜种植在手术创面的危险。人工流产吸宫时，不要突然降低宫内负压以防蜕膜碎片随宫腔血水倒流入腹腔。进行剖宫手术时，要注意保护手术野和子宫切口，缝合子宫时，缝针要避免穿过子宫内膜层，以防内膜异位于腹壁切口。

**3. 适龄婚育和药物避孕**　妊娠可以延缓此病的发生，对已属婚龄或婚后痛经的妇女，应及时婚育，已有子女者，长期服用避孕药物抑制排卵，可促使子宫内膜萎缩和经量减少，因而可减少经血及内膜碎屑逆流入腹腔的机会，避免子宫内膜异位症的发生。

# 七、参 考 资 料

曹玲仙等报道：辨证治疗子宫内膜异位症伴经行发热 12 例。阳气不足、营卫不和、积瘀化热，采用和营祛瘀、甘温除热法，方以补中益气汤合桂枝汤为主；肝经郁结、积瘀化热，采用和解少阳、活血化瘀，方用小柴胡汤合桃核承气汤加减。结果 11 例痊愈。[上海中医药杂志，1988，（9）：14]

田映碧认为：子宫内膜异位症"肾虚是本"，42 例子宫内膜异位症全部用补肾益气、活血化瘀法治疗，药用巴戟天、淫羊藿、菟丝子、党参、黄芪、桃仁、生蒲黄、茜草、赤芍、香附、乳香、没药。总有效率 92.9%。[中西医结合杂志，1985，（1）：33]

王大增等报道：用化瘀通腑法治疗子宫内膜异位症，以内异 I 号方（大黄、鳖甲、琥珀）等中药研末，以 2∶2∶1 比例组成，加入适当醋调制，每日 2 次，每次饭前开水送服 2.5g，连服 3 个月为 1 个疗程。治疗 76 例，61 例有效，有效率 80.26%。并通过实验室检查，认为化瘀通腑法和它的代表方内异 I 号丸，具有改善血液流变性、改善微循环、调整机体免疫功能和降低经期血浆前列腺素浓度的作用。[中西医结合杂志，1991，（9）：524]

孙宝珍报道：以活血化瘀法治疗 146 例子宫内膜异位症致不孕，经前 3～7 天及经期，以内异 I 号方，主治经期腹痛；以内异 II 号方，主治月经过多伴腹痛；经后 3 天服内异 III 号方，主治肿块结节。并结合辨证分肝郁气滞、肝肾阴虚、脾肾阳虚、气虚血瘀、湿热瘀结型加减用药，治疗后受孕 114 例，受孕率 78%。[上海中医药杂志，1991，（3）：10]

李祥云报道：内服补肾祛瘀中药（淫羊藿、仙茅、熟地、怀山药、香附、三棱、莪术、鸡血藤、丹参），并对经期腹痛，腹中包块，后穹隆结节触痛者，以中药三棱、莪术、蜂房、皂角刺、赤芍等浓煎 150ml，临睡前排便后作保留灌肠，同时用王不留行耳穴贴敷子宫、卵巢、交感穴，治疗 74 例子宫内膜异位症，结果治愈 38 例，显效 24 例。[上海中医药杂志，1991，（7）：20]

韩美玲等报道：用醋酸棉酚治疗子宫内膜异位症 44 例，83.3%达闭经，16.7%经量减少，痛经和异位病灶，触痛全部消失。方法：醋酸棉酚 20mg，每日 3 次，共 20 天，以后 40mg，每周 2 次，出现闭经后 40mg，每周 1 次维持，服 5～6 个月为 1 个疗程。近期疗效 90%。副

作用：肝功能损害、低血钾。[中西医结合杂志，1982，（3）：159]

# 第三节　更年期综合征

更年期为妇女卵巢功能逐渐减退直至完全消失的一个过渡时期，有些妇女在这一时期因性激素减少而出现一系列症状，包括自主神经功能失调的证候，统称为更年期综合征。

更年期是妇女从生育期向老年期的过渡，这一时期的变化，包括两个方面：一是卵巢功能衰退，体内雌激素水平降低而产生的影响；二是机体本身的老化。临床首先表现为月经紊乱直至停止来潮，称为绝经。绝经年龄为45～55岁。绝经可以骤然发生，但多数是由稀发而至绝经，也有人在绝经前呈不规则阴道出血。同时，由于性激素对生殖器官作用减退故阴道、宫颈、子宫、输卵管与第二性征如乳房、外阴、骨盆底组织等，逐渐萎缩，性功能减退，生殖功能消失进入老年期。这种生理性衰老发生于每个妇女。在更年期中妇女从一个长期习惯的内分泌环境向另一个新的内分泌环境过渡，多数人通过自身机体的调节，都能顺利完成这一生理过渡而无症状，但由于素体因素、精神因素、环境及社会文化等的影响，约有25%的妇女，可因"任脉虚，太冲脉衰少，天癸竭"导致阴阳失调，而出现诸如头晕耳鸣、潮热汗出、心悸失眠、健忘、腰膝酸楚、胸闷抑郁、烦躁、易怒等更年期综合征。症状常起于绝经前，而可以持续到绝经后数月或数年，常数症状相伴出现，因此中医形象地称其为"绝经前后诸证"。

## 一、病　因　病　机

肾藏精，主生殖与发育。肾中的阴阳对脏腑起着濡养和温煦的作用，肾气的盛衰与月经的"潮""止"，生殖功能的"有""无"密切相关。《素问·上古天真论》曰："女子七岁，肾气盛，齿更发长，二七而天癸至，任脉通，太冲脉盛，月事以时下，故有子。……七七任脉虚，太冲脉衰少，天癸竭，地道不通，故形坏而无子也。"绝经期，肾气渐衰，天癸将竭，精血不足，冲任脉虚，月经渐止，生殖功能消失。有些妇女因素体不足，或将息失宜，多产房劳，情志不遂，进而耗伤精血，损耗肾气，无力适应天癸将竭的生理性衰退，以致肾阴阳失调，阴虚则心肝失养，阳虚则脾失温煦，气化失职，脏腑功能失调，气血不和，而出现一系列症候群。

**1. 肾阴虚**　更年期天癸将竭，精血不足，若素体阴虚，多产房劳，久病失血，过服温燥，或情志不畅，郁火化热，灼烁阴血，则肾阴益虚，阴虚内热，阳失潜藏或肾阴不足，肝失濡养，则肝肾阴虚，肝阳上亢；若肾水不足不能上济心火，则心肾不交。

**2. 肾阳虚**　更年期肾气渐衰，若素体阳虚，或过食寒凉，劳倦过度，耗损阳气，命门火衰，冲任虚寒，脾失温煦，脾肾阳虚，气化失职。

## 二、诊　断　标　准

更年期是人生老化过程中，妇女从生殖年龄过渡到无生殖年龄的生命阶段。更年期综合征的发生主要是由于卵巢功能生理性衰退，性激素分泌减少，体内雌激素水平降低，而出现垂体功能一时亢进，促性腺激素、促甲状腺激素、促肾上腺皮质素的分泌增加，使甲状腺、肾上腺等功能亢进，而出现神经血管功能不稳定，自主神经功能失调，代谢功能紊乱等症候群。

## （一）症状与体征

### 1. 生殖系统变化

（1）月经紊乱，或绝经。

（2）生殖器官可有不同程度萎缩，有时并发老年性阴道炎。

（3）第二性征可有不同程度的退化。

**2. 心血管症状**　阵发性潮红汗出，心悸心慌，胸闷气短，皮肤感觉异常如麻木刺痒，血压升高而波动，头痛，眩晕，耳鸣等。

**3. 精神神经症状**　健忘失眠，焦虑，抑郁，神经过敏，或烦躁易怒，严重者可有类似精神病患者的表现。

**4. 代谢障碍**　脂肪代谢障碍，血中胆固醇可增高，肥胖；糖代谢失常，可致血糖或尿糖增高；水盐代谢失调，可出现水肿；钙磷代谢障碍致骨质疏松、关节酸痛、腰酸痛、牙齿松动等。

**5. 发病年龄**　在45～55岁，因其他原因破坏正常卵巢者，可随之发生本病。

## （二）实验室检查

（1）血、尿 FSH、LH 显著升高，且二者比值倒置。血 $E_2$ 降低，A（雄烯二酮）降低。

（2）阴道细胞涂片，激素水平低落。

（3）骨密度测定，骨中矿物质含量减少。

## （三）鉴别诊断

本病发病年龄亦为妇科生殖器肿瘤与心血管疾病的好发年龄，必须通过详细了解病史、全面体检及妇科检查以资鉴别。

# 三、辨 证 论 治

本病以肾虚阴阳失调为主。肾主生殖，七七之年，肾气渐衰，天癸将绝，精血虚少，冲任脉虚，则月经先后不定，经量或多或少，伴头晕耳鸣，腰膝酸楚。肾为五脏六腑之本，肾阴虚，水不养肝，则肝肾阴虚，肝阳上亢；水不济火，则心肾不交。临床证见眩晕，心悸心慌，烦躁易怒，头痛，血压升高等心血管及精神症状；肾阳虚、脾失温煦，则见肢冷、畏寒、浮肿、肥胖等类似代谢失调的证候；肾主骨，肾虚精少，则骨质疏松。故本病辨证以肾阴虚、肾阳虚为纲。

治疗重在调补肾中阴阳。以期达到阴平阳秘，顺利度过更年期。用药温阳不宜过于温燥以更耗伤阴血；滋阴不宜过于寒凉滋腻，以免滞气滞血，困阻阳气。并配合精神治疗，调情志，适劳逸，节嗜欲。

## （一）肾阴虚

证候：晕眩耳鸣，烘热汗出，五心烦热，腰膝酸痛，月经先后无定，量少或多。皮肤干燥痒痛，口干便结。舌红少苔，脉细数。

治法：滋养肾阴，佐以潜阳。

方药：左归饮（《景岳全书》）加制首乌、龟板。

熟地、山药、枸杞子、山茱萸、茯苓、炙甘草。

方中熟地、枸杞子、山茱萸、制首乌补肾益精血；山药、茯苓、炙甘草健脾和中，以后天养先天；龟板育阴潜阳，补益冲任。全方功在补肾填精，调理冲任，适于肾中精血不足，冲任虚少者。若阴不维阳，虚阳浮越，证见烘热汗出，五心烦热者，宜酌加女贞子、旱莲草、麦冬、五味、白薇等以滋阴清虚热。阴虚血燥生风，证见皮肤痒痛干燥者，可酌加蝉衣、玉竹、黑豆、刺蒺藜、赤芍、牡丹皮以清热凉血，疏风止痒。

若肾阴虚不能养肝，肝肾阴虚，肝阳上亢证见眩晕，头痛，血压升高等，治宜滋阴潜阳，可于上方加入天麻、钩藤、石决明、白菊花以平肝息风，并加怀牛膝以引火归原，或投杞菊地黄丸，亦佳。

若肝肾阴虚，肝火旺盛，证见烦躁易怒，胁痛口苦，失眠多梦，头痛便结，脉弦者，可先用龙胆泻肝汤（《医宗金鉴》）或丹栀逍遥散（《内科撮要》）清泻肝热，然后以左归饮加女贞子、旱莲草或知柏地黄丸（《症因脉治》）治本善后。

若肾水不能上济心火，以致心肾不交，而见心悸怔忡，失眠多梦，健忘，甚或情志异常者，治宜滋肾宁心安神，可兼服补心丹（《摄生秘剖》）。

生地、元参、麦冬、天冬、党参、丹参、茯神、柏子仁、枣仁、远志、五味、桔梗、当归。蜜丸，朱砂为衣。

## （二）肾阳虚

证候：头晕耳鸣，腰膝酸楚，面色晦暗，精神萎靡，形寒肢冷，脘胀纳呆，面浮肢肿或形体肥胖，月经前后不定，溲多便溏，舌质淡嫩，苔薄白，脉沉细。

治法：温肾扶阳，健脾益气。

方药：右归丸（《景岳全书》）合理中丸（《伤寒论》）。

右归丸：熟地、山药、山茱萸、枸杞子、鹿角胶、菟丝子、杜仲、当归、肉桂、制附子；理中丸：党参、白术、干姜、炙甘草。

方中附子、肉桂、干姜、鹿角胶、杜仲、菟丝子温补肾阳，"善补阳者，必于阴中求阳"，以熟地、山茱萸、枸杞子滋养肾阴，"阳得阴助，而生化无穷"，使肾中阴阳渐趋平衡，则诸症悉平。

肉桂、附子虽为温阳之品，但其属大辛大热之品，易耗伤精血，而本病乃因肾虚阴阳失调所为，故临床上常选用补骨脂、淫羊藿、仙茅、巴戟天之类，更为适合本病。

如肾阴阳俱虚，宜补肾温阳，益养冲任，可用二仙汤（《中医方剂临床手册》）加女贞子、旱莲草。

仙茅、淫羊藿、当归、巴戟天、黄柏、知母。

# 四、西医治疗

## （一）精神治疗

加强卫生宣传，提高妇女对更年期生理过程的了解，解除不必要的顾虑，改善心理状态，提高战胜疾病的信心。注意劳逸结合，适当补充营养，多做户外活动，增强体质。

## （二）对症治疗

对失眠、烦躁不安者，可适当选用镇静药物，如氯氮䓬10mg，每日 3 次。夜睡用地西泮

2.5～5mg，以保证睡眠及精神症状的稳定。谷维素能调节间脑功能，对自主神经功能失调有良好的调节作用，可用 10～20mg，每日 3 次；对精神抑郁或焦虑者，可用奋乃静 4~8mg，每日 1 次。

### （三）内分泌治疗

绝大多数更年期妇女不需要内分泌治疗，只有临床症状特别突出，经对症治疗效果不显著者方可用。

**1. 雌激素** 补充体内雌激素不足，且能抑制垂体功能，促使性激素分泌减少，有利于内分泌平衡的恢复，减轻更年期精神神经方面的反应。但对子宫内膜癌、乳腺癌、肝病和易发生血栓的患者，禁用雌激素。常用药物如下。

（1）炔雌醇（0.005mg，每片 0.05mg），每日 4～5mg，口服。

（2）己烯雌酚，每日 0.25～0.5mg，口服。

（3）雌三醇，每日 2～4mg，口服。

以上药物连用 21～30 天后，停 1 周，最好用人工周期，于用雌激素的第 16 天开始每日加甲羟孕酮 10mg 肌内注射，5 天，或甲羟孕酮每日口服 2～4mg，5 天。用孕激素的目的在于预防子宫内膜增殖症。但此将引起药物撤退性出血。

**2. 雄激素** 能促进蛋白合成，对消除症状有一定效果，并能加速钙的吸收，防止骨质疏松的发生。常用药物如下。

（1）甲睾酮 5mg，每日 2 次，舌下含服，每月用 10～15 天。

（2）丙酸睾酮 25mg，肌内注射，每周 2 次。

**3. 雌激素与雄激素联合应用** 二者合用对垂体的抑制有协调作用，并可降低子宫出血的发生率。常用药物如下。

（1）己烯雌酚 0.5mg，每日 1 次，口服。

（2）甲睾酮，每日 5mg，舌下含服。

## 五、预防与护理

（1）严格掌握子宫、卵巢的手术指征及腹腔肿块放射治疗的适应证，防止人工绝经的发生。

（2）积极参加体力劳动和体育活动，加强营养，增强体质。

（3）调情志，节嗜欲，适劳逸，慎起居，保持心身健康。

（4）教育妇女正确认识更年期的生理特点，医务人员要向她们开展心理咨询及卫生宣传，使她们了解自身的变化，顺利度过更年期。

## 六、参考资料

赵棣华等报道：用活血化瘀法治疗本病 142 例，方用"血府逐瘀汤"加减，痊愈（临床症状，消失，血压正常）70 例，显效（症状基本消失，血压基本正常）45 例，有效（症状部分消失，血压仍有时偏高）23 例，无效 4 例，总有效率 97%。[《山西中医药杂志》，1985，（5）：307]

费寓展认为"肾虚"是致病之本，"痰瘀"是致病之变，临床常见潮热自汗，头痛目眩，四肢麻痛等，多为痰瘀互结而致，自拟"痰瘀雪消饮"[生芪、莪术、川芎、炮山甲（代）、

瓜蒌、海藻、生山楂、茯苓、泽泻]治疗本病，每多见效。[《中医年鉴》，1987：180]

天津市中心妇产科医院对557例更年期综合征阴虚阳亢者用"更年安"治疗，气滞血瘀用血府逐瘀汤，痰湿内阻用温胆汤，总有效率97.5%。[《中西医结合杂志》，1987，（5）：312]

曹静安用和解少阳法治疗绝经前后诸症，他认为本病最突出的症状是阵发性烘热难以忍受，治疗可根据《订正伤寒论释》中所述的妇人似疟非疟，似伤寒非伤寒之证，采用"小柴胡汤合甘麦大枣汤"加减，共治21例，其中除1例39岁外，其余都为42～54岁、病程最长的3年，最短的2个月，方药组成：柴胡、党参、煮半夏、炙草、黄芩、浮小麦、大枣、黑栀、珍珠母、淫羊藿，症状缓解后再投补益之剂治本，结果：烘热基本消失9例，明显减轻3例，有效9例。[《上海中医杂志》，1984，（3）：28]

# 第四节 产 后 发 热

产褥期内，出现发热（T≥38℃）持续不退，或突然高热寒战，并伴有其他症状者，称"产后发热"。如产后1～2日内，见轻微低热（T≤38℃），而无其他症状，此乃由于产时失血与劳乏，阴血骤虚，阳气外浮，营卫暂时失调所致，可自行消失，属生理现象。蒸乳发热者，《妇科冰鉴》曰"热在三朝为蒸乳，不须治疗"，若为低热，乳汁畅通，其热自解，亦属生理。

分娩及产褥期生殖道受病原体侵袭，引起局部或全身感染，西医称"产褥感染"，发病率约为6%，以其临床亦以发热为主症故属本病范围，是导致产妇死亡的四大原因之一，属产科危重症。

# 一、历 史 沿 革

产后发热的记述最早见于《素问·通评虚实论》："帝曰：乳子而病热，脉弦小者何如？岐伯曰：手足温则生，寒则死。"以脉象、手足寒温，判断产后发热的转归与预后。张仲景《金匮要略·妇人产后病脉证并治》分别论述了产后瘀血内停兼阳明腑实发热、腹痛和外感风邪、邪在卫表兼阳虚及邪在半表半里发热的证治，为产后发热辨证论治之始祖，而为古今临床所效法。巢元方《诸病源候论》列有"产后虚热候""产后寒热候"，有病因病机及证候的记述，病机主血虚、血瘀，影响深广。孙思邈《千金翼方》记载5首治疗产后烦热方，而略于病机阐述。陈自明《妇人大全良方》首载"产后发热"病名，病因病机宗巢氏之说："凡产后发热，头痛身痛，不可便作感冒治之。此等疾证多是血虚或败血作梗。"并列有治疗方药，用温经化瘀药时提出"醋煎"，以防过于耗散。外感发热者，"虽当发汗"，但因新产去血过多，提出慎用麻黄。《陈素庵妇科补解》立"产后发热总论""产后发热属外因方论""产后发热属内因方论""产后寒热往来方论"等，病因病机全面，并从脉证对外感发热、内伤发热予以鉴别。治法以"新产血虚"立论，着重补血，"外感者，仍当产后血虚为主而加见证之药"、内伤者"皆从产后大补气血为主，而加见证之药"。陈自明治疗产后阴阳不和、乍寒乍热用增损四物汤（人参、当归、芍药、川芎、干姜各一两，甘草四钱），皆主温补。之后金元明清医家均有自己独到的认识及治疗特色。

感染邪毒发热是当今产后发热之重症，古医籍似未明示，其实不然，《金匮要略·妇人产后病脉证并治》记载："少腹坚痛，烦躁发热，恶露不尽，用大承气汤通腑泄热，此正是瘀热互结胞中之证。"《陈素庵妇科补解》曰："风入阴户直至胞门血海，散入经络。"此"风"应解为淫邪之总称，其症：憎寒发热，恶露不下，胸闷腹痛，肚腹鼓胀，气息喘粗。其预后："玉门未合，进风发热，一危证矣。""久则不治，必结成癥瘕积聚诸证。"《景岳全书》有"火证发热"之说，火热之邪为热之极，即邪毒也。以上记载都为我们认识感染邪毒发热奠定了基础。1964年版《中医妇科学》教材发前人之微结合临床，在产后发热病中增入"感染邪毒"型发热，1974年版《中医妇科学》教材进一步规范论述，同时妇科学者、专家在临床中不断深入探索，并根据其临床特征、传变规律纳入温热病范畴，以卫气营血进行辨治，在治疗产后发热、产褥感染中取得了显著的疗效。

综上，产后发热首载于《素问》，巢元方开创了"虚、瘀"病因论，张仲景为本病辨证论治奠基，历代医家的研究完善了因证论治。《医宗金鉴》首部中医教材总结前人经验加以发挥，确立了外感、血虚、血瘀、伤食等产后发热证治的教学观，现代医家深入理论与临床研究，明确了外感邪毒为病以卫气营血传变的证治观，使产后发热的病因病机、辨证论治提高到一个新水平。

# 二、发病机制

## （一）中医病因病机

产后发热，病因多端，病机各异，《医宗金鉴·妇科心法要诀·产后门》曰："产后发热不一端，内伤饮食外风寒，瘀血血虚与劳力，三朝蒸乳亦当然，阴虚血脱阳外散，攻补温凉细细参。"较全面阐述了产后发热的病因病机，其常见病机主要有感染邪毒、正邪交争；外感风邪，营卫失调；阴血亏虚，阳气浮散；瘀血停滞，营卫不通。

**1. 感染邪毒**　分娩或流产、产创出血，血室正开，胞脉空虚，若产时接生不慎，消毒不严，或产后护理不当，产褥不洁，邪毒乘虚侵入，直犯胞宫、冲任或漫延全身，正邪交争致发热。产后元气亏虚，邪热炽盛，传变迅速，或与瘀露相结，或入营血，甚或逆传心包，病情危急。

**2. 外感**　产后体虚，元气不足，卫阳不固，风寒暑热之邪乘虚袭入，营卫不和，致发热。

**3. 血虚**　素体不足，或产时、产后失血过多，阴血骤虚，阳气浮越于外而发热。《胎产指南·增补产后十二症》曰："产后发热非有余之热，乃亡血过多。"

**4. 血瘀**　产后起居不慎，感受寒邪，血为寒凝；或情志不畅，血为气滞；或血虚气弱，运血无力；或胞衣残留；恶露不畅，瘀血停滞，阻碍气机，营卫闭阻，郁而发热。《万氏妇人科·卷之三》曰："败血留滞，则经脉皆闭，营卫不通，闭于荣则血甚而寒，闭于卫则阳甚而热，荣卫俱闭，则寒热交作，荣卫气行，则即解矣。"

产后发热的病因病机有虚、实二端，钱伯煊《女科证治·产后病》曰："产后发热，原因较多，在虚证方面，多由于血虚、劳伤，在实证方面，常由于感寒、邪毒等。"病机常虚实夹杂，寒热错杂，多虚多瘀。

## （二）西医发病机制

产后发热是产褥病率的标志，而造成产褥病率的原因以产褥感染为主，病菌侵入生殖器官是产褥感染的主要原因。女性生殖器官对细菌侵入有一定的防御功能，阴道有自洁作用，宫颈黏液栓和羊水中所含的抗菌物质对细菌有杀灭作用。分娩降低或破坏了生殖器官的防御功能和阴道的自洁作用，加上分娩的产伤，如外阴、阴道、宫颈、子宫胎盘剥离面的创伤等增加了病原体入侵生殖道的机会。若产妇体质虚弱，营养不良，慢性疾病，孕期贫血，妊娠晚期性生活，胎膜早破，羊膜腔感染，产科手术，反复阴道检查，产程延长，产时、产后出血过多，胎儿宫内监护等，均可成为产褥感染的诱因。病情的程度及预后与病原体的种类、数量、毒力及机体的免疫有关。病原体种类繁多，多属混合感染，常见的有：①需氧性链球菌，是外源性感染的主要致病菌，以β-溶血性链球菌致病性最强，感染严重，病变扩散迅速，是败血症的常见病原体；②厌氧性革兰氏阳性球菌，其常致创面组织坏死缺氧，分泌物恶臭；③大肠杆菌，与其相关的革兰氏阴性杆菌、变形杆菌是外源性感染的主要致病菌，是菌血症和感染性休克最常见的致病菌；④葡萄球菌，主要是金黄色葡萄球菌和表皮葡萄球菌，金黄色葡萄球菌多为外源性感染，容易引起伤口严重感染；⑤厌氧类杆菌，有加速血液凝固的特点，可引起感染邻近部位的血栓性静脉炎；⑥产气荚膜梭菌，可产生外毒素而溶解蛋白质，致产气及溶血，引起子宫内膜炎、腹膜炎、败血症，甚者引起溶血、黄疸、血红蛋白尿、急性肾衰竭、循环衰竭、气性坏疽而死亡。此外还有支原体和衣原体、淋病奈瑟菌等。病菌侵入可导致急性外阴、阴道、宫颈炎，急性子宫内膜炎，子宫肌炎，急性盆腔结缔组织炎，急性输卵管炎，急性盆腔腹膜炎及弥漫性腹膜炎，血栓性静脉炎，脓毒血症及败血症等病理改变。

# 三、诊断与鉴别

## （一）诊断要点

主要应根据病史、临床表现、体征、相关检查综合分析，作出诊断。

**1. 病史**　素体虚弱、营养不良、孕期贫血、子痫、阴道炎、孕晚期不禁房事；分娩产程过长，胎膜早破，产后出血，剖宫产，助产手术及产道损伤，或胎盘、胎膜残留，消毒不严，产褥不洁等；或产时、产后感受风寒，或情志不畅。

**2. 症状**　产褥期内，尤以新产后，出现以发热为主证，分娩24小时后体温升高大于或等于38℃为标志，或寒战高热，或发热恶寒，或低热缠绵，或寒热时作，或伴有恶露异常，或小腹疼痛，还可见头痛、烦躁、食欲减退、全身不适。

**3. 检查**

（1）产科检查：可见外阴、阴道、宫颈局部伤口红肿、压痛，或伤口裂开、化脓，或阴道潮红，脓血性恶露，气臭；子宫复旧不良、压痛、活动受限；附件增厚、压痛、盆腔包块。

（2）实验室检查：血常规检查可见白细胞总数及中性粒细胞升高，宫颈分泌物或血培养可发现致病菌。检测血清C-反应蛋白＞8mg/L（速率散射浊度法），有助于早期诊断产褥感染。

（3）其他检查：B超检查、彩色多普勒、CT、磁共振成像等检查，能对感染的炎性包块、脓肿作出定位或定性诊断。

## （二）鉴别诊断

**1. 乳痈发热**　乳痈发热除发热外兼见乳房局部红肿热痛，或有硬块，甚至溃烂化脓，可资鉴别。

**2. 产后小便淋痛**　产后小便淋痛临床以尿频、尿急、尿痛为主证，或伴有发热。尿常规检查可见红、白细胞，中段尿培养可见致病菌。

**3. 伤食发热**　伤食发热古医籍虽列于产后发热中，但现今多不纳入。伤食发热者，必伴胸脘饱闷，或作痛、嗳腐恶食，或吞酸、吐泻。

# 四、辨 证 论 治

产后发热，病因不同，症状各异。主要应根据热型、恶露、腹痛等情况，结合伴随的全身症状、舌脉，综合分析。若高热寒战，持续不退，恶露色紫暗、气秽臭，小腹疼痛拒按，心烦口渴，舌红苔黄，脉滑数，多属感染邪毒证；若高热神昏、斑疹隐隐，为危重证；若恶寒发热，头痛身痛，脉浮，为外感证；寒热时作，恶露量少，色暗有块，小腹疼痛，舌紫暗，脉弦涩多属血瘀证；若低热不退，恶露量少，色淡，腹痛绵绵，头晕心悸，舌质淡，苔薄白，脉细弱，乃血虚证。

产后发热的治疗，以调气血、和营卫为主。根据产后多虚多瘀的特点，既不可过于发表攻里，又不可片面强调补虚，而忽略祛邪，应遵"勿拘于产后，勿忘于产后"的原则，清热勿过于苦寒，解表勿过于发散，化瘀勿过于攻遂，补虚勿忘祛邪，时时顾护阴液和气血，"攻补温凉细细参"，勿犯虚虚实实之戒。其中产褥感染为产后发热之重症，必要时，应中西医结合诊治。

**1. 感染邪毒证**

证候：新产后高热寒战，壮热不退，恶露量或多或少，色紫暗如败酱，或如脓血，气臭秽，或小腹疼痛拒按，心烦口渴，尿少色黄，大便干结，舌红苔黄或黄腻，脉滑数。

治法：清热解毒，凉血化瘀。

方药：解毒活血汤（《医林改错》）去红花，加败酱草。

连翘、柴胡、葛根、枳壳、生地、当归、赤芍、桃仁、红花、甘草。

连翘、葛根、柴胡、甘草清热解毒、辛散退热；赤芍、桃仁凉血化瘀；生地、当归凉血补血；枳壳行气止痛，去红花之温燥，加败酱草以增清热解毒之功。

若高热不退，烦渴汗多，尿少色黄，脉虚大而数，为热入气分，耗气伤津之候，应于上方加入石膏、沙参、石斛或配合白虎加人参汤（《伤寒论》），以清热养阴生津。

若证见壮热不退，下腹胀痛，痛而拒按，恶露不畅，秽臭如脓，大便燥结，苔黄而燥，脉弦数，此乃热毒与瘀血互结胞中阳明。治宜清热解毒、化瘀通腑。方用大黄牡丹汤（《金匮要略》）加蒲公英、败酱草、连翘。

若正不胜邪，热入营血，高热不退，心烦汗出，斑疹隐隐，舌红绛，苔黄燥，脉弦细数，治宜清营解毒、凉血养阴，方用清营汤（《温病条辨》）加蒲公英、败酱草、紫花地丁以增清热解毒。

若热入心包，持续高热、神昏谵语、甚则昏迷，面色苍白、四肢厥冷、脉微欲绝，热深厥深，治宜凉血解毒，清心开窍，方用清营汤（《温病条辨》）送服安宫牛黄丸（《温病条辨》）或紫雪丹（《温病条辨》）。

若热深厥脱、冷汗淋漓、四肢厥冷、脉微欲绝为阴竭阳亡，生命垂危，急当回阳救逆，方用生脉散（《内外伤辨惑论》）或参附汤（《世医得效方》）。

**2. 外感证**

证候：产后恶寒发热，鼻塞流涕，头痛咳嗽，肢体酸痛，无汗，舌苔薄白，脉浮紧。

治法：养血疏风，辛散解表。

方药：荆防四物汤（《医宗金鉴》）。

荆芥、防风、熟地、当归、白芍、川芎。

方中四物汤养血扶正，荆芥、防风疏风散寒解表。头痛身痛甚者加羌活以祛风散寒止痛；

咳嗽者加杏仁、煮半夏以宣肺化痰止咳。

若证见发热，微恶风寒，头痛身痛，咳嗽痰黄，口干咽痛，微汗或无汗，舌红，苔薄黄，脉浮数，此为外感风热之邪。治宜辛凉解表，疏风清热。方用银翘散（《温病条辨》）。咳嗽痰黄不易咯者，加浙贝、瓜蒌皮化痰止咳。

邪入少阳，证见寒热往来、口苦咽干、胸胁苦满、默默不欲食、心烦、脉弦数。治宜和解少阳，方选小柴胡汤（《伤寒论》）。

若产时正值炎热酷暑季节，证见身热多汗，口渴心烦，体倦少气，舌红少津，脉虚数，为外感暑热，气津两伤。治宜清暑益气，养阴生津。方用王氏清暑益气汤（《温热经纬》）。

**3. 血瘀证**

证候：产后寒热时作，恶露不下或下亦甚少，色紫暗有块，小腹疼痛拒按。舌质紫暗或有瘀点，脉弦涩。

治法：活血化瘀，和营退热。

方药：生化汤（《傅青主女科》）加牡丹皮、益母草。

当归、川芎、桃仁、黑姜、炙甘草。

《胎产心法·生化汤论》曰："生化汤为产后第一妙方。其方芎、归、桃仁温中行血，善去恶血，骤生新血，佐以炙黑干姜、炙草引三药入于肺肝，行中有补，化中有生。"化瘀生新，以应产后多虚多瘀。加牡丹皮、益母草以化瘀清热。《陈素庵妇科补解》曰："去恶血则营卫通，阴阳和，寒热自止矣。"现代研究表明，生化汤具有促进子宫收缩、加强产后康复、预防产褥感染的功能。

若见神疲乏力、小腹坠胀、脉细弱者，应加黄芪、党参以益气；伴胸闷胁痛、小腹胀痛者加柴胡、枳壳疏肝理气；若热灼成瘀，或瘀久化热，证见恶露色紫暗，口苦，舌苔黄，加败酱草、制大黄以清热化瘀；若疑有胎盘、胎膜残留者，应行 B 超检查，确诊后行清宫术。

**4. 血虚证**

证候：产后低热不退，腹痛绵绵，恶露量多或少，色淡质稀，气短自汗，头晕眼花，心悸失眠，舌质淡，苔薄白，脉细弱。

治法：补血益气，和营退热。

方药：六神汤（《医宗金鉴·妇科心法要诀》）。

熟地、当归、白芍、川芎、地骨皮、黄芪。

四物汤养血和营，川芎兼能辛散解热；黄芪合当归益气补血、固表；地骨皮清虚热。

若偏气虚，证见产后发热不解，气短懒言，体倦肢软，神疲自汗，面色㿠白，舌质淡，苔薄白，脉虚细，此为劳乏气虚发热。治宜补中益气、和营退热，方用补中益气汤（《脾胃论》）。

若阴血虚，证见午后潮热，两颧潮红，手足心热，口干便燥，舌红苔少，脉细数者，治宜滋阴清热，方选加减一阴煎（《景岳全书》）加青蒿、鳖甲、白薇。

张景岳曰："产后有阴虚发热者……治当专补其真阴……阴虚兼火之甚而大热者，宜加减一阴煎。"方中生地、白芍、麦冬滋阴增液；知母、地骨皮清火退热；熟地滋肾补血，甘草泻火和中。加青蒿、白薇、鳖甲以滋阴清虚热。

产褥感染临床以高热、恶露异常、腹痛为主证，对确诊为产褥感染者，应酌情及早按药敏结果选用高效抗生素，中毒症状严重者，短期选用肾上腺皮质素、输血、输液以提高机体应激能力，减少死亡。有妊娠物残留者应行清宫术，有盆腔脓肿者应切开引流，并注意外阴及腹壁等产伤的处理。对血栓性静脉炎在应用足量抗生素的同时，加用肝素，中医可参照血瘀型发热，主用凉血化瘀法治疗。

# 五、其 他 疗 法

## （一）中药灌肠

败酱草 30g，红藤 30g，紫花地丁 30g，蒲公英 30g，牡丹皮 20g，红花 15g，连翘 20g，蒲黄 15g，赤芍 20g，浓煎至 100～150ml，保留灌肠，每日 1 次。适用于感染邪毒发热。

## （二）针灸治疗

**1.体针**　取穴以关元、中极、血海、曲池、合谷，取任脉、手阳明经穴为主，用泻法，每日 1 次。

**2.耳针**　肺、神门、内分泌、皮质下、肾上腺、大肠，用王不留行耳穴贴压。

# 六、疗效评定标准

参照《中医病证诊断疗效标准》。

治愈：体温正常，症状消失，体征及实验室检查恢复正常。

好转：体温下降，症状及实验室检查好转。

未愈：症状无变化，甚至病情恶化。

# 七、临 证 思 路

产后发热是产褥期的主要病症，其发病与产后"多虚多瘀"的生理密切相关。主证为：发热、或伴恶露异常和腹痛。发热及感染火热之邪，均可耗气伤津，加之产后阴血骤虚，元气不足，两虚相得，正虚邪实，传变迅速，病情急重。务必及早诊断、详细辨证，恰当治疗。

产后发热临床以发热为主证而命名，西医的产褥病率（分娩 24 小时以后的 10 日内，每日用口温表测量体温 4 次，有 2 次≥38℃）可作为诊断产后发热的体温标准。根据中医古籍记载，产后发热其实已涵盖了产褥病率之产褥感染、上呼吸道感染、急性乳腺炎、血栓性静脉炎等原因的发热。有了客观统一的标准，就能及早诊断，为治疗赢得时间。

产后发热的辨证是临证的核心，也是难点。其要点如下。

（1）综合四诊资料，结合产前、产时、产后情况，产妇素体，辨明阴阳表里、寒热虚实、在气在血是基础。

（2）"先审少腹痛与不痛，以辨恶露有无停滞"，将热型结合腹痛、恶露情况综合分析是辨证的关键。

（3）必要的体检及产科检查：通过检查可了解产伤的情况，病变的部位、性质、程度。

（4）不可缺少的，最具定性、定位的实验室检查和 B 超等检查。

产后发热务必行血常规检查，若白细胞、中性粒细胞增高，提示有产褥感染的可能。进一步血培养、宫颈分泌物培养可确定病原体，为抗生素治疗提供依据。B 超、彩色多普勒可确定盆腔病变部位、性质，使治疗有的放矢，为必要的手术治疗提供依据。值得注意的是，在预测病情的轻重和转归时，不能以发热的轻重、体温的高低为唯一标准，年轻初产妇、体质壮实者，邪实正盛，体温常比较高；而年长、多产、体质虚弱、产后出血多者，正虚无力与邪抗争，体温未必高，有时火毒淫邪乘虚长驱直入，传变极快，迅速发展为中毒性休克。病情轻重及机体对入侵病原体的反应与病原体的种类、数量、毒力及机体的免疫有关，即取决于"正邪"两方面，故必须综合分析方不致误。

产后发热的治疗，应遵"勿拘于产后，勿忘于产后"的原则，根据产后多虚多瘀的特点，谨守病机，知常达变，祛邪不忘扶正，补虚不忘化瘀，以治病为主，凡病情需要，麻黄、石膏、大黄也不禁用，"有病则病受之"，"中病即止"。治疗务必果断，"除恶务尽"，不留病根。祛邪之法可参照"开鬼门，洁净府"。一是发汗解表，凡外感发热者，多以辛散发汗解表药为主，常用荆芥、连翘、柴胡、青蒿等，少用麻黄、桂枝。若邪毒入胞，治应"清热解毒、凉血化瘀"贯穿始终，清热解毒常用五味消毒饮（《医宗金鉴》）之辈，其辛凉甘淡，辛凉发散可以解热，淡渗可以利尿，引邪热从小便而解，甘能护阴，虽汗利而不伤阴；少用芩连之苦寒，以避其滞气滞血及苦能化燥之嫌；凉血化瘀药具有抑菌、杀菌、消炎作用，能使败露畅行，毒随瘀去，常用牡丹皮、赤芍、桃仁、益母草等清热凉血、活血化瘀之品。二是通利二便，瘀热、瘀脓互结胞中，热毒俱盛，腹胀腹痛，燥屎内结，阳明腑实，不畏攻下，应予通腑，可用承气汤（《伤寒论》）类，燥屎下，腑气通，瘀热随其而解。承气汤是外科急腹症常用方，具有改善循环、消炎杀菌之功效，中病即止。恶露为余血浊液，脓血亦为湿浊之物，治宜清利，引湿浊之邪从小便而解。常用茯苓、薏苡仁、冬瓜仁、车前子等淡渗利湿之药，以防木通、泽泻之过利伤阴。以上祛邪之法，已犯"三禁"，然不祛邪正何以安，犹败血不去，新血不生，但仍应遵"勿忘于产后"，扶正以敌邪，双管齐下。补虚之法也有二：一是益气养阴，健脾护肾，常用西洋参、沙参、白芍、白术、当归、生地之类；二是输血、输液，补血气，滋阴液。祛邪以安正，扶正以敌邪，相辅相成，自有良效。

产褥感染一般认为多属产后发热之邪毒证与血瘀证，而血虚、阴虚发热以低热缠绵，午后显著为特征，伴腹痛隐隐者，不能排除虚人感邪及产褥感染的可能，因此产褥感染的治疗尤应谨守病机、知常达变为重。

《中西医结合治疗产褥感染28例》报道28例患者均有手术助产史，其中16例剖宫产，12例会阴侧切，其中4例加用胎头吸引，2例行胎盘人工剥离术，因此加强孕妇监护与管理，认真做好产前保健，严格产时手术指征和无菌观念，重视产后调护等，是预防产后发热的重要措施。

# 八、医案选录

丹溪云：产后当以大补气为主，他症从而治之。言固善矣。然事竟有不可执者。乾隆乙己仲夏，岩镇许静亭翁夫人病，延诊。据述，产后十二朝，初起洒淅寒热，医投温散不解，即进温补，病渐加重，发热不退，口渴心烦，胸闷便秘。时值溽暑，患者楼居，闭户塞牖。诊脉弦数，视舌苔黄。告静翁曰："夫人病候，乃产后感邪，医药姑息，邪出无路，郁而化热。今本欲即用重剂清解，恐生疑虑，且与一柴胡饮试之，但病重药轻，恐不能见效，明早再为进步。"并令移榻下楼，免暑气蒸逼。次朝视之，脉证如故，舌苔转黑，众犹疑是阴证。予曰："不然。阴阳二证，舌苔皆黑。阴证舌黑，黑而润滑，病初即见，肾水凌心也；阳证舌黑，黑而焦干，热久才见，薪化炭也。"前方力薄，不能胜任，议用白虎汤加芩、连。饮药周时，家人报曰："热退手足微冷。"少顷，又曰："周身冷甚。"静翁骇然，亦谓恐系阴证，服此药必殆。予曰："无忧。果系阴证，服温补药效矣。否则昨服柴胡饮死矣，安能延至此刻？此即仲景所谓热深厥亦深也。姑待之。"薄暮厥回，夏热烦渴，欲饮冷水。令取井水一碗与饮，甚快。予曰："扬汤止沸，不若釜底抽薪。"竟与玉烛散下之。初服不动，再剂便解黑矢五六枚，热势稍轻。改用玉女煎数剂，诸候悉平，调养经月而愈。（引自《杏轩医案并按》）

按语：产后发热有表里之别，本例患者初期洒淅寒热，系外感风热，医者泥于丹溪"产后大补气血"之论，不辨寒热，先予温散不解，继进温补，致邪无出路，入里化热，证见发热不退、口渴心烦、胸闷便结、脉弦数。程氏诊为热在气分，本拟重剂清解，却以一柴胡饮轻解表里，扬汤止沸以慰疑畏，药后脉症如故，舌苔转黑，遂以白虎汤加芩、连清解气分郁热，虽饮药周时，即见"热退，周身冷甚"。程氏据患者"烦渴饮冷"，断为"热深厥深"，继以玉浊散泻热通腑，釜底抽薪，药后燥屎下，热随便解。热为阳邪，耗气伤津，终用玉女煎善候。程氏以病史、主证、脉象、黑苔之润燥及出现时间辨明阴阳表里、假寒真热，治疗不拘于产后，以治病为主，足为效法。

# 九、研 究 进 展

产后发热因以发热为主证为命名，产褥感染因生殖器官感染而得名，发热也为其主证，因之属产后发热范围。近10年来不乏中医妇科专著立"产褥感染"为病名专病讨论，显示了中医产科在危重病证研究中迈开了新的步伐，并取得了新的经验。

产后发热的病因病机，古代医家论述详尽，现代多以传承，也有新知，如淫邪致病，除风、寒、暑、热邪外，湿邪致病也受到重视。如《湿阻型产后发热76例》指出产后发热除热毒、瘀血外，湿阻型者众多。主证：身热不扬，身重体倦，胸脘痞闷，呕恶，渴不欲饮，舌苔腻，脉濡数，治以三仁汤（《温病条辨》），疏利气机，宣通三焦，上下分利，清热利湿。《产后发热58例辨治体会》曰："产后气虚，气化失职，津液不得运化转输，或恣食肥甘，损伤脾胃，运化失职，湿从内生，蕴而化热，湿热蕴结发热。"表现为"午后发热，或时寒时热，胸闷纳差，四肢倦怠，口苦口黏或腹胀……舌淡红，苔黄腻"。治以"清热利湿，用甘露消毒丹"。湿邪黏腻，常与热结，或与寒并，使发热缠绵难解，应引起重视。对淫邪入侵的路径与部位加以明确：一是胞宫染邪，二是外感表邪。

产后发热的治疗，近5年来与别的妇科疾病相比，文献资料相对较少，但治法、方药经得起实践，疗效得到肯定。有采用辨证论治，或经方、验方或中西结合，给药方法以内服为主，也有静脉注射等。辨证论治多传承《医宗金鉴·妇科心法要诀》以外感、血虚、血瘀、蒸乳、伤食为基础加以发挥，普遍重视感染邪毒发热，如《中药治疗产后发热60例疗效观察》分3型论治，热毒炽盛型治以清热解毒、凉血化瘀，用五味消毒饮和失笑散加减；气血瘀滞型治以活血化瘀、清热解毒，选用生化汤加减；气血亏虚型治以补益气血、养阴清热，用八珍汤加减。《产后发热辨治八法》比较全面，切合临床，列有扶正祛邪法、活血祛瘀法、甘温除热法、通阳化湿法、滋阴养血法、清热通腑法、消导食滞法、活血通络法。《产后发热辨治九法》在八法基础上补充清热解毒法，使产后发热辨证论治日渐完善。其中甘温除热法应用普遍，报道较多，疗效肯定，适于气血受损，脾胃虚寒，清阳不升，郁而生热，主用补中益气汤。通阳化湿法用于产后过食肥甘厚味，脾胃虚弱，湿浊内滞不化，湿热蕴结之发热，其症"热势弛纵不羁，或绵绵不已，汗出而热不解，脘闷纳呆，四肢乏力，口苦而干，苔黄腻，脉濡数，药用葛根、柴胡、桂枝、姜夏、川芎、川朴、川连、赤小豆、六一散、陈皮、通草。用泻热通腑法治疗瘀热内阻之发热，方选大承气汤合丹参饮清泻里热，荡涤燥结，治法选方皆有新意。治疗本病，有学者认为"滋阴清热为治疗大法，活血化瘀为治疗关键，佐用健脾和胃，润肠通便"。并认为"本病虚证居多,解表勿过于发散,化瘀勿过于攻破,清热勿过于苦寒,以免影响乳汁分泌"。以上皆为多年临床之经验。

张仲景创用小柴胡汤治疗热入血室,张景岳有一柴胡饮、三柴胡饮、四柴胡饮、五柴胡饮、正柴胡饮治疗产后外感发热,为后世效法,临床报道以小柴胡汤治产后发热获效者不少,本方对产后气血两虚邪入少阳而发热者有良效。此外临床报道以经方(如桂枝汤、桃仁承气汤、大柴胡汤、竹皮大丸、下瘀血汤、黄连阿胶汤等)治疗产后发热获效者也不少,充分体现了中医药治疗产后发热的优势与特色。

中西医结合治疗产后发热也是研究的亮点,如《中西医结合治疗产后发热82例疗效观察》两组均采用抗生素静脉滴注,治疗组为单用抗生素治疗未见效的,82例辨证分四型(感染邪毒、血瘀、外感、血虚)分别予五味消毒饮合大黄牡丹汤、生化汤、银翘散、八珍汤等,并加用药膳(紫草地丁、蒲公英、败酱草加红糖煎服)。结果:痊愈率和总有效率,皆优于西药组。结论:采用中西医结合疗效更佳。认为应用抗生素虽然效果明显,但可产生二重感染及耐药菌株,影响治疗效果。中医治疗"扶正祛邪",中西结合取长补短,辨证论治,又加药膳,故疗效显著。

产褥感染是产后发热的危急重症,许多中医妇科专著立"产褥感染"专病,全方位介入研究。在病因病机上一致认为产后多虚多瘀是其发病的内在依据,《中医妇科理论与实践》指出:真正导致发病的根本原因,在于体内的多虚多瘀的生理特点,"最虚之处便是容邪之所,产后子宫冲任之处最虚,因而邪毒与瘀交炽,必然侵犯该处,形成正邪相争,致令产后发热。"产褥感染其邪实正虚,故传变快,危症多。产褥感染临床表现:发热是多数感染的基本症状,但疼痛(下腹、盆腔、下肢等);阴道分泌物或恶露增多,呈血性或脓性,有臭味;子宫增大、软、有压痛等也是产褥感染所特有的。故产褥感染的辨证治疗,《中医妇产科学》提出,应根据热型、恶露、小腹情况及伴随症状进行辨证,总体是热病为患,正虚邪实,兼杂瘀血。辨病要围绕"炎症"这个中心,辨清炎症的轻重,病变的部位及性质,结合病史及患者的素体情况,尤其是分娩前所患的疾病,来进行论治,立法处方须紧扣"邪毒"与"瘀血"的病机,注意动态变化。有的提出辨证要结合患者年龄、胎产次、体质。临床一般多按产后发热感染邪毒证论治,有的全程治疗重用败酱草等药,清热解毒,用大黄化瘀通腑,引邪毒从下而解。《中西医结合治疗产褥感染28例》自拟退热合剂(当归、白芍、丹参、黄柏各10g,银花30g,连翘20g),随症加减,配合抗生素静脉滴注、补液治疗,与对照组单用抗生素静脉滴注、补液对比,疗效为优。除以上内服治疗外,还有静脉给药治疗,如《双黄连注射液治疗产褥感染的临床观察》。治疗组用60mg双黄连注射液加生理盐水500ml静脉滴注,5天为1个疗程,对照组青霉素800万U滴注,5天为1个疗程,结果:治疗组治愈率明显高于对照组。认为双黄连注射液具有抗菌、消炎、抗病毒、调整机体免疫功能的作用,与抗生素治疗相比,疗效较好,同时双黄连不做药物敏感试验,不产生菌群失调,因此对双重感染及抗生素过敏的患者及病毒感染者是更为理想的治疗药物。

综上,中医药对产后发热的治疗疗效肯定,前景广阔,避免了滥用抗生素及其对产后哺乳的影响。从辨证论治产后发热来看,临床各家辨证分型均较一致,有利于治疗的规范化。对感染性发热,以中医药治疗代替抗生素治疗是今后的研究方向。但迄今为止,产后发热的诊断和辨证仍缺乏量化标准,治疗缺乏大样本的循证医学指导,难以客观地评定疗效,筛选出有效的方药。对产褥感染处于败血症、中毒性休克阶段的治疗鲜有报道。

# 十、文献选录

《金匮要略·妇人产后病脉证并治》：产后中风，发热，面正赤，喘而头痛，竹叶汤主之。

《陈素庵妇科补解·产后众疾门》：产后发热，其症不一。有属外因者，外感风邪发热，伤寒发热，夏月产室人喧，热气遏郁，冒暑发热，七日内玉门未闭进风发热，或七日内手试冷水发热，产后未满月，或爱洁，或畏暑当风，浴不拭干，凉风外袭发热，皆属外因。治宜分别主治，乃当产后血虚为主而加见症之药。有属内因者，劳动太早，体虚发热，瘀血闭而不行，阴阳乖度发热，三日内蒸乳发热，产后去血过多，肝虚血燥，阴火上炎，迫阳于外发热，产后胃气未复，饮食不节，停滞胸膈，或伤于生冷，呕吐恶心发热，产未满月交合，劳伤肾气发热，皆属内因。治宜分别，皆当从产后大补气血为主，而加见症之药。

《景岳全书·妇人规》：产后发热，有风寒外感而热者；有邪火内盛而热者；有水亏阴虚而热者；有因产劳倦虚烦而热者；有去血过多头晕闷乱烦热者。诸证不同，治当辨察。

## 第五节　中医妇科 21 世纪教材建设设想

教材是学生开启医学殿堂的锁匙，教材建设是学科建设的重要内容。中医妇科教育自清政府乾隆年间吴谦首篡《医宗金鉴·妇科心法要诀》第一部教科书以来，新中国成立后编写了1~6版教材。

中医虽然古老，但它是实实在在的科学。古人通过对女性生殖器官的解剖，确认女性生殖器官是以子宫为核心，对其位置、形态均有准确、客观的记载，并有子门、产道、子肠、阴门、阴户、阴器、毛际、交骨、会阴等生殖器官名称，但以往教材均未有女性完整骨盆及其筋膜组织、卵巢的介绍。解剖是中医认识人体器官的方法，两千多年前的《灵枢·经水》就有"其死可解剖而视之"的记载，通过千百年来中医工作者对人体的解剖，应当完善女性生殖器官的记载。中医称耻骨联合为"交骨"，可见古人对骨盆有相当的认识。筋、膜、血管、肌肉历来是中医名词，众人皆识，并非西医专用，妇科教材再也不能以"胞脉""胞络"等名词包罗盆腔内的肌肉、筋膜、血管等组织。人体器官是客观存在的，女性生殖器官的解剖是妇产科学的基础，只有在前人的基础上进一步完善女性生殖器官的解剖才能进一步完善女性生理，为诊断提供客观依据，为妇产科手术治疗奠定基础。

女性生理经、孕、产、乳及生殖器官（如子宫等）的功能，多是看得见、摸得着的，是实实在在的，教材对女性生理的阐述应该进一步具体化，生殖器官以子宫为核心，子宫是主月经与孕育胎儿的器官，有了子宫才能体现女子特有的生殖功能，因此在阐明月经与妊娠时必须以子宫为中心，这样既便于学生理解，同时也使女性生理更简明，更具科学性。

带下也是女性生理特点之一，王孟英曰："带下女子生即有，津津常润，本非病也。"叶天士谓带下为"胞中之水""肾中天癸之水""种子之的候、无病之月信"，带下与月经一样也有周期性变化。现今研究认为，带下的周期性变化受性激素周期的影响，因而临床将带下的变化作为了解卵巢性激素水平、推测排卵情况的指标，以指导选择受孕与避孕。教材中带下生理应突出其在生殖中的作用，与月经一样，其生理目的也是生殖，识此就可使一些医者从带下病与生殖器炎症等同视之的误区中走出来，临床上带下异常也常因内分泌失调，故而月经病患者也常伴带下异常。

中医主要以症状为病名，以主证为诊断依据，妇科也不例外，此盖非古人的初衷，知识条件所限，《灵枢》所载"石瘕""肠覃"是妇科生殖器官不同部位的肿物，根据肿物的性质与病因，中医典籍还有"七癥""八瘕""岩""癌"的论述，而以往教材却将女性生殖器官肿物不分部位、原因、性质等统称为"癥瘕"，以致诊断不明，治疗无根，疗效不显，甚至贻误病情。古医籍对外阴疾病的论述也甚为详尽，诸如阴疮、阴蚀、阴肿、阴痒等，是以器官部位结合病变特征为病名，病证客观、明确。因此，妇科疾病应当以女性解剖、生理为依据，进一步规范病名。

人生活在自然界，中医根据这一实际，在科学还不发达的远古就能综合应用天文、地理、化学、哲学等自然科学来研究人的生理、病理，而形成了阴阳五行、脏腑、气血、经络等独特的理论基础及四诊八纲的诊治方法，并应用天然药物以治病康复，以其顺应自然而经久不衰，然而当今科学已进入电子时代，中医应加快步伐采用各种先进的科学技术不断加以发展提高。中医妇科是一门临床学科，当务之急应当在诊疗方法上根据中医的思路和特色，采用先进的科学技术以规范诊断、指导治疗，诸如 B 超、CT、激光等物理及其他化学技术，西医应用之，工业也应用，中医更应当采用，使之逐步从宏观世界迈向微观世界，这才是中医的性格。这几年妇科科研取得了很大成果，21 世纪妇科教材应充分展示之，并在新技术的应用上有所突破，才能顺应临床，体现中医的现代化。

中医产科源远流长，为中华民族的繁衍昌盛作出了巨大贡献。殷商时代 4 万多片甲骨文中，医学卜辞有 1177 片，其中有关生育的就有 857 片，论述的内容有受孕情况、胎儿性别、产期的预测等。中医是世界上最早发明麻醉剖宫法的，《史记·楚世家》曰："陆终生子六人，坼剖而产。"这是最早的剖宫产记载。我国是胎教优生的故乡，早在西周就受到重视，《诸子》著作中有不少记载，《新语·胎教杂事》做了专篇讨论。《烈女传》曰："太任周文王之母，有妊，目不视恶色，耳不听淫声，口不出敖言，生文王而明圣……君子谓太任为能胎教。"后汉名医华佗以其精湛的医术，以脉证诊断一死一生的双胎，并用针药合治下死胎。《内经》《脉经》等以脉象诊断妊娠，并预测分娩时日，至今仍指导临床。北齐徐之才《逐月养胎法》对胎儿逐月发育及用药记载详尽。唐代孙思邈《备急千金要方》对养胎禁食、临床注意，产后护理均有较科学的论述。宋代杨子建的《十产论》不仅论述了正常分娩，同时还总结了各种胎位异常纠正手法及难产的救治。宋代太医局有九科，产科为独立一科，并有产科教授，我国是世界上最早成立产科的国家。《明史·沙瑶》在国际上第一次记载了水生法。以上足以说明中医产科的水平，但自西医传入之后，中医产科日渐滞后，有者也多是西医在"操纵"，中医产科退到如此地步与产科教学落后密切相关，从 1~6 版教材，有关产科生理、正常分娩、异常分娩等内容贫乏苍白，不足以指导临床。笔者在草拟《福建省中医妇科住院医师临床技能考核标准》过程中，感到产科技能难以制订，一则大多数中医院无产科，二则产科教学空缺太大。因而由衷地感到振兴中医产科，教学要先行。首先要将《中医妇科学》正名为《中医妇产科学》，而后认真地将中医产科宝库的东西加以去粗存精、去伪存真，剔除糟粕，吸取精华，根据现代临床实践，精心编写妊娠生理、妊娠诊断、正常分娩、异常分娩、产褥生理等教学内容，对产科急重症进行有中医特色的论述，增入最新中医科研成果，引进最新的现代监测手段，有了高质量的教材，才能培养出优秀的学生，有了人才产科才能兴旺发达。

（谢德聪，载于《高等中医教育研究》1997 年第 2 期）

## 第六节　提高妇科临床带教质量的几点思考

中医学是有独特理论体系的实践性科学，它的生命力在于确切而独到的临床疗效。中医学生临床实习的目的是以其所学的理论验证于临床实践。临床带教就是在实践中对学生进行知识组装和综合训练，培养学生临床思维能力、综合分析能力、诊疗能力。中医妇科临床带教重点应加强妇科"三基"的训练，使学生进一步巩固基础理论知识，并具有独立处理妇科常见病、多发病的能力，熟悉妇科急重症的处理原则与应急措施。

### 一、规范病历书写，加强四诊训练

病历是临床诊疗的依据，规范病历的书写是加强学生"四诊"训练的重要手段，是学生从理论到临床的引桥，每位实习生首先要通过规范的病历书写。因此，实习生一进科，我们就指派高年资住院医师讲授中医妇科病历书写方法，要求实习生按规范病历的格式去检查患者，望、闻、问、切，各部位不漏诊，全面了解病情。带教老师着重指导学生：①抓疾病的主要矛盾，经、带、胎、产、杂的临床特征，以提高学生采集病史的技巧。②指导学生进行体检和妇科检查及阳性体征的识别。③正确使用生化检查、辅助检查、妇科特殊检查，为中医诊断服务，以弥补课堂的不足。④启发与指导诊断和辨证论治，培养学生思维判断能力、综合分析能力。规范病历的书写可以预防漏诊和错诊，培养学生严谨的学习态度。

### 二、以患者为主体，完成从理论到临床的过渡

临床实习是以患者为对象的实体教学，学生有很高的积极性，但面对患者，他们常不知所措，无用武之地。因此，要让学生多见识、多实践，结合病例复习课本理论知识，在老师指导下进行有关操作。如通过妇科检查使学生感受到活体生殖器官的形态，明确经、孕、产、乳的生理特点。在对疾病进行诊断时，要求学生明确各病症的主要临床表现与有关检查。辨证时复习脏腑气血在女性生理的作用与病理表现，通过逐一症状生理病理的反复分析，理论与临床的比较，引导学生用书本知识与临床对号入座。同时在对疾病进行综合分析时，又要引导学生灵活运用理论指导临床。在进行临床操作时，教师必须严格按照诊疗常规指导学生操作，使学生认识到课堂所学的理论对临床的指导价值，激发他们自觉钻研医学理论的积极性。学生一旦完成从理论到临床的过渡，就基本具备了医师的条件。

### 三、参与医疗，掌握妇科常见病、多发病的诊治

毕业实习是医生执业前在校学习的最后学习阶段。因此，必须使学生掌握妇科常见病、多发病的诊治。为了达到这一目的就要放手让学生参与医疗，门诊带教老师负责指导学生从初诊到复诊的全过程诊疗。使他（她）们不仅要掌握中医的辨证施治，还要掌握生化检查、妇科内分泌检查、卵巢功能测定、B超、放射检查、输卵管通畅试验等的送检指标与临床意义。掌握门诊相关妇科操作与手术治疗，如诊断性刮宫、后穹隆穿刺、人工流产、上下节育环、宫颈息肉摘除、宫颈物理治疗等，以弥补中医诊断和治疗的不足。病房实习则要求学生分管床位，让学生去检查患者，治疗患者。带教由高年资主治以上医师负责，每周1～2次教学查房，检查、

修改病历，指导诊断，修改治疗方案，解答学生提出的各种问题。同时向学生提问，启迪学生思维，培养学生分析问题、解决问题的能力。要经常结合病区患者进行小讲座，重点讲解妇科疾病临床变化规律，诊治原则，治疗新动态、新方法，指导学生系统观察患者，使学生逐渐掌握疾病发生、发展变化的规律。同时组织病例讨论，进行同病异治、异病同治的探讨，提高学生辨证论治的水平。在进行疑难病讨论时，要求学生发表意见，提倡在争议中解决问题。对手术患者不仅要求学生进行术前准备，参与手术，还要掌握手术前后的护理，培养他们独立工作的能力。

## 四、参与急诊抢救，培养学生应急能力

凡遇到急诊病例，首先要指导学生进行有关检查明确诊断，然后带领学生参与各项抢救操作。要充分使用中医救治方法，使学生了解中医在急诊工作中的作用。同时要求学生掌握西医的抢救方法，如输液、输血、给氧、人工呼吸、心内注射等急救措施的操作，培养学生的应急能力。

## 五、开专题讲座，提高诊疗技巧启发科研思路

讲座的内容可选择：①妇科常见症状的鉴别，如阴道出血、腹痛、带下、发热、盆腔肿块。②急症的救治。③补充临床常见而教材中欠缺的内容，如淋病、梅毒等。④疑难病症的研究。⑤科研动态。通过专题讲座提高学生鉴别诊断的水平与技巧、临床应急能力、思维能力，启发科研思路。

## 六、严格考核，促进自学

考核是一种手段，它的目的是促进学习。可根据书写的门诊及住院病历数量和质量给 50%分数。一份好的病历可以展示四诊水平、综合分析能力、思维能力及文字水平。平时操作成绩占 30%，出科考试以现场病例分析占 20%，主要考查学生临床处理能力，促进自学。在评分时一定要严格公正，才能培养学生严谨的学风。

## 七、为人师表，培养学生良好的医德

教书育人是教师的光荣使命，老师的言行对学生影响很大。在商品经济大潮中，带教老师一定要严以自律，急患者之所急，痛患者之所痛，以高尚的医德教育学生。同时要精研医术，成为合格的带教老师、患者信赖的医生。教师的职业是崇高的，其所以崇高主要在于奉献。带教老师既是老师，又是医师，双重责任。教师要以"蜡烛""春蚕"精神鞭策自己，为中医教育事业贡献力量。

（谢德聪，载于《福建中医学院学报》2001 年第 11 卷第 1 期）

## 第七节　突出特色，加强临床

中医妇科学是一门临床学科，多年来妇科教学面对全院四个不同专业，六个不同层次的班级，教学的实践使我体会到只有突出妇科特色，加强妇科临床才能使学生真正理解女性生理病

理特点，实实在在地把握妇科特有疾病的诊断、治疗的本领，也只有这样才能提高学生学习妇科的积极性。

妇科第一节课的课程内容是：我国妇产科学发展概况，在讲授过程中主要突出妇产科在各个历史时期之"最"，弘扬妇产科对中华民族的繁衍和发展及其对世界医学所做出的巨大贡献；介绍妇产科最新科研成果及其在现代妇产科中的领先地位，从而将学生引入一个崭新的知识境界，激发学生学习妇科的积极性和求知欲，信心百倍地面向未来。

妇科学虽然专业性强，但其也是以中医基本理论为核心的。对已通过中医基础理论学习的高年级学生来说，妇科学主要应突出以子宫为核心的女性生理病理特点。子宫是女子特有的生殖器官，功能主行经与孕育胎儿，属"奇恒之腑"，但不是独立的器官，其生理功能的发挥是以脏腑、气血为根本。在介绍脏腑、气血对女性生理的作用时，主要突出女性生理以"精血"为物质基础，进而解析脏腑在精血化生中各自发挥的功能，这样学生既不会感到《中医基础理论》的简单重复，又从中领略到脏腑功能在妇产科中的新内涵。女性病理也是以脏腑、气血、经络为核心，授课主要突出妇女特有疾病经、带、胎、产、杂特点，阐明脏腑、气血、经络在妇科各病证中的独特病理变化；论治抓住主症，避免重复，以区别于内、外等其他各科，使学生听而不烦、学而不厌。

世俗的偏见认为，中医只能治慢性病而逊于急性病。妇科疾病多属慢性，如月经病其疗效的观察以 1～3 个月经周期为度，但急重症也不计其数，如子痫、产后出血等。对于月经病及妇科常见疑难病症，如不孕症等，在讲授中着力表现其诊治在现代妇产科中的领先地位，同时不失时机地讲明中医妇科在处理急重症的传统有效治疗法及最新科研成果，从而使学生真正领会到中医妇科学是祖国伟大宝库中的瑰宝，学有奔头。

妇科是一门临床学科，因而具有很强的实践性，对一些基本的检查和诊治手段，如果停留于书本，而没有感性认识，学生很难真正掌握。如正常分娩，这是产科最普通的知识，又如妇科检查为妇产科诊疗必备，只有让学生亲自动手才能使他们亲身感受到步入了妇产科领域，对于这些同学，尤其是男生，他们对女性生理原本是一片空白，有着很强的求知心理，只有让他们亲自实践，才能真正体会到学习妇产科的意义。即使是女生，她们对自己的生理也未必熟知，同样要通过实践才能真正跨入妇产科的领域。但多年来实践一直是实习的薄弱环节，特别是男生，他们受到很大限制，希望通过教学改革，使男生也能在妇产科实习中有一席之地。

中医妇产科源远流长，具有丰富的内涵和广阔的前景，她在人类生殖史上写下了光辉灿烂的篇章，妇产科教学只有着力于表现女科特色才能培养出新一代高层次的妇产科医生。

（谢德聪，载于《中医高教研究》1993 年第 2 期）

# 第八节　效　益　教　学

当今医院的医疗工作讲究效益，一是经济效益，二是社会效益。妇产科尤其注重效益，因为医系母子，可教学既无经济效益，社会效益也难以评判，总是滞后于临床。近年妇科教学紧密结合临床，重视引进效益竞争机制，充分调动全科医生教学的积极性，提高了带教老师的理论水平，规范了诊疗常规，提高了教学质量，医疗促进教学，教学规范医疗，师生都在教学中获得了知识，这是笔无价资产，因在教学中获得，故称其为效益教学。

# 一、职责分明，各司其职

医院各级医师的职责都比较明确，利用这一优势，我们采取由住院总医师统管进科实习生的轮转跟师、考勤、出科鉴定等，还指派一位教研室老师专门安排每周一次科内讲座。实习生进科后，由住院医师进行床边示范教学，采集四诊资料，进行体格检查，示范病历的书写。这对低年资的住院医师来说是个很大的锻炼，在某一意义上讲是一种压力，示教前首先自己要过关，肩上有了担子，再也不能慢慢来，或等待上级医师的指导、修改，无形中加快了住院医师规范化培训进程。对于高年资住院医师而言，通过示范教学进一步巩固四诊技能，使病历及医疗文件的书写更加规范，更加快捷。几年来妇科病历优良率已达95%以上，未出现过丙级病历。

科内每周一次小讲座主要由高年资住院、主治医师负责，主要内容紧密结合住院病例。有常见病，如先兆流产、妊娠剧吐、盆腔炎等，也有妇科急症，如宫外孕、血崩、卵巢肿瘤破裂、不全流产阴道大出血、产科出血等。形式有教师主讲、病历讨论、提问、讲座。这些教学活动首先促进教师理论学习，规范诊疗常规，才能使学生"知其所以然"，同时通过提问教学、病例讨论促进学生复习功课，一改过去实习生懒散现象，通过教师的桥梁作用使学生通过实习完成从课本理论到临床的过渡。主任医师主要负责教学查房，对象不仅是实习生还有科内医生，结合住院病例进行诊疗分析，相似患者、病症的鉴别诊断及治疗进展，疑难病例的诊疗，以提高学生综合思维的能力，启迪他们科学研究。同时充分发挥主任医师在诊疗活动中的主导作用，提高临床疗效以取得效益。

# 二、规范医疗，画龙点睛

中医妇科以其独具特色的诊疗方法，可靠的疗效，原生中药的低毒副作用而为广大患者所认可，加上医院较优质的服务、医生良好的医德，赢得了市场。数年来妇科门诊患者人数日渐增多，门诊日均诊次居全院之首。妇科大部分常见病都可在门诊见到，是中医妇科最有用武之地，也是妇科最佳实习点。但繁忙的诊务使医生们长期超载运转，难得有机会指点学生，如何让学生在如此丰富的教学资源中获得实践能力?教师们竭尽全力，从规范门诊病历书写入手，给学生以示范，有时口授让学生书写，加强基本功训练，规范的门诊病历，使学生完全了解到疾病诊疗的全过程，关键地方给学生以简要说明，画龙点睛，一拨即应，这种效益教学得益于医院医疗质量的管理，几年来妇科门诊中医病历优良率达95%以上，时常以此为典范。带教中我们还指导学生协助教师进行各种规范的体检，妇科有关检查标本的采集及相关的门诊手术，使学生（包括男生在内）亲自看到各种阳性体征，加强动手能力，通过实习，有许多学生都成了老师的小助手。完全有别于从前的"三个指头，一个枕头"的学生。

# 三、加强产科，弥补空缺

中医妇科为中华民族的繁衍昌盛作出了巨大贡献，自甲骨文记载首先重视"产育"，世界上最早成立产科的国家是中国，是中国医学，是距今一千多年前的宋代，当时杨子建的产科专著《十产论》，各种难产助产手法至今仍具极高的临床价值，但至明朝，封建礼教的束缚，限制了产科的发展。西医的传入已近乎取代了中医产科，临床的衰退极大地影响了中医产科教学，

1～6 版中医妇科教材"产育"内容都非常简短，连基本的正产分娩的接产内容都未涉及，更谈不上难产等的处理，产科教学严重滞后，中医院校毕业的学生已很难胜任产科工作。福建省第二人民医院 10 年前率先在我省中医院开设产科，为中医产科教学提供血液和营养，提供了良好的实习基地，目前凡在我院的实习生均可完整地观察到"两精相搏，合而成形"直至"十月怀胎，一朝分娩"的全过程，在门诊，学生实习后基本能掌握早孕的诊断，产前检查，胎儿监护。在病房平均每天有 1～2 名婴儿出生，每个实习生都能观察到分娩的全过程，不时有难产的病例，产科虽然风险大，医系母子，但也非常吸引人，呵护新生命，多彩多姿，而且是实实在在看得见，必须亲自动手去完成的项目，没有高深理论的困惑，因此学生有很高的学习积极性，观察产程常是废寝忘食，也在所不辞。学生们在临床上了一次实实在在的课堂上没有讲的一课，弥补了空白，终身受益。目前我院妇科拥有较齐全与先进的设备，有一支敬业的教师队伍，相信随着我院产科的兴旺发达，将为培养新一代妇、产科的新型中医妇科医生作出更大的贡献。

## 四、注重实践，解难释惑

我们培养的学生，将来能否成为一个合格的、成功的医生，是检验教学质量的重要标准，中医理论既古老，又深奥，对于未涉及临床的学者来说常不易理解其临床意义，因而也不懂如何应用之，加上教材与临床相脱节，与部分标准的不一致之处，使许多学生到了临床觉得茫然，带教要善于解难释惑，让学生通过实践能把学到的理论用于临床，这首先要求带教老师要吃透教材难点、疑点之所在。在我们病房的诊桌上，总会看到一本非常破旧的书，那就是《中医妇科学》教材，带教老师时时都在结合临床找"位点"，如"阴户"一词，6 版教材释为"四边"，7 版释为"阴道口"，致使实习生连起码的外阴消毒的范围也无法界定，我们结合手术消毒，带教老师一讲学生就完全明白了。又如，我们临床经常遇到手术伤口愈合不良，医生经常以四君子汤治疗，可提问学生，几乎都说不出其立方依据，但只要教师一点"脾主肌肉"，学生即豁然开朗。女性内生殖器官肿瘤，教材上仅"癥瘕"一节，比较笼统，临床按部位就有宫颈、子宫、卵巢等的不同，教师通过妇科检查和相关辅助检查，再对照辨证诊断标准，予以解难释惑，逐渐将学生引入临床，使其学到的理论有用武之地，激发学生读书学本事。这种有的放矢的教学，着实要耗费教师不少心血，繁忙的诊务已让我们这一支娘子军大夫不堪重负，是"责任""追求"激励着她们一步步向上走，通过教学，重压的大夫们在理论上步步深入，这些理论必将在临床的沃土中开花结果。在我们妇科门诊，不论围在带教老师旁烦躁的患者如何苛求，老师总是那样的温柔细心、尽职尽责。夜深人静，学生跟着老师，一丝不苟在观察产程，或在紧张的手术中，度过一个个不眠之夜，使学生受到一次次医生职责、医风医德的真切教诲，师生在共同的教学活动中用奉献获得的这种财富是所有的效益都不能与其相提并论的。正因为有了精神财富，才使中医妇科教研室从小到大，通过了优秀课程的评审，经历了教学评估的洗礼，创建了中医妇科硕士点，我们也将以"效益教学"精神投入到已经省级立项的中医妇科精品课程的建设工作中，进一步提升教学水平和效益。

## 第九节　中医妇科硕士研究生论文评审小议

目前，中医妇科硕士生 80%是本科毕业，未经临床、未取得医师资格直接升学攻读硕士学位，三年中除去半年集中上课，临床仅 2 年半时间。培养的目标要求达到住院医师规范化培训第一阶段的水平，具备独立工作能力。对硕士生来说还多了课题研究，学习任务十分繁重、紧张，但目标一定要达到。可当前对硕士生论文评审的过高要求却在一定程度上影响了学生临床技能的锻炼。如有的学校对研究生学位论文评分表中：选题具有开创性，探讨了新规律、新方法，论文体现相关领域宽广的理论，达到国内、外领先水平等高要求，分数占比40%～50%，若真正按此评分则大部分论文都是通不过的。试想一个没有医师资格的学生在2年多时间内能达到吗？即使是主任、教授在一生的医教生涯中又有多少次国内、外领先？有的学生因此论文不能参加答辩，即使临床表现出色也不能弥补论文的"三性"。

正因为如此，致使硕士研究生在2年多时间内不得不把大部分时间和精力都放在课题和论文上，在很大程度上影响了医疗技能的把握与提高，达不到培养目标水平，以至于毕业后分配到医院，医疗水平还不如本科毕业学生。这不能不引起重视和反思。

妇科是临床学科，硕士生从事的主要是临床医疗工作，而不是专门从事科研，因此，必须坚持培养目标不动摇，通过3年教学，提高学生的基础理论知识、妇科临床综合技能、应诊能力及科研能力。对其论文的论审，主要观其课题设计的合理性、规范性、可行性、实用性及可信度，研究中能否采用先进技术、设备、方法、信息，论文论点、论证是否明确、充分、能否体现本学科较扎实的基础理论与较系统的专业知识，以观其是否基本具备独立从事科研的能力。只有对学生的学业进行客观、合理、综合的评定，才能达到培养的目标。

当然也不例外有一些优秀的学生在著名导师的指导下进行卓有成效的、具有学科前沿、开创性的研究，论文、成果达到国内、外先进，这是榜样，也是目标。探讨合理指标评审硕士生论文，并不是随意降低标准，尤其不能容忍弄虚作假，或者抄袭。可以认为，硕士生论文的评审与培养目标、学生的前途、命运攸关，故今特抛砖引玉，期望唤起探讨一个综合的、合理的、统一的评审方案，以进一步提高硕士生培养的水平。

# 第十节 中医妇科学课程建设概况

中医学源远流长，博大精深，妇科学是中医学的一部分，同根、同源、共发展、同辉煌，为中华民族的繁衍昌盛作出了巨大贡献，是医学生的临床必修课。为了学科的发展，半个多世纪以来历经数代教师的辛勤耕耘，经过了不平凡的历程，妇科教学、科研、临床已步入了先进行列。今天，我们回顾过去，是为了展望将来，将中医妇科学的发展推向新的起点。

## 一、起 步

福建中医学院创建于1958年，中医教育的兴起一举打破了中医培养人才以师承为主的格局。万事开头难，当时办学条件很差，师资紧缺，教研室配备不齐，有名无实，一位教师兼任数门课程。如妇科先驱陈雨苍教授，是妇科教研室主任，也兼任伤寒、温病、内科主任及教学。至1960年后妇科教研室才有了一位较年轻的西学中专职女教师。他们不仅担负课堂教学，平时自己坚持下临床，全程负责临床见习。

中医学院创办初期不仅师资紧缺，并且没有统一的教材，经典著作缺乏参考资料，因而大部分授课内容均是教师参照医著结合自己经验编写讲稿。中医妇科同样是临床课程，开课始于1961年。1960年卫生部召集包括我院在内部分中医学院编写中医教育试用教材，《中医妇科学》由成都中医学院主编，1963年进行重订时称"这套教材虽然首创，但由于它把祖国医学系统地画出了前所未能画出的轮廓，因而对提高教学、医疗质量，都起了积极的作用"，具"既全面、又简明"的特点。1963 年卫生部对试用教材进行修订。修订后的《中医妇科学》分总论、各论两部分，总论系统论述了妇女经、孕、产、乳的生理特点、病理特点、诊断方法、治疗原则及妇女预防保健等五章；各论分经、带、胎、产、杂病五章，四十四病的诊治，理法方药俱备，为新中国成立后《中医妇科学》教材之始祖，中医妇科教学因一开始就有统编教材，可以说教学比较规范，起步比较快。加上当时福建有良好的中医基础——附属人民医院有数名妇科名医，亲自带教，大大提高了中医妇科教学质量，为后来中医妇科教学的发展打下了良好基础。由于当时的学科带头人陈雨苍等名老中医医术精湛，有《四物汤在妇科临床应用》等有学术价值论文的孙朗川学识渊博，在他们的努力下，中医妇科教学医疗水平在全国居中上水平。

## 二、发　展

1977 年恢复了高考制度。福建中医学院于 1978 年得以复办。学院一复办，中医基础与临床科室基本齐全，妇科教研室从原来二人专职增加到四人，主任陈雨苍，虽然中医当时还没有评定职称，但老、中、青之比为 1 : 2 : 1，人才梯队较合理，为妇科教学可持续发展提供保证。20 世纪 80 年代中先后又新增了两位湖北中医学院毕业的妇科硕士生和本校毕业的优等生，但后来她们都有了新的追求，攻读博士和出国研修。至 20 世纪 80 年代末教研室始终保持四人。学院非常重视教师培养，1979 年就派出教师参加卫生部在杭州举办的第一期妇科师资进修班，此后年轻教师不仅数次参加师资班、妇科进修班，同时还脱产研修硕士生课程，到国外研修，到西医院临床进修学习，大大提高了师资水平，为后来妇科教学跨越式发展打下了基础。

从复办的第一届（1977 届）开始，本科教学妇科教材都是使用全国部颁统编教材，同时有部颁教学大纲，标志着我院妇科教学与全国站在同一起跑线上。20 世纪 80 年代我们根据本院不同专业，不同班次的不同课时和专业特点先后两次修改教学大纲，不定期进行集体备课，讨论教学重点、难点，定期进行教学法探讨并参加教学观摩，学习先进教学方法，老教师进行指导性听课，新教师听老教师课，以老带新。外出进修教师还将名医讲座等录音带回，学习外校经验。

为规范本科教学，教研室按教学大纲要求编制了八套试卷库，集体评卷，进行试卷分析，找出教与学中存在的问题，使用情况良好，学生成绩 90%优良以上。平时经常组织学生进行评教，不断改进教学。20 世纪 80 年代后期即要求教师记教学日记，简要记载教学内容与时间、学生动态、存在问题等，教学管理不断深入。

学院复办之始学生数以比建校初期 3 倍以上增长，此后办学规模不断扩大，专业增多，层次不同，课时增多，教师负担日渐加重。但大家积极性很高，尽心尽责，备课撰写讲稿常常到深夜，中医还兼上西医妇产科课，亦中亦西，自己制作教具，晚上下班辅导，还集体编写了一本《妇科病例分析习题集》，除结合课堂讲解外，作为课后学生作业，教师逐一修改，培养学生分析和解决问题的能力。为解决不同专业、班次的教材，1991 年江素茵老师主编中西结合《妇产科学》（福建科技出版社）专供我院中西结合大专班使用，初次规范了我院中西结合教学，使用效果良好。1992 年吾参编华东地区五省及天津中医学院协作中医专业系列教材《中医妇科学》（韩冰主编，中国医药科技出版社），本版教材疾病篇初次采用西医病名，中医辨证论治，尽量以现代有关标准规范中医诊断，在某种意义上减少了重复，此后中医妇科学规划教材疾病诊断中均采用西医有关标准。

随着学院对教学投入的增加，教研室新购图书资料约 200 册，制作教学挂图 306 幅，购进胚胎发育模型、子宫模型、投影仪、幻灯机等，这在当时都是比较先进的。带有电化教学性质的教学设备，还有诸如妇科门诊常用的医疗器械等，大大改善了教学条件，加强了直观教学。

1990 年后全部教研室划归两所附属医院（福建中医药大学附属第一人民医院和第二人民医院），这是学校对临床教学改革的重大举措。中医妇科学教研室连同三名老师全部一起划到附属第二人民医院。妇科教研室老师增加了两人，以此真正意义上实现了理论与临床的结合，妇科教学改革进入了新阶段。当时各班次妇科教学总时数已从复办之初的 108 学时增加到约 500 学时，教师从课堂教学到临床带教全程负责，既是老师又是医生，工作量数倍增长，对教师心理、生理都是极大的压力；教师到医院后法定的寒暑假被取消，双重工作的压力、较低的待遇，教师经历了市场经济的洗礼。而对临床医生来说，能看好病未必能上好课，同时又要通过普通话、心理学、教育学的学习考试，使自己有了进一步的提升。各方面均提升后的中医妇科教研室目前已成为一支能吃苦、勇于奉献、勤学苦练、敢于打拼的队伍。这是创造妇科辉煌的重要保证。1990 年后妇科教学的改革和发展主要得益于医院的改革、科室的发展，如产科病房的开创，弥补了产科临床教学的空白，先进医疗设备的使用，门诊、病房人数的日益增多，从根本上改善了教学条件，为学生实习提供了良好的平台，人才的引进为教研室注入了新的血液。在硬件发展的同时，各级领导也清楚地意识到要加大软件建设。对新教师首先送学校进行为期一周的教学培训，有计划地选派教师外出参加学术会议，或到外省学习先进技术等。

教研室不定期开展教学法探讨，集体备课，学习教学大纲，编写教案，解决教学的重点、难点、疑点；新增教师一律经过试讲并且合格才能上岗，老教师指导性听课，新教师听老教师课，以老带新是我们的传统。这些看起来是重复，但这是在医院里的教学活动，其以临床为依托，注入了有血有肉的新内涵。老师对妇科教学与临床教学有了更深一层的理解，吾在这期间就总结出了《突出临床，提高带教质量》等多篇教学论文。也正是这些措施保证了妇科教学正常、有序地向前发展。通过课堂教学又提高了临床医生的理论水平，使临床诊疗更加规范，提高了临床疗效，促进了医院发展。

跨越 20 世纪 90 年代经过人才与教学资源的整合、储备，从新世纪开始，《中医妇科学》课程进入了跨越式发展。2000 年我们首先制订了"立足临床，面向社会"的 21 世纪人才培养目标；同时以优秀课程标准总结课程，11 月份顺利通过学校《中医妇科学》优秀课程的评审。在这一基础上我们确立了"立足临床，加强理论，突出特色，规范带教"的教学思路，妇女生理以子宫、脏腑、气血、经络为核心，并重视病理与素体免疫相结合，引入现代科技，使诊断更具有现代科学依据。辨证着重整体，治疗突出个性化的教学内容；以"理论为指导，临床为依托"的教学特色，再次根据历年大纲使用情况，结合学时的变动，全面修订中医医疗专业、针灸推拿学、骨伤科学专业及大专专业的妇科教学大纲，制订新开课程《医宗金鉴·妇科心法要诀》教学大纲，同时乘 2002 年教育部对我院教学评估的东风，通过教学法研究对教案有了新认识。根据教学大纲要求，每个人都重新认真修订自己的教案，进一步落实"三级查房、科内小讲座、病例讨论"带教制，有效提高了教学质量，以优异的成绩通过了教学评估，同年中医妇科学教研室被评为"先进教研室"。

医院的发展对教学投入加大、管理加强，使妇科教学逐步使用计算机、电脑网络，近年电脑普及，大部分教师都制作了多媒体课件。进一步提升了教学水平和质量。自 20 世纪 90 年代末骨干教师都有了明确的研究方向，有省厅级以上课题，每年均有 1～2 篇科研教学论文发表，王惠珍老师受聘参编《中医妇科学》本科规划教材（欧阳惠卿主编，2002 年，人民卫生出版社），并主编《妇科辨病专方》（2000 年，人民卫生出版社）。吾参编中医药学高级丛书《中医妇产科学》（刘敏如主编，人民卫生出版社，2435 千字），该书获 2004 年"康莱特杯"中华中医药学会著作一等奖，为妇科硕士研究生大型参考书；并作为特聘专家参编《现代中医妇科治疗学》（肖承悰主编，人民卫生出版社出版，2004）。2002 年开始妇科教研室开始招收中西医结合妇科硕士研究生，这些都说明了《中医妇科学》课程的建设及师资已达到先进水平。2003年申报《中医妇科课程》硕士学位，获教育部正式批准，这是几代教师努力的结果，标志着我院中医妇科教学水平进入全国先进行列。2004 年首次招收 8 名硕士生，《中西医妇科新进展》讲座全部使用教师自制多媒体课件，提升了教学内容和信息。为了进一步加强学科建设、提高教学水平，2004 年中医妇科申报了精品课程，获省级立项，现正加紧准备，迎接评审。

（本材料是谢德聪老师担任中医妇科教研室主任时对本科发展的总结）

# 第四章 临证诊治

## 第一节 月经病常用调理气血药配伍举隅

月经病是妇科常见病，多由气血失调所致。治法不离调理气血，用药也不离理气理血。临证之时，如能根据妇女的生理、病理特点，结合病情，选择适当的调理气血药，进行恰当的配伍应用，往往能收到较好的疗效。现仅就调理气血药在月经病常见病证中的应用，浅谈配伍点滴体会。

## 一、血热（虚热、郁热）

血得热则行，邪热迫入血海，可致月经先期、经量过多、崩漏、经行吐衄等。治宜清热凉血止血。常以生地配牡丹皮、赤芍为主。月经以通调为顺，清热凉血不应滞气滞血。生地为清热凉血的主要药，但性味甘寒，极易滞气滞血；牡丹皮、赤芍既能清热凉血，又能活血化瘀，与生地同用，既可加强其作用，又可抑制其滞气滞血之弊。如欲加强其止血之功，可选地榆配合茜草为佐，地榆、茜草同为清热凉血的止血药，而茜草又能活血化瘀。此种用药目的是使热清血止而不留瘀。诚然，阿胶是妇科养血止血良药，若因失血过多，而兼见血虚者，当选阿胶以济之。

若出血乃因多产房劳，或慢性消耗性病证而致精血虚少，日久生热，虚热迫入血海者，则治宜滋阴清热，凉血止血。以生地配麦冬、白芍，取其酸甘化阴，功能滋阴清热凉血。止血则选阿胶配旱莲草，以其既能止血，又能增强主药滋阴养血的作用，使血足则热自退，周期、血量自亦恢复正常。

女子以肝为先天。王冰曰："肝主血海。"肝藏血，主疏泄。若肝经气郁，久而化热，迫入血海，而致月经先期、崩漏者，则治宜疏肝清热，凉血止血。可以柴胡、白芍配牡丹皮、黑栀、生地等为主。柴胡疏肝理气，白芍柔肝补阴，一疏一柔，使肝气畅达，气血流畅，郁热何存？牡丹皮入足厥阴肝经，清肝经之热，凉肝之血，补肝之阴，止妄行之血。牡丹皮与黑栀同用，牡丹皮能引黑栀子入肝经血分而泻肝经血分之热，从而又提高了清热凉血的作用。若血量过多，可加地榆、茜草以凉血止血。

据上，清热凉血均首选生地黄，何也？盖妇人以血为本，经、孕、产、乳均以血为物质基础，故临证之时，必须时时顾护阴血。且此处均为出血之疾，以生地黄既可清热凉血，又能滋阴生血为用，寓补于清，具有清补双重功能。故为女科血热出血之良药。

经行吐衄乃因血热气逆，以致经血倒行，治疗还应加怀牛膝以降逆气、引血下归血海。

## 二、血瘀

瘀血内阻，轻者胞脉不利，血行不畅，致月经过少，月经后期；重则胞脉不通而致经闭；或阻滞脉道，不通而痛，发为痛经；瘀血内阻，旧血不去，新血不得归经，致崩漏。

治宜活血化（祛）瘀，佐以理气。常以桃仁、红花配当归、川芎同用。桃仁、红花均为肝经血分之药。桃仁味苦性平，功能活血祛瘀，治有形之瘀血；红花味辛性微温，功能活血散瘀，走而不守，可将桃仁已破之血，迅速消散。二味相合，化瘀血，通血络，使气血畅达，胞脉流通。最适于瘀血内阻、胞脉不利、经来不畅者。但因此类患者临床表现为月经过少、后期、闭经等，且瘀血内阻必影响气血的生化，因此，临床又常辅以当归、川芎以补血活血调经。而且桃仁、红花得归、芎可推陈出新，扶正祛邪及纠正桃仁、红花耗血之弊。然桃仁、红花终为攻破之品，临床应用必须持"中病即止"的原则，不可滥用久用，耗伤气血，以免转实为虚。

如瘀血阻滞胞脉，证见经行腹痛者，于活血化瘀之中又当佐以失笑散，以和血止痛。失笑散为入肝散血之药，既可协同主药活血散血化瘀，以治其本。又可止痛以治其标，标本兼顾，瘀去痛止，其经自调。

对瘀血内阻，旧血不去，新血不得归经而致崩漏者，治疗虽也应活血化瘀，而又须止血。但活血化瘀不宜偏重行血散血，临床上常弃红花之辛窜，选丹参、益母草、蒲黄、三七等既能活血，又能止血之药与桃仁相配。当阴道出血量少淋漓不尽，病情较缓者，治疗着重"澄源"兼以"塞流""复旧"，常选丹参、益母草与桃仁配合使用。《妇科明理论》曰："一味丹参，功同四物。"《本草汇言》曰："益母草行血养血，行血而不伤新血，养血而不滞瘀血，诚为血家之圣药。"丹参、益母草既可活血化瘀，加强桃仁的作用，又可养血生新，祛邪而不伤正，正切合瘀血内阻而引起的出血性疾病。当阴道出血量多时，则治疗应着重"塞流"，药选三七、蒲黄。因其化瘀止血之力较之丹参、益母草为专，以求旧血速去，血自归经，这是遵循"急则治标"之旨。

血随气而行止，气行则血行，故活血化瘀必须佐以理气药物。香附、郁金为气中血药，常与活血药配伍使用，使气行血行，瘀去新生。诚然，瘀血者，有因寒凝致瘀者，有因热灼而致瘀者，有因气滞血滞而致瘀者，临床还应根据其病因之异，对因治疗，以求其本。

# 三、血　虚

血者，经之本也。血虚则血海不充，经事涩少，甚或闭经。

治宜补血调经。临床常以当归、白芍补血和血为主。当归，辛苦温，补血活血，守而兼走，为补血药之动者；白芍，苦酸微寒，补血养阴，守而不走，为补血药之静者。归、芍为配，阴中有阳，阳中有阴，动静相随，补而调之，是调理冲任之要药。

"经水出诸肾"（《傅青主女科》）。对血虚经闭不行者，又常以熟地补血填精，滋血之源。以其入心、肝、肾三经。心主血，肝藏血，肾藏精，精化血，为补血要药。但熟地纯阴无阳，守而不走，况血虚多滞，故调经之中，笔者不以其为君，但其与归、芎同用，则养血行血，补而不腻。为缩短疗程，临床也常增入鸡血藤、丹参等和血行血之药，补而调之。

血虚者，必兼气虚。因血为气母，血生于气，故血虚治疗又必须兼以益气。常用党参、黄芪，或党参、白术之类，以益气生血。气血旺盛，血海充盈，经事如期。

# 四、气　虚

气为血帅，气能生血、行血，亦能摄血。气虚统摄失职，冲任不固，可致经血妄行，临床可见崩漏、月经过多、月经先期等。

治宜益气摄血。以党参、黄芪为主。对气虚气陷，血随气下之血崩症，病情急重者，党参应易红参或人参。前人认为：有形之血不能速生，无形之气所当急固。故用气厚力专之人参以大补元气，益气摄血，又得黄芪之益气提气，能使下泄之血得以固摄。

脾胃为气血生化之源，冲脉隶属于阳明胃经，气虚失血，常辅以白术、怀山药以健脾益气，脾健纳增，则气血生化自有保证。且怀山药又有固摄之力，可助参、芪以益气摄血。

血生于气。气虚者，生血力必弱，且又见失血，故气虚者必兼血虚。治疗必佐以当归、白芍，补血以益气，使丢失之血有所补，气有所附。欲加强其止血之力，可选地榆炭、艾叶炭、姜炭等固摄止血。标本兼治，气血两旺，经血自不妄行。

## 五、气　　滞

气滞血行不畅，冲任不利，可致月经涩少，后期痛经等。

治当理气和血、调经。药以柴胡配香附为主，当归、川芎或当归、白芍为辅。肝主疏泄，主持血海之盈溢，肝气畅达，则气血流畅。柴胡入肝经，为疏肝理气之要药；香附入肝经，为气中血药，李时珍称其为"女科主帅"；川芎为血中气药，行而不守；当归为血病要药，气滞必碍血之生化，当归补血，又可活血。四药主辅相随，理气中有活血，活血中有理气，正切"气为血帅，血为气母"之旨。若因肝经血虚而致气郁者，当归必合白芍为臣，因白芍酸寒，可养血柔肝，缓肝之急，又可防柴胡、香附之辛散耗血。调经中临证又常佐以丹参、郁金。丹参为血中气药，郁金为气中血药，均能协同主药理气行血。如见经来小腹胀痛，又当佐以川楝子、延胡索。李时珍曰："元胡能行血中气滞，气中血滞，故专治一身上下诸痛。"川楝子亦为理气止痛之良药，二药配伍为金铃子散，气行痛止，标本兼治。

## 六、尾　　语

月经的主要成分是血，但血的生成、运行与统摄，有赖于气的生化与调节。而气也必须依靠血的滋养，才能发挥其生理功能。故有"气为血帅，血为气母"之称。气血调和，则体健经调；气血失调，则经事逆乱，气病可及血，血病可及气。而且在疾病发生发展过程中，还可以发生许多复杂的变化，如气虚气滞、血虚气滞、气虚血瘀、血虚血瘀、血热血瘀等虚实错杂的症候。在调理气血时，必须审明病因、正确用药，治病求本。

（谢德聪，载于《福建中医药》1983 年第 4 期）

## 第二节　蜂花合剂治疗 62 例阴道出血

阴道出血为妇科临床常见症状，原因复杂，迅速止血不易，笔者自拟蜂花合剂治疗阴道出血 62 例，近期总有效率达 93.15%，现报道如下。

## 一、一　般　资　料

本组患者均为门诊病例，年龄最小 14 岁，最大 49 岁，其中 20 岁以下 8 例，21～30 岁 26例，30～40 岁 14 例，40 岁以上 14 例。出血原因经 B 超、妇科检查确诊为子宫肌瘤者 15 例，妇科检查、B 超检查未发现生殖器异常者 14 例，药物流产后出血 21 例，人工流产后出血 6 例，放环后出血 6 例。临床表现以出血量多、出血时间长为主诉。出血时间 8～10 天 12 例，11～20 天 28 例，21～30 天 15 例，31～40 天 5 例，40 天以上 2 例，最长 1 例出血达 52 天。62 例中来诊前曾用酚磺乙胺 6 例，缩宫素 5 例，卡巴克络 8 例，均未见血止，服中药期间，停用其他西药。

# 二、治 疗 方 法

62 例阴道出血患者，均予蜂花合剂，并随症加减。蜂花合剂由蜂房 10g、花蕊石 30g、太子参 15g、麦冬 10g、五味子 6g、续断 15g、枸杞子 15g、仙鹤草 30g、艾叶 10g、白芍 10g、海螵蛸 15g 组成，水煎服，每日 1 剂，分 2 次服用，并随症加减，若血色淡红，质稀，量多，神疲乏力，面色少华，舌质淡，脉细弱者，加黄芪、鹿角霜、白术以健脾益气，固涩止血；经色深红，质稠，心烦，口渴喜饮，舌红苔黄者，加炒黄芩、生地、地榆等以清热凉血；经色暗红有块，小腹疼痛，舌质暗或有瘀点、瘀斑者，加蒲黄、五灵脂、枳壳；经来量少，淋漓不净，口苦咽干，烦躁寐差之郁热者，加川楝子、牡丹皮；经色鲜红，量或多或少，头晕耳鸣，腰膝酸楚，甚或潮热汗出，口干寐差者，加女贞子、龙骨、牡蛎；经色暗淡，肢冷倦怠，腰酸，溲清长，便溏者，加淡附子、补骨脂；药物流产后出血加益母草、泽兰、枳壳。血止之后，澄源培本，复旧生新。

# 三、疗 效 观 察

**1. 止血效果评定** 根据杨思澍等主编《实用中西医结合临床手册》（1990 年 2 版）中崩漏止血效果评定标准，显效：服药 7 天内血止。有效：服药 10 天内血止。无效：服药 10 天以上血不止。

**2. 治疗结果** 经治疗显效 47 例，有效 11 例，无效 4 例，总有效率为 93.54%。显效 47 例中药物流产 18 例，人工流产 4 例，放环后出血 3 例，肌瘤出血 13 例，功血 9 例。服药最少为 2 剂血止，最多 6 剂。

# 四、体 会

阴道出血是妇科多种疾病所表现的一个共同症状，本文 62 例均为胞宫非时出血，临床表现以出血量增多，淋漓不净为主，症似崩漏，为妇科急、难之症。急则治标，止血塞流为诊治之首务。蜂花合剂中蜂房、花蕊石、仙鹤草、艾叶清平酸涩，止血塞流。蜂房、花蕊石为笔者临床常用之对药，花蕊石酸涩平，入肝经，《本草纲目》曰："治一切失血，伤损内漏。"功专止血，又能"下死胎，落胞衣"，而具止血化瘀之功。蜂房性平，味甘咸，有消肿解毒之功。且蜂房入肾壮阳，补阳药能调整内分泌，故蜂房与花蕊石同用，消补兼施，消炎止血，化瘀畅流，推陈出新，以冀达到促进子宫内膜剥脱与修复的目的。血为阴，气所帅，出血量多，日久不净，血去阴伤，气随血耗，故以"清凉"之辈生脉散（太子参、麦冬、五味子）益气养阴。武之望曰："气犹堤，血如水。"气足则堤坚，阴足则热退，血海宁静，血行脉内，自不妄行。肾为月经之本，冲任之源，血之源头在肾，方中续断、枸杞子补肝肾，调冲任。《别录》谓续断专治妇人崩中漏红。肝藏血、司血海，体阴而用阳。本方以白芍合枸杞子以养血柔肝敛阴，以防血去肝伤，肝火内盛，下扰血海，因果相干，加重病情。同时，又可遏制肝气犯脾，以保生化之源。

综上，蜂花合剂具有塞流止血、益气养肝、固肾培本之功，组方药物皆入肝、肾、脾三经，性味多甘凉酸涩，塞流于培本之中，化瘀于止血之内，护阴于酸甘之味，塞不留瘀，补而不腻，气血调和，血海宁静，血不妄行。

（谢德聪，载于《福建中医学院学报》1997年第7卷第4期）

## 第三节 辨证分型治疗药物流产后阴道出血113例

## 一、临 床 资 料

本组均为妊娠49天以内的药物流产者，有完整胎囊排出，阴道出血超过16天未净之本院妇科门诊病例。年龄最小21岁，最大34岁。按门诊就诊顺序3∶1随机分为两组：中医辨证论治组82例，出血天数16～20天45例，21～25天16例，26～30天13例，30天以上8例，其中1例出血时间最长达54天。出血量与本人平时月经量比较，量多者15例，相似者17例，量少淋漓不净者50例。尿酶联免疫测定，尿妊娠试验阳性者28例。西药对照组31例，出血时间16～20天13例，21～25天12例，26～30天4例，30天以上2例，出血时间最长达39天。出血量多者5例，相似者8例，量少淋漓不净者18例。尿妊娠试验阳性者9例。两组患者年龄、出血时间、出血量均具可比性。

## 二、治 疗 方 法

药物流产后出血属中医恶露不绝，按中医药行业标准《中医病证诊断疗效标准》证候分类，治疗组82例，分为三型论治。

**1. 血热证（21例）** 治以清热凉血止血，药用蒲公英15g，牡丹皮9g，赤白芍各10g，黄芩8g，茜草9g，乌贼骨20g，旱莲草15g，仙鹤草30g，麦冬10g。若舌苔黄浊夹湿加鸡冠花15g，浙贝10g；若神疲乏力加太子参12g；若烦躁寐差加枣仁10g，莲心3g。

**2. 脾虚气陷证（22例）** 治以健脾益气，固摄止血。药用党参15g，生芪15g，焦白术15g，鹿角霜12g，当归6g，焦艾叶10g，地榆炭15g，金樱子20g，升麻炭6g，熟地炭10g。若纳差、脘胀者加陈皮6g，麦谷芽各10g；若肢冷、便溏加补骨脂10g。

**3. 气血瘀滞证（39例）** 治以活血化瘀，固冲止血。药用蜂房6g，花蕊石30g，当归10g，川芎8g，泽兰10g，山楂10g，黑蒲黄10g，枳壳12g，益母草10g，生芪10g。若苔黄有热加黄芩10g，苔白兼寒者则加炮姜4.5g。

对照组31例，治宜以促进宫缩、消炎止血为主，药用诺氟沙星200mg，维生素$B_6$20mg，卡巴克络10mg；每日3次，口服，缩宫素10U，每日1次。

## 三、疗 效 观 察

**1. 疗效标准** 显效：服药7天内阴道出血停止，症状消失；有效：服药10天内阴道出血停止，症状消失；无效：服药 10 天以上出血不止者。

**2. 治疗结果**　治疗组 82 例，显效 55 例，有效 19 例，无效 8 例，总有效率为 90.24%。无效 8 例中尿妊娠试验持续阳性 6 例，改行清宫治疗，4 例见妊娠物残留；2 例尿妊娠试验阴性者，改服西药消炎止血取效。对照组 31 例，显效 13 例，有效 11 例，无效 7 例，总有效率为 77.42%，5 例尿妊娠试验持续阳性者行清宫治疗，4 例见妊娠残留物。其中有 2 例改服中药益气养阴药物而血止。经统计学处理两组疗效有显著差异（$P < 0.01$）。

# 四、讨　　论

本组 11 例药物治疗无效行清宫术者，8 例见妊娠物残留。出血诱因从本组观察，有 79 例药物流产后未休息，其中 35 例出血量≥经量者，均有流产后过于操劳史，19 例过服温燥之品，26 例有性生活史，5 例并发外感。治疗以止血、清热、益气、化瘀为法。药理研究表明，清热凉血药如蒲公英、牡丹皮、黄芩等均具有抗菌消炎功效。活血化瘀药通过改善血液流变性而起消炎作用，祛瘀止痛行气；益气药通过提高机体免疫功能而扶正祛邪、抗菌消炎。同时活血化瘀药能促进宫缩，益气药如黄芪对子宫有选择性兴奋作用，能加强子宫收缩，促进止血与妊娠残留物排出。益气、活血化瘀药物能加速子宫内膜的修复。

（谢德聪，载于《中医药学刊》2001 年第 19 卷第 2 期）

## 第四节　中西医结合治疗功能性子宫出血 46 例疗效观察

功能性子宫出血简称"功血"，概括了中医的崩漏、月经先期、月经过多、经期延长等病证。现将 1994 年后治疗的 78 例疗效观察报告如下。

# 一、临　床　资　料

78 例均为本院妇科门诊及住院病例，病程 3 个月～7 年不等。年龄：13～18 岁 22 例，19～25 岁 23 例，26～35 岁 13 例，36～45 岁 20 例。未婚 31 例，已婚 47 例。临床表现为月经过多 7 例，经期延长 10 例，月经先期伴量多 11 例，月经先期伴经期延长 9 例，无周期、无规律的阴道出血 41 例。78 例按单日来诊者为中西医结合治疗组，计 46 例；逢双日来诊者为中药治疗对照组，计 32 例。两组年龄、病情等具可比性。

# 二、诊　断　标　准

诊断标准按《中药新药的临床研究指导原则·功能性子宫出血》。月经先期、月经过多、经期延长之诊断按《中医妇科学》教材。78 例中诊断为无排卵型功血 47 例，排卵型功血 31 例。46 岁以上患者因妇科肿瘤、心血管等疾病进入高发，增加功血诊断的困难，故为排除病例。

# 三、治　疗　方　法

**1. 止血**　本病临床表现以阴道不规则出血为主诉，中西医治疗均以止血塞流为首务，两组病例分别选用中、西药止血比较。治疗组：无排卵 29 例用苯甲酸雌二醇 2mg，每日 1 次，肌内注射，血止后以己烯雌酚 1mg，每日 1 次，口服，维持至月经来潮前 3 天；排卵型 17 例用甲羟孕酮 8mg，每日 3 次，口服，血止后每 3 天减 1/3 量，以 2mg 每日 3 次，维持至经前 3 天停药。对照组以中药蜂花合剂：蜂房 6g，花蕊石 20g，太子参 15g，麦冬 9g，五味子 6g，枸杞子 15g，川续断 15g，白芍 9g，仙鹤草 20g，海螵蛸 30g 等随症加减，每日 1 剂，口服。

**2. 调周促排卵** 两组病例均于血止经净后以归肾丸（熟地、怀山药、茯苓、山茱萸、当归、枸杞子、菟丝子）补肾填精为主方，凡见经来色浅红、质稀、面色㿠白无华、腰酸肢冷、溲清便溏、舌质淡红、苔薄白、脉细弱等阳虚证者，加党参 15g，炒白术 12g，淫羊藿 12g，补骨脂 10g 以益气健脾温阳；若见经来色深红、质稠、口干面赤、手足心热、溲黄、便结、舌质红、苔薄黄、脉细数等阴虚证者，则加龟板 24g、黄柏 9g、阿胶 9g、川续断 15g，连服 5 剂以促进卵泡发育。排卵期则以归肾丸加黄芪 30g，枳壳 15g，重用菟丝子至 30g，每日 1 剂，服 3 天以益气温阳促排卵。黄体期以归肾丸加巴戟天 10g、覆盆子 15g、肉苁蓉 15g、香附 10g，平补阴阳促进黄体功能，每日 1 剂，服 5 天。经前期辨证调经以治标，凡经前证见胸闷喜叹息、乳房胀痛、烦躁易怒、口苦咽干、脉弦苔黄者，用丹栀逍遥丸加益母草、茜草以疏肝清热调经；若证见神疲乏力、纳差多梦、面色少华、舌淡红苔薄白、脉细弱者，用归脾丸加芡实、金樱子、川续断等以益气固冲调经；面红唇赤、口苦、溲黄，便结、舌红苔黄、脉滑者用清热固经汤（生地、地骨皮、龟板、牡蛎、阿胶、栀子、地榆、黄芩、藕节、棕榈炭、甘草）以滋阴清热调经；经来量少、淋漓不净、或有块、色暗红，舌质暗红或有瘀斑、瘀点者，用四物汤加花蕊石、蒲黄、枳壳以活血化瘀调经；经前无症可辨者，用四物汤加丹参、香附以和血理气调经。如此治疗 3 个月经周期，停药 3 个月观察疗效。

## 四、疗 效 观 察

**1. 疗效标准** 近期止血效果参考杨思澍等主编《实用中西医结合临床手册》中崩漏止血效果标准：服药 3 天内血止为显效；服药 7 天内血止为有效；服药 10 天以上血不止者为无效，最终疗效标准按《中药新药临床研究指导原则·功能失调性子宫出血》。统计学用 Ridit 检验。

**2. 治疗结果** 见表 4-1。

表 4-1 近期止血效果

| | 例数（个） | 显效（个） | 有效（个） | 无效（个） | 总有效占比 |
|---|---|---|---|---|---|
| 治疗组 | 46 | 38 | 8 | 0 | 100% |
| 对照组 | 32 | 8 | 21 | 3 | 91% |

## 五、讨 论

功血的治疗，止血治标必须迅速，调周治本务求实效。性激素能选择性地作用于子宫内膜，故近期止血迅速，治疗组平均服药 2.31 天血止，比对照组用药 4.51 天明显缩短，近期止血效果治疗组与对照组比较 $P<0.05$，有显著差异。性激素迅速止血，使患者在精神上摆脱因出血所致的忧虑和恐惧，有利于"下丘脑-垂体-卵巢轴"的功能恢复。但西药止血、调周、促排卵

常不能同步到位，因而可能延长疗程，且性激素停药后易复发。

功血临床表现多样，因患者年龄、体质等不同，单方验方难以重复取效。加之病因不同，病情寒热虚实错杂，难以辨证，药难专一，有的则临床无症可辨等，致使中药止血起效较慢，但中医治疗是从整体出发促进自身功能的恢复，故疗效稳定。因此取中西之长，以性激素迅速止血之长以治标，以中药调周促排卵治本，可以避免长时间应用性激素的副作用，缩短治疗周期，节省费用，具经济与社会效益。

中药调周促排卵的关键在于调整肾中阴阳的平衡。经水出诸肾，功血病机以"肾虚为本，并累及心肝脾"，故补肾为治本之法，方取归肾丸，以熟地、山萸肉、枸杞子、杜仲、菟丝子以补肾养肝，茯苓、怀山药健脾益肾，肝、脾、肾三脏同治，填补精血，滋而不腻，温而不燥，平补阴阳。以功血有排卵与无排卵之分，出血量多少不一，病程长短不同等，肾虚也有阴阳之不同，故调周必须辨明肾阴阳的偏盛偏衰，以纠偏救弊，重建阴阳平衡，以免患"虚虚实实"之戒。对偏阳虚者于归肾丸中加入党参、淫羊藿等以益气温阳。精血为卵泡发育的物质基础，阳气是卵泡发育的动力，阳生阴长，生化无穷。偏阴虚者于归肾丸中增入龟板、阿胶等血肉有情之品以补益奇经，阴虚常有内热者，加入黄柏可泻阳和阴。阴平阳秘，精血内守，卵泡得以发育。肾阴、肾阳的充盛是保证卵泡发育成熟、黄体功能正常的先决条件。于归肾丸中加入益气温阳之黄芪、菟丝子等加强功能，促进"重阴必阳"的转化而致排卵，是基于"壮阳补肾中药是通过受体功能调节神经内分泌，增强卵巢的 HCG、LH 受体功能，提高卵巢对垂体 LH 的反应，同时又能增强垂体对下丘脑促黄体生成素释放激素（LR-H）的反应"的理论，通过益气温阳达到排卵前的 LH 高峰。本组 47 例无排卵型功血基础体温者单相，于应用益气温阳后有 46 例 108 个周期基础体温升高达 $0.3 \sim 0.5℃$。为维持黄体期阳盛，故于归肾丸中加入巴戟天、肉苁蓉等温而不燥之药，加入香附理气意在运动中求生化，同时利于经前期"重阳必阴"的转化，有利于调节月经的如期来潮。经前实行辨证调经是基于肾阴阳的平衡与转化，是通过五行制化来实现的，"亢则害，承乃制，制则生化"。现代研究表明健脾、调肝等法也可以调整内分泌。如徐氏"肝郁气滞证体内雌激素增高，经舒肝后可随症状而改善"。心主神明，肝主谋虑，脾主思虑，均代表了脑的一部分功能，而能对下丘脑-垂体-卵巢轴的神经内分泌功能产生影响。罗元恺曰："垂体与卵巢必须处于相对平衡状态，才有正常的性周期。内分泌之间不仅互相作用，而且激素之间必须浓度比例适度，出现时间和次序适宜，才能发生最大效应。"祖国医学对这些现象，主要用肾阴肾阳的充盛与相对的平衡协调，并由此而使天癸至、冲任通盛等一系列理论来加以阐述。笔者辨证使用中药调周促排卵，即是力求保持月经周期中肾阴阳的充盛，在不断消长中取得平衡，从而主导着胞宫祛旧生新，月经信而有期。

（谢德聪，载于《中国医药学报》2000 年第 15 卷第 6 期）

# 第五节　多囊卵巢综合征从湿论治探讨

多囊卵巢综合征（poly cystic ovary syndrome，PCOS）是一种发病多因性，临床表现呈多态性的内分泌综合征，以雄激素过多和持续无排卵为临床特征，是导致当今生育期妇女月经紊乱最常见的原因，概括了中医月经失调、闭经、不孕等多种病症，是妇科临床复杂而难以治愈的疾病。确切病因虽尚不清楚，但专家认为遗传、环境、地域、营养、生活方式等，可能是 PCOS 的高危、易患因素，中医认为这些因素都是病因，以及临床所伴随的肥胖、痤疮及卵巢的多囊改变。从中医学角度笔者认为，"湿"邪可能是 PCOS 的重要病因。

# 一、医籍摘要

## （一）古籍摘要

PCOS 患者临床多以月经后期、过少、闭经、不孕就诊于妇科，以上病证古医籍多有痰湿之邪致病的论述。

《陈素庵妇科补解》曰："经水不通有属积痰者，大率脾气虚，土不能制水，水谷不化精，生痰不生血，痰久则下流胞门，闭塞不行，或积久成块，占住血海，经水闭绝。亦有妇人体肥脑满，积痰生热，热结则血不通，宜用四物汤合二陈汤导痰行血。"

《妇科秘书八种》曰："体肥痰滞壅，故令经血不能通，加减导痰汤作主，多服方知药有功。"

《丹溪心法》曰："若是肥盛妇人，禀受甚厚，恣于酒食之人，经水不调，不能成胎，谓之躯脂满溢，闭塞子宫，宜行湿燥痰。"许学士用苍术治痰窠囊，旁行极妙。痰夹瘀血，遂成"窠囊"。"窠囊"极似多囊卵巢改变。

《万氏妇人科》曰："唯彼肥硕者，膏脂充满，元室之户不开。顽痰者，痰涎壅滞，血海之血不流，故有过期而经始行，或数月经一行，及为浊，为带，为经闭，为无子之病。""气郁血闭不行者，用开郁二陈汤主之。"（开郁二陈汤：陈皮、茯苓、苍术、香附、川芎、半夏、青皮、莪术、槟榔、甘草、姜引）。

《女科切要》曰："肥白妇人，经闭而不通者，必是湿痰与脂膜壅塞之故也。"

《医宗金鉴》曰："或因体盛痰多，脂膜壅塞胞中而不孕。"

《女科仙方》曰："肥胖之妇，内肉必满，遮子宫，不能受精。"

## （二）现代研究摘要

侯丽辉等提出 PCOS 的生殖障碍中医病机是"痰壅胞宫"。

闫妙娥等认为 PCOS 卵巢功能障碍是"痰浊"壅塞胞宫。

俞瑾以补肾化痰的"俞氏温补方"治疗 PCOS，排卵率达 82.7%，其以辨证与辨病相结合的方法将 PCOS 分三型治疗，均离不开化痰，并体会到对氯米芬治疗无反应者治宜益肾化瘀祛痰。

石景亮首选苍附导痰汤加减治疗 PCOS 取得较好疗效。

肖承悰主编《中医妇科临床研究》（全国高等中医药院校研究生规划教材），在论述 PCOS 病因病机中指出痰湿的产生与肾、肝、脾相关，"痰湿积聚，脂膜壅塞，体肥多毛，或痰脂凝聚而致卵巢增大，包膜增厚，其痰瘀凝聚而成癥，结于胞脉胞络，形成月经稀发，失调，不孕等顽症。"其辨证论治分四型：肾虚痰湿，肝郁血瘀，肝经湿热，脾虚痰湿。其中三型均与"痰湿"相关。

# 二、病证分析

（1）月经后期、过少，闭经：是大多数 PCOS 患者稀发排卵或无排卵的临床就诊主诉，中医认为这类病症有虚、实之分，虚者精血不足，血海不盈；实者或气滞血瘀，或寒（痰）湿阻滞，血行受阻，血海不能按时盈溢。

（2）肥胖、痤疮、多毛伴随着月经后期、过少，闭经而发，是 PCOS 患者高雄激素的临床表现，肥胖者躯脂满溢，主因为"湿"，痤疮者，《外科正宗》曰："粉刺属肺……皆因血热郁结不散。"主因为热，其丘疹内皆为白色碎米样粉汁，为阴湿之物，故痤疮每兼湿。湿热熏蒸肌肤不仅可见痤疮，还可致多毛。

（3）卵巢多囊改变：PCOS患者超声可见卵巢增大，包膜增厚，仍"痰脂凝聚"。

综上PCOS患者高雄激素血症与卵巢的改变都与湿、痰相关，故可认为月经过少、后期、闭经病因也以"湿"为主，湿郁气滞、湿郁血瘀，血海阻隔，经血不能下行。

# 三、病 例 分 析

**1. 病史** 笔者近随机收集30例自2012年2月至2012年5月在本院妇科门诊就诊、确诊为PCOS者，其中中学生8例，入睡时间除1例外均在23时以后，学业紧张，思虑伤心脾。4例银行职员，3例教师，均诉工作紧张，压力大，抑郁伤肝，肝气不舒。赵献可在《医贯》中云"七情内伤郁而生痰"。6例平时喜食煎炸、辛辣厚味之品，湿热内蕴；9例喜食冷饮，寒湿内停。30例均为城市人群，普遍活动少，除2例有游泳习惯外，28例每天活动均不足半小时，"久坐伤气"，气滞水停，情志不和，饮食不节，劳逸失常均可生湿。

**2. 临床表现** 月经过少5例，月经后期18例，闭经4例，经期延长2例，漏下1例；已婚12例，6例已育一胎，6例伴原发不孕。

（1）肥胖：28例发病后体重均有不同程度增加，最少2.5kg，最多20kg，体重指数大于23者5例。肥胖之因多为"湿"。

（2）痤疮：24例均有轻重不一的面部痤疮，为热、为湿、为痰。

（3）舌脉分析：舌质淡红，苔薄白者6例；舌质淡红，苔薄浊者7例；舌质淡红，苔黄浊者5例；五分之三病例苔见湿阻之征。

（4）证型分析：30例证型诊断依据国家标准《中医临床诊疗述语》，计分6型：痰湿阻滞、气滞湿阻、肝热脾虚、脾虚湿热、阳虚湿阻、阴虚湿阻。全部证型均与"湿"相关。

# 四、辨 治 探 讨

**1. 痰湿阻滞证**

临床表现：月经推后，经量过少，经闭不行，伴形体肥胖，胸闷倦怠，食少腹胀，或带下色白，痰多，便溏，舌质淡红，苔浊腻，脉濡缓。

治法：燥湿化痰，理气调经。

方药：苍附导痰汤（《叶天士女科》）加减治疗3个月，6例计有13次月经来潮。妊娠1例。

**2. 气滞湿阻证**

临床表现：月经后期、过少、闭经，形体壮实，胸闷胁胀，肢体困重，多毛，大便干燥，舌质淡红，苔薄浊，脉弦滑。

治法：理气化湿，活血调经。

方药：开郁二陈汤（《万氏妇人科》），加减治疗3个月，5例计行经6次。

**3. 肝热脾虚证**

临床表现：月经后期、量少、或经行难净、闭经、口苦口干、痤疮色红、烦躁、胁胀、便溏，舌淡红，苔薄黄，脉弦细。

治法：疏肝清热，健脾化湿。

方药：当归芍药汤（《金匮要略》），丹栀逍遥丸（《内科摘要》）加减，本案 11 例，治疗 3 个月，计正常行经（经量、行经期正常）17 次，已孕 1 例。

**4. 脾虚湿热证**

临床表现：月经后期，量少，或先后无定期，经行难净，口苦口臭，痤疮色红，以口周为显，肢体困倦，食少便溏，舌质淡红，苔黄浊。

治法：清热燥湿，健脾和中。

方药：半夏泻心汤（《金匮要略》）加减，本案 5 例，治疗 3 个月，月经来潮 10 次，已孕 1 例。

**5. 阳虚湿阻证**

临床表现：月经后期，闭经，形体肥白，肢体困重，肢冷畏寒，夜尿增多，食少腹胀，便溏，舌质淡胖，苔白滑。

治法：温阳利湿，活血调经。

方药：苓桂术甘汤，肾气丸（《金匮要略》）加减，本案 2 例经 3 个月治疗，闭经者行经 1 次，月经后期 1 例行经 2 次。

**6. 阴虚湿阻证**

临床表现：经行 35 天未净，量少，色红，时出时止，口苦口干，手心热，肢体困重，脘闷，舌质红，苔腻微黄。

治法：滋阴清热，化湿固冲。

方药：两地汤（《傅青主女科》）去地骨皮加青蒿、茯苓、薏米、蔻仁、金樱子、女贞子、旱莲草、续断。本例初诊服药 5 剂血止经净，2 周后复见阴道少许出血，再以前方进出调治 2 周血止，后未再诊。

# 五、讨 论

PCOS 发病率占生育年龄妇女 5%～10%，确切病因尚不清楚，仍需不断探索，但遗传因素、地域、营养、生活方式等已引起高度关注，可能是其发病的高危因素。本文收集 30 例患者中不乏迟睡、工作学习压力大、膏粱厚味、贪凉饮冷、久坐少动等，诸如此类中医认为皆是病因，以致心脾气郁，肝气不舒，脾失健运，气化失职，血行不畅，湿郁则肥胖；郁久化热熏煎肌肤则发痤疮、多毛；血气不和，冲任失调则月经异常等。湿邪黏腻，不易祛除，遇寒则寒化，遇热则与热合，致病性寒热错杂。内湿的产生与肺、脾、肝、肾均有密切的关系，涉及多脏，临床表现呈多态性，病情复杂，湿邪致病的这一系列特征与 PCOS 临床特征十分相切，决定了 PCOS 病程长，治疗难获速效、高效，PCOS 的治疗除合理用药外，专家呼吁减肥将有益于病情的康复。结合发病的高危因素，可以肯定，合理的饮食、健康的生活方式、积极的体育锻炼将有利于 PCOS 的预防与康复。因时间匆促，致本文收集的病例临床资料欠缺完整，非课题病例亦缺乏严谨仅为临床回顾性小结，而且因资料的欠缺，治疗观察的时间较短，疗效无法正确统计，治疗也无法详细体现全过程，本文旨在探讨湿邪与 PCOS 的发病关系，但并不排除其他致病因素，仅聊表湿邪致病的一些体会，抛砖引玉共同探讨。

# 六、病 案 举 例

郑某，31 岁，教师，初诊：2012 年 2 月 23 日。

主诉：月经常 2 个月余未行，结婚 3 年未孕。

病史：月经常 2～3 个月一行，经量较原来减少一半，经色淡暗、质黏，5 天净。结婚 3 年未孕，丈夫健康。现月经 2 个月余未行，或神疲体倦、纳少脘胀、口苦口干；形体较胖，面色较黄，口周痤疮、色红；舌质淡红，舌苔黄浊，脉细缓。B 超提示双侧卵巢有数个小于 8mm 卵泡、子宫内膜 8mm。

诊断：月经后期、不孕症。

病因病机：脾虚湿热，气血失调，冲任不和。

治法：健脾清热、调理冲任。

方药：半夏泻心汤加减。

煮半夏 9g，茯苓 10g，党参 12g，黄连 3g，黄芩 9g，干姜 3g，薏米 15g，苍术 9g，陈皮 6g，当归 9g，川芎 9g，益母草 12g。5 剂。

二诊：月经于药毕 4 天后来潮，经量中等偏少、色暗红，5 天净。舌淡红，苔浊微黄，脉缓。月经第 3 天血性激素：LH 11.5nmol/ml，FSH 4.1nmol/ml，其余在正常范围。

方药：煮半夏 9g，黄芩 9g，党参 12g，茯苓 12g，白芍 10g，薏米 15g，山茱萸 15g，柴胡 6g，当归 6g，续断 15g，枳壳 9g。7 剂。

三诊：经前 7 天，无特殊不适，舌淡红，苔薄浊微黄，脉缓。予柴胡四物汤加减。

柴胡 6g，黄芩 6g，煮半夏 6g，茯苓 10g，党参 10g，女贞子 15g，当归 9g，赤芍 9g，川芎 6g，5 剂。日服 1 剂。

四诊：月经 35 天未行，尿早早孕阳性。

**按语：**患者为教师，日夜操劳，劳伤心脾，脾气受损，运化失职，水湿内停，滞气滞血，血行不畅，血海退后盈溢，月经后期来潮；脾与胃相表里，足阳明胃经环络口唇，湿郁气滞，日久化热，则口苦口干、熏蒸肌肤，则见口唇痤疮；脾虚运化失职，则神疲乏力、纳少脘胀、湿泛肌肤则体胖；脾虚血少，冲任失调，则不能摄精成孕。虚实夹杂、上热下寒，治疗主以健脾化湿，佐以清热。半夏泻心汤之党参、大枣、甘草健脾益气，半夏燥湿，芩、连清热。尤在泾曰："方中黄连、黄芩以降阳；半夏、干姜以升阳；阳升阴降，痞将自解。"阴阳气血调和、血海蓄溢正常，经候如期。

# 第六节　子宫脱垂

子宫脱离正常位置沿阴道下降，子宫颈外口达坐骨棘水平以下，甚至子宫全部脱出于阴道口外者，称子宫脱垂，常伴发阴道前后壁膨出。以其阴中有物下坠，甚至挺出阴户之外，故中医称其为"阴挺""阴挺下脱""阴脱""阴突"等。根据其突出形态的不同而有"阴菌""阴痔""阴茄"等名称。宋代以后将发生产后子宫全部脱出者称为"产肠不收""子肠不收"，以示脱垂有轻重之别。叶天士称其为"子宫脱出"，伴膀胱膨出者称"膀胱落下"，与现代相切。

子宫脱垂早在晋代《脉经·卷九》即有论述："少阴脉浮而动，浮则为虚，动则为痛，妇人则阴脱下。"首次从脉证角度提出因虚致脱的病理。巢元方首称本病为"阴挺"，于《诸病源候论·妇人杂病诸候》专立"阴挺出下脱候"，明确指出本病乃因"胞络损伤，子脏虚冷，气下冲则令阴挺出"。并认识到其发生与分娩密切相关，而在产后病篇中专立"产后阴下脱候"，曰："产而阴脱者，由宿有虚冷，因产用力过度，其气下冲，则阴下脱也。"巢氏之说切合临床而为后世所宗。唐代孙思邈《备急千金要方》首载方药十九则，补充了巢氏有证无方之憾，拟内服"当归散""黄芩汤"，外用"硫黄散"，以及灸"身交五十壮"、阴道纳药、熏洗等法，创综合疗法之先河。孙氏还提出"禁举动、房劳，忌冷食"等治疗禁忌与保健措施。宋代陈言在《三因极一病证方论·阴脱论治》中记叙了本病的临床主证："阴下挺出，逼迫肿痛，举重房劳，皆能发作。清水续续，小便淋露。"宋代陈自明《妇人大全良方》宗巢氏之说，列《千金方》数则治疗方药。熊宗立在校注时以"蓖麻子研烂涂顶上"，立"温阳举陷"治法。薛立斋在《校注妇人良方·妇人阴挺出下脱方论》根据本病主因"气下冲则阴挺出"，提出"升补元气为主"的治疗大法，主用补中益气汤随证加减，若"肝火湿热，小便涩滞，用龙胆泻肝汤"，并列举二案阐明标本虚实之辨治。如："一妇人阴中突出如菌，四周肿痛，小便频数，内热晡热，似痒似痛，小腹重坠，此肝脾郁结，盖肝火湿热而肿痛，脾虚下陷而重坠也。先以补中益气汤加山栀、茯苓、车前子、青皮以清肝火，升脾气；更以加味归脾汤调整脾郁。"对另一妇人"阴中挺出五寸许，闷痛重坠，水出淋漓，小便涩滞"，则"夕予龙胆泻肝汤分利湿热；朝予补中益气汤升补脾气"。其论治方法灵活，影响深广，沿用至今。元代朱丹溪以"皮工"法治疗取效。《景岳全书·妇人规·前阴类》曰："妇人阴中突出如菌如芝，或挺出数寸，谓之阴挺。此因胞络伤损，或因分娩过劳，或因郁热下坠，或因气虚下脱，大都此证当以升补元气、固涩真阴为主。如阴虚滑脱者，宜固阴煎、秘元煎；气虚下陷者，宜补中益气汤、十全大补汤；因分娩过劳、气陷者，宜寿脾煎、归脾汤；郁热下坠者，宜龙胆泻肝汤、加味逍遥散。"因、证、论、治均较为完备，形成了子宫脱垂气虚、肾虚、湿热之主体病因证治学说。清代吴谦《医宗金鉴·妇科心法要诀》着重于气虚与湿热证之鉴别，曰："阴挺下脱即㿗病，突出如蛇或如菌，湿热肿痛溺赤数，气虚重坠便清长。"《叶天士妇科·论治保产上总目》曰："儿胞下后，膀胱落下，名曰痂病。""子宫脱出""膀胱落下"，所称与现代相切，足见清代医家对本病认识与研究已较深入。

过去，子宫脱垂是劳动妇女的常见病，据肇庆地区普查，发病率为 1.25%，而农民占 97.96%，也有本病发病率占农村成年妇女 1.5%～3% 的报道。

我国政府十分重视本病的防治，1958 年就提出了子宫脱垂和生殖道瘘两病的防治。20 世纪 70 年代卫生部将两病列入全国医药卫生科技发展规划纲要重点科研项目，组织全国十省市妇产科工作者联合攻关，开展普查，免费治疗。协作组于 1979 年、1981 年分别在湖南衡阳、山东青岛召开会议，总结防治经验。从普查资料分析，分娩损伤是本病的主因，患者主要是劳动妇女。积极改善农村医疗条件，提高产科质量，注意产后保健，加强妇女劳动保护，实行计划生育可以大大降低发病率。会上制定了诊断标准，总结了防治经验，在治疗上肯定了中医学传统的益气升提、补肾固脱法的疗效。在深入的研究中，许多学者认为"肾主生殖而系胞，生殖系统属肾"，因而更应重视补肾。在群防群治中还挖掘出许多单方、验方及外治方药，发展了针灸治疗法，并配合子宫托、体育锻炼等综合疗法，使大部分 I、II 度脱垂者免除手术之苦，充分显示了中医药在本病防治中的优越性。现代药理研究显示，许多益气、补肾药可加强子宫收缩，增强体力与肌张力，提高雌激素水平，利于下脱子宫之回纳，验证了中医药治疗子宫脱垂传统治法的科学性。

现在，随着产科技术的提高，妇女保健意识的增强，围生医学的普及，计划生育的实施，子宫脱垂的发病率已大大下降。但随着我国人均寿命的提高，社会人口老龄化，老年妇女子宫脱垂问题已日益受到关注，曲氏报道 538 例老年妇科疾病，其中阴道内肿物脱出与阴道出血、腹痛并列居妇科疾病发病率之二。I 度子宫脱垂早期诊断，中医防治仍有很好的效果。为提高生活质量，对 II、III 度脱垂者，如无手术禁忌，多行手术治疗。故当前研究的热点集中在手术方式的选择上。

# 一、病 因 病 机

子宫凭借胞脉、胞络的维系而居盆腔的中央。胞络主要是指悬系子宫的韧带，也包括骨盆组织在内。子宫主要依靠阔韧带、子宫骶骨韧带、圆韧带和盆底肌肉、筋膜的支托而保持其前倾的生理位置。若胞络伤损，无力维系则令阴挺下脱。伤损之因，主要为分娩所伤、素体不足、劳力过度、年老体虚等。

## （一）病因

**1. 产伤**　分娩产伤是子宫脱垂的重要原因。《万氏女科》曰："女子初产，身体纤柔，胞户窄小，子出不快，乃致拆裂。"旧法接生、暴力接产、年轻初产、多产、难产、急产、手术产等均可致盆腔筋膜、肌肉等组织过度伸展而弛缓难复，或裂伤破损，成为子宫脱垂的内因。如产时未及时修补，产后又失于调养，过早操劳，便秘努责，则受损的组织难以复原，"气下冲则阴挺出"。有研究者报道子宫脱垂发生于产褥期者占 73.86%，旧法接生占 96.6%。据普查的 13 403 例资料分析分娩损伤对盆底的影响，子宫脱垂组与非脱垂组盆底提托力差者比例分别为 26.52% 与 9.02%；会阴Ⅲ度旧裂的比例为 40.99% 与 12.45%。

**2. 素体虚弱**　《诸病源候论》曰："子脏虚冷，气下冲则令阴挺出。""子脏虚冷"之"虚"是言不足或不全，"冷"是形容功能或作用减退，子脏虚冷是指生殖器官发育不全或功能减退。虚而致冷，可因先天不足或后天失养。肾为先天之本，生殖系统属肾，"胞络者，系于肾"。或先天不足，发育不良，或先天肾气不足，或因房劳多产耗伤，或年老体虚，肾气虚衰，天癸渐竭，精血不足，胞失所养，作强低下。或素体虚弱，营养不良，慢性疾病，沉疴困扰，气血不足，肌肉筋脉失养，产时难以适应分娩引起的扩张，产后益虚，无力复旧，一遇劳力，则阴挺于下。国外学者报道未产妇发生生殖道脱垂，主要是因先天性盆底组织发育不良或缺损。徐惠珍曾报道一例新生儿子宫Ⅲ度脱垂。临床观察到年轻、未婚、未育者患子宫脱垂多因先天不足。素体虚弱，形体消瘦，即所谓"无力型"体质（常合并胃、肾、肝等内脏下垂）。据我国调查，脱垂组与非脱垂比较，脱垂组的家庭经济条件差，初潮年龄也较迟，体质较弱，既往患便秘、慢性支气管炎、哮喘等疾病的比例也高。

**3. 用力过度**　"气下冲则阴挺出"，产后操劳过早，举重提挈，慢性咳嗽，便秘努责或长期肩挑跋涉，蹲站位工作等，用力过度，腹压增加，皆可令气陷而脱。临床调查认为，腹压增加是本病的主要诱因。国外学者对腹内压力测定的研究显示，上腹部正常压力约 8cmH_2O[①]，下腹部为 20cmH_2O，但当咳嗽、负重、排便等用力时，可使腹压增加至 80～120cmH_2O。妇女负重在 30～40kg 以上，子宫即下降。中山医学院报道如肩挑重量为本人体重的 100% 时则宫颈下降达 1.4cm。福建省妇幼保健院临床测量 20 915 例正常妇女宫颈位置，用力较不用力时宫颈离处女膜距离明显缩短。据十省市、自治区调查，脱垂组与非脱垂比较，脱垂组中 8～13 岁开始劳动的占 27.19%，而非脱垂组只占 19.81%。走动劳动二组分别为 37.99% 与 6.35%。此外，腹腔内巨大肿瘤、大量腹水等亦可使腹压增加，迫使子宫向下移位。

## （二）病机

"胞络伤损，子脏虚冷，气下冲则令阴挺出""因产用力驱气而阴下脱"，巢氏之说以其

---

① 1cm H_2O 柱=0.735mmHg 柱，1mmHg 柱=133Pa。

切合临床而为后世所宗。陈自明又指出"坐产努力,举动房劳",薛氏校注时指出"气虚下陷"为其主要病机,并观察到其病理过程中合并的肝脾郁结、肝火湿热证。《景岳全书》综合各家之说,列胞络伤损、分娩过劳、郁热下坠、气虚下脱、阴虚滑脱等,其主要病机为胞络损伤,不能提摄子宫。

**1. 气虚**　气虚主要指中气之虚。脾主中气,其气主升。若分娩临盆过早,产程过长,坐产努力,劳倦过度,或分娩处理不当,胞络损伤,加之产后过劳操持;或长期蹲、站位工作;或素体虚弱、营养不良、消瘦无力;或因慢性咳嗽、便秘等病患影响致脾虚气弱,中气下陷,无力升举,任带失约,胞络弛缓无力,不能提托子宫;或脾虚生化乏源,气血不足,不能濡养肌肉筋脉,以致胞络松弛无力维系胞宫,亦令下脱。

**2. 肾虚**　"胞络者,系于肾。"肾藏精,主生殖,而子宫的行经、胎孕的全部功能就是生殖,生殖功能又属肾,先天不足,发育异常,早婚房劳多产,肾气亏耗,精血不足,无力作强,胞络弛缓;或年老体虚,肾元虚惫,天癸竭,精血虚少,胞宫、胞脉失于濡养;或肾阳亏虚,命门火衰,胞络、子脏失于温煦,"子脏冷",气下冲则阴挺出。

子宫脱出之后,若调护不慎,易受湿热病虫侵淫,或脾虚湿注,兼夹肝火,合而湿热蕴生,可致子宫表面溃烂,红肿疼痛,此是本病病理过程的并发症,因肝主筋,前阴为宗筋所聚,肝脉绕阴器,故前贤责之于"郁热下坠"。本病以"虚"为本,因虚致陷,因陷致脱。脾主肌肉,其气主升,胞络者系于肾。故胞络弛缓无力,当责之于脾,或责之于肾,或见脾肾两虚,精气不足。子宫脱垂之后,若感染湿热病虫,可生他变,以致虚实夹杂,久病难愈。西医妇产科学也认为本病主因是骨盆内筋膜组织松弛,缺乏紧张力,因而失去支持力量。而松弛的原因,部分由于体质因素及内分泌因素,另一部分是由于分娩时产道过度扩张与损伤,以致骨盆底肌肉功能不全。上述两种因素,如遇腹压持续增加的诱因,均可致子宫脱垂发生。

# 二、诊断与鉴别

## (一)诊断要点

**1. 病史**
(1) 分娩产伤、难产、手术产、多产、旧法接生,产后过早操劳,失于调护史。
(2) 长期蹲、站位工作,或肩挑负重等重体力劳动史。
(3) 素体虚弱,年老体衰,慢性疾病,咳嗽,便秘等。

**2. 临床表现**　子宫脱垂的临床表现在历代医籍中有形象的记载,如《三因极一病证方论》曰:"阴下挺出,逼迫肿痛,举重房劳,皆能发作,清水续续,小便淋露。"《妇人良方大全》曰:"妇人阴中挺出五寸许,闷痛重坠,水出淋漓,小便涩滞。"薛立斋曰:"其外证阴中挺出如蛇,如菌,如鸡冠花,或生虫湿痒,或溃烂出水……或肿闷坠痛,其内证伴体倦内热,经候不调……赤白带下,小水淋涩。"结合当今临床实际,归纳起来,如下所述。

(1) 阴道内脱出肿物:近阴道口或阴道外可见到脱出的肿物,随子宫脱垂的程度不同,突出物大小也不同。轻者,常在劳动、蹲站位、咳嗽等腹压增加时,感阴中滞碍,有物下坠,劳则病进,卧则内收;重度脱垂者,则整个子宫脱出于阴道口外,睡卧休息也不能自行回缩。

(2) 带下异常:带下增多、色白、质稀。若阴挺于外,复受湿热虫邪侵淫,表面溃烂,四周肿痛,则水出淋漓,带下色黄而气臭。

(3) 小腹坠胀,腰骶酸痛:为早期脱垂者常见症状,劳则症显,卧则症减,以合并直肠膨出者为著。

（4）二便异常：严重脱垂，或伴发阴道前后壁膨出，或膀胱、尿道、直肠膨出者，影响膀胱气化和大肠传导之职，则可见尿频或失禁，或二便不通，常须用手将膨出物上托后方得顺畅排解。

**3. 妇科检查** 以患者使用腹压时检查为准。子宫大小多正常，宫颈外口达坐骨棘水平以下，甚或子宫全部脱出于阴道口外，可伴有阴道前、后壁膨出，或程度不同的尿道膨出，宫颈管可有延长。若阴道壁长期暴露，其横皱襞可变浅，甚至消失。阴道黏膜可见水肿肥厚、角化，失去正常弹性。

**4. 子宫脱垂分度** 子宫脱垂有轻重之分，根据 1981 年"两病"协作会议意见，分为三度，沿用至今。

Ⅰ度：轻型，宫颈距处女膜缘少于 4cm，但未达处女膜缘。重型，宫颈已达处女膜缘，但未超过该缘，检查时在阴道口见到宫颈。

Ⅱ度：轻型，宫颈已脱出阴道口外，但宫体仍在阴道内。重型，宫颈及部分宫体已脱出于阴道口外。

Ⅲ度：宫颈及子宫体全部脱出阴道口外。若合并阴道壁膨出，应表明程度，其标准如下。

轻度：阴道壁已达处女膜缘，但尚未膨出于阴道外。

中度：部分阴道壁已脱出于阴道外。

重度：阴道壁已全部膨出于阴道外。

据上妇科检查，子宫脱离正常位置，沿阴道下降，宫颈外口达坐骨棘水平以下者，为诊断子宫脱垂之主要依据。

## （二）鉴别诊断

**1. 阴道壁囊肿** 本症可见阴道壁明显突出，但囊肿一般壁薄，表面光滑，边界清楚，不随压力而改变大小，不能移动，宫颈与宫体仍在正常位置。

**2. 子宫黏膜下肌瘤** 子宫黏膜下有蒂肌瘤可下垂到阴道内或脱出于阴道口时，沿肌瘤向上，即可触到蒂的周围被一环状宫颈所包绕，而下垂之瘤体下方不见宫颈口。

**3. 单纯宫颈延长** 本病虽宫颈外口部位离处女膜缘距离缩短，但阴道前后壁无膨出，宫体仍在正常位置，用力时不下降。

**4. 重度膀胱膨出** 子宫脱垂常合并膀胱膨出，但单纯膀胱膨出者，阴道检查宫颈仍在正常位置，用力时不下降。

**5. 完全性子宫内翻** 较少见，阴道内可见翻出深红色的子宫内膜，与阴道壁颜色不同，在突出物的下方找不到宫颈口，但在其两侧角可见凹陷的输卵管子宫入口，双合诊检查盆腔无子宫。

# 三、辨 病 论 治

子宫脱垂常伴腰骶酸楚，小腹下坠，为本病主症。腰为肾之外府，女子肾以系胞，小腹为胞宫所居，为脾所主，故脾肾气虚，胞络失常，弛缓无力，不能升举为本病主要病机，治宜益气升提，补肾固脱。

**1. 益气升提汤**（《名医秘方绝招新编》）

组成：高丽参 9g，黄芪 30g，白术 10g，升麻 4.5g，当归 10g，肉苁蓉 18g，续断 15g，菟丝子 15g，柏子仁 15g，枳壳 6g。

本方有健脾益肾、升提固脱之功,用于脾肾气虚之阴挺下脱、崩中漏下、带下淋漓等。本方为岑观海治疗子宫脱垂验方,以高丽参、白术、当归、柏子仁健脾益气补血;黄芪、枳壳、升麻益气升提;肉苁蓉、菟丝子、续断补肾固冲。脾肾健固,阴血充足,胞中肌肉、筋脉得以濡养,则筋健有力而能提举,下脱之子宫可以回纳。每日 1 剂,水煎服,1 个月为 1 个疗程。

**2. 大补元丸**

组成:人参、熟地、金樱子、怀山药、白芍、牡蛎、白芷、五味子、白术、柴胡、山萸肉、升麻、乌贼骨、大枣,共研末,炼蜜为丸如梧桐子大。

本方有补脾益肾,升提固涩作用。本方为陈莜宝治疗子宫脱垂的经验方。他以本方治疗子宫脱垂 78 例,痊愈率 52.5%,有效率 30.7%。子宫脱垂常见并发症如带下增多、夜尿频、脱发等均随子宫脱垂病情的恢复而改善;并认为脾主肌肉,脾气虚弱,运化失职,血行不畅,是造成盆底肌肉松弛的根源;且观察到本病肾虚证人群所占百分比大,夜尿频数者占 98%,故治宜健脾补肾,而主用大补元丸。每次服 10 丸,每日 3 次,空腹温开水送下,连服 3 个月为 1 个疗程。[上海中医药杂志,1966,(3):92]

**3. 收宫散**

组成:白胡椒 20g,附片 20g,官桂 20g,白芍 20g,党参 20g。共研末,加红糖 60g,混匀分成 30 包。

本方有健脾温阳作用。党参健脾益气,附片、白胡椒、官桂温阳散寒,白芍开阴结,引阳药入阴以温中散寒。每日早、晚空腹服 1 包,开水送下,15 天为 1 个疗程。[陕西中医,1984,(1):18]

# 四、辨证论治

## (一)辨证要点

产后多虚,本病多发生于产后,因产胞络受损;或素体虚弱,子脏虚冷;或劳力过度;或年老体虚;或房劳多产。总因虚而致胞络虚损,不能维系胞宫致阴挺下脱。若伴气短神疲,小腹下坠,面色少华,四肢乏力,带下色白,劳则病进,脉虚细者,主因气虚;若子宫脱垂伴头晕耳鸣,腰膝酸软,腹坠溲勤者,证为肾虚;若宫脱日久不收,见表面溃烂,红肿疼痛,黄水淋漓,带下气臭者则属湿热,乃虚中兼实。

## (二)治疗原则

子宫脱垂之治疗,应根据《内经》"陷者举之""虚者补之""脱者固之"的原则,以"升补元气为主",包括补血、益气、助阳、扶阴等内容,从补虚和充实体质及功能的不足,来消除一切衰弱的现象。本病主因脾虚气陷,肾虚滑脱,胞络损伤,故治宜益气升提,补肾固脱,使之上有提系,下能固摄。气虚者,以益气升提为主,佐以益肾;肾虚者,宜补肾固脱,佐以益气;兼湿热者,以清热利湿先治其标,继以补虚治本。药理试验提示,补气药如黄芪、党参、白术等能提高肌张力,促进平滑肌收缩;补肾温阳益精能提高雌激素水平,兴奋性功能,增强体力,以利子宫复原。

在治法上,除内服外,应重视外治。《备急千金要方》共列治疗阴挺方药 13 则,其中 8 则属外治,今人吴民收集治疗阴挺验方 86 则,其中 44 则为外治,可见外治之重要。外治法主用药物熏洗、阴道纳药、局部敷贴等。同时还可配合针灸治疗、上子宫托等。因人因证制宜,以综合施治疗效高。对脱垂重、病程长、经保守治疗无效者，可采用手术治疗。

此外，治疗期间，还应配合体育锻炼，增强体质，同时注意加强提肛肌与腹肌锻炼以提高骨盆底组织的张力。并应禁劳力、举重，节房事，忌生冷，以利子宫回纳。

## （三）分证论治

### 1. 气虚

（1）临床见证：子宫下脱，或伴阴道壁膨出，阴中滞碍坠胀，卧则内收，劳则病进，甚则阴挺脱出不收。伴神疲乏力，气短懒言，小腹下坠，面色少华，小便频数或失禁，或二便秘涩难解。或带下量多、色白、质稀。舌淡胖，苔薄白，脉虚细。脾主中气，其气主升，中气下陷，胞络弛缓，无力维系而阴挺下脱，轻则子宫仅下坠于阴道内，而感阴中滞碍坠胀，卧则内收，甚则整个子宫脱出于阴部之外，不能还纳。

（2）辨证依据

1）神疲乏力，气短懒言，小腹下坠，面色㿠白。

2）难产、分娩产伤史，或产后过早操劳史。

3）长期蹲、站位劳动，肩挑负重史。

4）素体虚弱、慢性疾病，咳嗽、便秘史。

5）舌质淡胖，边有齿痕，舌苔薄白，脉虚细。

（3）治法与方药。

治法：补气升阳，举陷固脱。

方药：

1）补中益气汤（《脾胃论》加枳壳、诃子肉。

组成：人参、黄芪、当归、白术、升麻、柴胡、甘草、陈皮、枳壳、诃子肉。

水煎服，每日1剂，连服2周为1个疗程，有效者停1周后，再服1周以巩固疗效。未效者，加服1个疗程。Ⅰ、Ⅱ度脱垂者疗效较佳。

本方为甘温之剂，以人参（或党参代之）、黄芪合升麻、柴胡益气升提为君，"补其中而升其阳"，升提下垂之子宫；黄芪合当归，益气补血生肌，使肌肉、筋膜得以濡养而承载有力，适于气虚胞络损伤无力维系胞宫之证。加枳壳意在加强胞宫活动，增强肌张力。病程长，体质差者，应重用党参、黄芪各30~90g，以增强其益气升提之力，且黄芪又有生肌作用，能促进产伤的愈合。枳壳能增强子宫平滑肌的收缩，剂量宜大才能达到升提作用。

有研究者以本方重用枳壳至90g，治疗150例子宫脱垂，均获良效。叶克义等以枳壳15g，茺蔚子15g浓煎至100ml，每日分2次服。共治924例子宫脱垂，显效602例，有效173例，总有效率83.8%，而对照组单服补中益气汤116例，疗程及服法与之相同，总有效率为54.31%。梁祖坤单用枳壳30g加米酒250ml，同置砂锅内用文火加热，待煮沸后打开锅盖，熏蒸阴部，每次20~30分钟，一般1次见效，2次痊愈。这些临床报道说明了枳壳内服、外用的升提作用，故以补中益气汤治疗本病加枳壳，方可提高疗效。

证见腰骶酸痛者，可加川续断、桑寄生以强腰益肾。小便频数或失禁者加金樱子、覆盆子、桑螵蛸以固缩小便。带多色白、质稀，加怀山药、芡实、金樱子以固涩止带。若带下色黄气臭，甚或脱出，子宫表面溃烂，黄水淋漓，则按湿热处理，先治其标。

现代研究表明，补中益气汤属于兴奋及强壮类方剂，可促进营养吸收而增强体力。动物实验表明该方对在体与离体子宫均有选择性兴奋作用，药物治疗子宫脱垂，可增强子宫及附近组织的张力。脾主肌肉，健脾益气能增强肌肉的收缩力和抗疲劳作用，补中益气汤可兴奋内脏肌肉与韧带，提高其张力，而使下垂内脏复位。使用时有升麻、柴胡作用明显，去之作用减弱，且不持久，表明升、柴与方中其他药物有协同作用。在该方中加入枳壳、益母草等药时，其作用更突出，该方还能提高免疫力，抗衰老，增强体力，而有利于脱垂的子宫恢复。

补中益气汤中黄芪有类似生殖内分泌作用，可使白鼠动情期延续至 10 日之久（正常动情期约 1 日），能兴奋平滑肌器官和横纹肌，使其收缩加强。人参浸膏能引起未孕豚鼠离体子宫收缩，促进性腺内分泌功能，加强肾上腺素对家兔子宫肌肉的兴奋作用。白术含维生素 A、维生素 D，能使脊髓反射功能亢进，故对身体虚弱、肢体无力等症有效。当归水溶性非挥发结晶成分能兴奋子宫，使子宫收缩加强。《神农本草经》谓甘草"坚筋骨，长肌肉，倍气力"，现代认为其有类似肾上腺皮质素样作用。

薛立斋提倡子宫脱垂治疗以"升补元气"为法，主以补中益气汤，至今沿用。如天津中心妇产科医院治疗 23 例，治愈率为 72.29%，有的在普查中以该方治疗，治愈率高达 93.4%，最低为 78.9%，验证了该方疗效的可靠性。

2）升麻汤（经验方）

组成：升麻、枳壳、党参、黄芪、牡蛎、当归、益母草。水煎服，每日 1 剂，连服 2 周。

本方功能补中益气，固摄升陷，方中升麻、枳壳合牡蛎升提固摄，黄芪、党参、当归益气补血举陷，故宜于气虚阴挺之治疗。

3）三越十全大补口服液：有温补气血之功，用于气血不足，食少无力，久病虚弱，未老先衰，气短神疲，头晕心悸，子宫下坠，月经过多，外科手术创口久不愈合者。口服，每次 10ml，每日 2~3 次，1 个月为 1 个疗程。

**2. 肾虚**

（1）临床见症：阴挺下脱，腰脊酸楚，头晕耳鸣，小腹下坠，小便频数，夜间尤甚，舌淡红，苔薄白，脉沉细。

胞宫居小腹正中，腰为肾之外府，肾虚系胞无力，致阴挺下脱，腰脊酸楚，小腹下坠。因先天发育不全者，常发于青春之年，但少见，而常见年老绝经者。因多产房劳者，多见于生育期妇女，且与分娩有关。

（2）辨证依据

1）腹坠溲勤，头晕耳鸣，腰膝酸楚。

2）先天不足，多产体弱，年老体虚。

3）带下色白，清稀如水，小便频数，夜间尤甚。

4）舌淡红，苔薄白，脉沉细。

（3）治法与方药。

治法：补肾固脱。

方药：

1）大补元煎（《景岳全书·新方八阵》）

组成：人参、山茱萸、枸杞子、杜仲、熟地、当归、怀山药、炙甘草。

原治产妇气血大坏，精神失荣危剧等。张景岳称："此回天赞化，救本培元第一要方。"现代研究表明，该方能加强子宫收缩，具抗衰老作用，故适于治疗素体不足，年老体弱，多产房劳，元气不足，精血虚少之子宫脱垂。

该方具益肾气，固真阴之功。阴足以济阳，气旺则阳升，以达补肾升举固脱。可加入升麻、枳壳以加强升提之力。带多色白、质稀者，宜增入鹿角霜、艾叶、金樱子以益肾止带。

药理研究表明，人参能兴奋中枢神经，提高体力，人参与当归均有加强子宫收缩的作用。

人参合当归、熟地补益气血，使肌肉、筋络得以濡养，功能加强。熟地、甘草补肾精，益阴血，均具有肾上腺皮质素样作用。枸杞子滋阴壮阳，强筋骨，泽肌肤，其主要成分甜菜碱加入饲料中，能明显增加雉鸡体重和母鸡产蛋量，可使小鼠体重明显增加，且毛色光泽，肌肉丰满，血色鲜红，具有明显抗衰老作用。杜仲补肝肾，强筋骨，盖肝主筋，前阴为宗筋所聚，肝充则筋健，屈伸利用皆属于筋。大量临床资料表明，补肾药能促进卵泡发育，提高体内雌激素水平，而雌激素能促进子宫发育，使子宫收缩加强，利于下脱子宫之回纳。

2) 经验方

组成：党参15g，黄芪15g，川续断15g，桑寄生15g，煅龙骨15g，煅牡蛎15g，升麻9g，柴胡9g，杜仲炭9g，车前子9g，黄柏9g。

方中党参、黄芪、升麻、柴胡补中气、升中阳、提子宫；续断、桑寄生、杜仲、煅龙牡补肾固脱。中气升，肾气足，使子宫上有提系，下能固托。[陕西中医，1982，（1）：12]

3) 全鹿丸（《景岳全书·古方八阵》）：有补肾填精，益气培元作用。原治五劳七伤，诸虚百损，精神衰惫，妇人虚羸劳瘵，崩中漏下，阴挺脱肛等。每次6g，每日3次，15天为1个疗程，可连服2～3个疗程。

**3. 湿热**

（1）临床见证：脱出的子宫表面红肿疼痛，或溃烂渗液，带下色黄如脓，气臭；伴口苦口干，发热，肛门肿痛，小便黄赤，甚或尿频，尿痛。舌质红，苔黄或黄腻，脉弦数。

湿热并非子宫脱垂之起始原因，而是子宫脱垂过程中的并发症。其局部及全身症状、舌脉征均呈现一派湿热病虫侵淫之候。

（2）辨证依据

1) 脱出阴户之子宫表面红肿，或溃烂，黄水淋漓。

2) 带下色黄、质稠、气臭。

3) 发热口渴，纳差便溏，小便黄赤。

4) 舌红，苔黄或黄腻，脉滑数。

（3）治法与方药。

治法：清热利湿。

方药：

1) 易黄汤（《傅青主女科》）

组成：怀山药、芡实、黄柏、白果、车前子。

原治带下之湿热者。今阴挺下脱，因脾虚运化失职，水湿郁而化热，不仅下注任带且有碍胞宫之回纳。宜先健脾利湿，清热止带以治标，再益气升提以治本。如若带下色黄、气臭，伴口苦咽干，苔黄腻，此乃土虚木郁，可借鉴薛氏朝用补中益气汤以补脾气，夕服龙胆泻肝汤以清湿热之标本兼治法。

2) 龙胆泻肝汤（《医宗金鉴》）

组成：生地、木通、车前子、泽泻、黄芩、当归、黑栀子、龙胆草、甘草。

原治肝经湿热下注之子户肿胀坠痛及两胁疼痛。前阴者，宗筋所聚；肝脉者，绕阴器，今子宫脱出于阴户之外，并发红肿、疼痛、表面溃烂、黄水淋漓，伴心烦易怒，小便黄赤，发热口苦，正因肝经湿热下注所致，故而习用龙胆泻肝汤，清肝泄热除湿，并可配合外阴熏洗等，待热清湿解之后，方议益气升提，培本固脱。

子宫脱垂的治疗，临床分气虚、肾虚论治。先贤提出"以升补元气为主"的治疗大法。盖万物之本，万物之生，皆禀元气。元气与生俱来，藏之于肾，靠后天脾胃之充养，是以临床以健脾补肾并举疗效为佳。尤其对病程长、年高体弱者，更应脾肾同治。钱天相主用党参、黄芪、续断、桑寄生、杜仲以益气补肾，汪克明以全鹿丸治疗本病，均获佳效，是为典范。

此外，子宫脱垂的治疗应重视固涩收敛药的配合应用，以期提高疗效。《本草纲目》曰："脱则散而不收，故用酸涩温平之药，以敛其耗散。"收敛药味多酸涩而能收敛。现代研究发现本类药常含有大量鞣质，其味涩，而鞣质的收敛作用也早为西医学所确认。如金樱子属强壮收敛剂，其主要成分为苹果酸、鞣酸等，味酸涩。《本草从新》谓金樱子能"固精、秘气"。浙江瑞安报道以单味金樱子煎汤内服，治疗不同程度子宫脱垂203例，有效率为79.5%。又如五味子，其味酸性温，功能滋肾生津，收敛涩精。药理研究提示，五味子粗提取物能增强中枢神经系统的兴奋性，具抗疲劳作用，和人参作用类似；五味子还能兴奋子宫平滑肌，加强子宫节律性收缩，并提高其紧张度。在益气补肾方中加入五味子能提高其升提固脱的疗效。此外，五味子对葡萄球菌、伤寒杆菌的抑菌作用，可能与其所含有机酸有关，其在体外对铜绿假单胞菌也有抗菌作用。正因于此，子宫脱出合并感染者，用之亦甚合拍，尤以外洗、外敷效更佳。

# 五、其 他 疗 法

## （一）单验方

（1）金樱子根100g，黄芪50g，水煎服，每日1剂，连服10天为1个疗程。具益气升提、固精秘气、收敛强壮之功。适用于子宫脱垂不伴湿热者。

（2）升麻4g，研末，鸡蛋1个。先将鸡蛋顶端钻一黄豆大圆孔，将药末放入蛋内搅匀，取白纸一块蘸水将孔盖严，蒸熟食用。早晚各1次，10天1个疗程，结束后，停2天再服。

（3）棉花根30g，每日1剂，煎服，连服10天为1个疗程，可连服2~3个疗程。

## （二）外治法

### 1.熏洗方

（1）蛇床子60g，乌梅60g，煎水熏洗，每日1次，5天为1个疗程。

（2）金银花、地丁草、败酱草、蛇床子各50g，黄连10g，黄柏10g，苦参15g，连翘30g，枯矾15g，煎水熏洗。适用于子宫脱出伴溃烂流水等湿热证候者。每日1次，用至溃烂消失。

（3）生核桃皮50g，水煎200ml，温洗，每次20分钟，早晚各1次，1周为1个疗程。核桃皮具较强的促进子宫肌肉收缩和收敛作用，并有祛湿杀虫之功。

### 2.阴道纳药

（1）五五丸：五倍子30g，五味子24g，桃仁4g，枯矾21g，雄黄10g，共研细末，炼蜜为丸，每粒10g。用消毒纱布袋盛之，袋口留一长线，以便拔出。阴部消毒后，纳1丸于阴道内，每日1次，连用1周。

（2）提宫散：制川乌50g，制草乌50g，白及100g，共研细末，过筛，取1~2g盛入绢制小袋内，袋口用线缝一圈，留一段5cm长的线头，可使袋口收放。纳入阴道后穹隆，每日1袋，留阴道内6~8小时后取出，或当患者感到腹部发热，抽提达到顶点时，即将药取出。

（3）子宫丸（经验方）

组成：白矾、乳香、没药、硼砂、儿茶、雄黄、蛇床子、冰片、钟乳石、麝香、血竭、章丹。

具杀菌止痛、止血暖宫、通络活血、防腐解毒、消炎生新、燥湿之功。先将子宫复位，后将药贴于宫颈或阴道壁，再用大棉球蘸温开水，挤干，压紧。一般用药6~10次即不脱出。子宫脱出不能还纳复位者，不可用之。

**3. 外敷**

（1）干芙蓉叶 30g，乌贼骨 30g，五倍子 15g，五味子 10g，枯矾 8g，共研细末，高压消毒备用。适用于脱出之子宫溃烂流水者。早、晚各用药 1 次，至溃烂消失。外以消毒纱布保护，并令其卧床休息。

（2）五倍子 15g，冰片 1g，荷叶蒂烧灰，共研细末，局部用药。适用于脱出之子宫表面溃烂者。

## （三）针灸疗法

**1. 针灸法**

主穴：百会、关元、曲骨、维道、太冲、三阴交。

配穴：中极、气海、子宫、肩井、大赫、照海、足三里、次髎、提托、气冲。

有健脾补肾，升阳举陷作用。每日主穴选 3 个，配穴选 3~4 个。上部穴针朝下刺，下部穴针向上刺，补法，留针 30 分钟，或加用电针治疗。虚寒者，艾条温针身，或出针后于主穴上艾灸 3 壮。每日 1 次，连续 7 天为 1 个疗程，病情好转后，隔日 1 次，疗程间隔 3 天。子宫回纳后，再治疗 1 个疗程以巩固之。或单独用隔姜灸法，每日 1 次以巩固疗效。

**2. 针刺法**

主穴：维道、维胞、维宫。

配穴：三阴交、足三里、阴陵泉。

用六寸芒针，进针后沿腹股沟向耻骨联合方向透刺，深度一般在肌层与脂肪层之间，双侧同时进针、捻转。幅度、频率由小到大，由慢到快，以患者能接受为宜。当会阴部或小腹部有明显的由下而上的抽动感后即可退针。主穴每次 1 个，每日 1 次，5 日为 1 个疗程。

**3. 耳针** 取子宫、皮质下、外生殖器、交感等耳穴，或以经络探测器、耳针探测仪，或以针柄在耳郭三角窝找出敏感点。直刺 2~3 分，强刺激，留针 20 分钟，每日 1 次，10 天为 1 个疗程，或用皮内针埋针。

**4. 穴位注射** 取穴：三阴交、足三里、提托穴、八髎穴。

用 50%当归注射液，维生素 $B_1$ 等药物刺入穴位得气后，注入药液 2ml，隔日 1 次，5 天为 1 个疗程，每次选 2 穴。

**5. 穴位敷贴**

（1）用蓖麻子仁 30 粒，捣烂，贴百会穴，外加热敷，可提高疗效。每日 3 次，每次贴 30 分钟，连用 7 天为 1 个疗程。

（2）鲜蓖麻子仁 45g，熟烟叶 6g，共捣烂，加 50°白酒调成饼，贴于关元穴。头晕重时去药。3~5 天为 1 个疗程。

（3）枳壳 15g，升麻 15g，五倍子 10g，小茴香 10g，青盐 6g，麝香 0.3g，共研末分成 2 份，先取麝香 0.15g 撒入脐孔，继填药粉，加盖槐树枝，再以荞麦面调成糊状，贴于脐上四周，后加艾炷灸之，每日 1 次。

**6. 穴位埋线** 取穴以子宫或提托穴为主，加肾俞或次髎，得气后，取"0"号肠线 1cm 推入穴位。

针灸治疗以健脾补肾、固摄升提为法，取穴以肾、脾、肝三经及冲、任、督、带奇经穴为主。其具有疗效好、经济、方便等优点，易为患者所接受。

## （四）药物注射

**1. 肌内注射** 注射液如复方三七注射液，每次 2～4ml，每日 3 次肌内注射，4 周为 1 个疗程。近期总有效率为 84.4%，实验证明该药对动物的骨骼肌、肛门括约肌有一定兴奋作用，可提高离体子宫、阴道平滑肌及圆韧带的兴奋性，主要表现为频率和张力的提高。

**2. 宫旁药物注射** 国内外从 20 世纪 60 年代即开始应用。注射液如无水酒精、盐酸普鲁卡因、复方三七注射液等。注射部位一般在主韧带及宫骶韧带处。其机制主要是用药物造成无菌性炎症反应，使局部组织纤维增生，形成瘢痕挛缩后，致松弛的主韧带缩短，使子宫上提。对轻度脱垂有一定近期疗效。但若注射部位不准确可损伤膀胱、直肠和输卵管。注射过浅时，会使阴道黏膜发生溃疡和坏死，而且注射后的瘢痕粘连，会给以后的手术造成困难，故使用时应多加注意。

## （五）药食疗法

（1）黄芪 60g，当归 30g，升麻 15g，共研末，同糯米 90g 入猪肠中炖粥服。

（2）黄芪 50g，陈皮 15g，枳壳 15g，鸡蛋 2 枚，共煮，吃蛋饮汤。空腹服，每日 1 次，7 天为 1 个疗程。

（3）黄芪 50g，金樱子 50g，当归 10g，炖乌鸡。隔日 1 次，连服 3 剂。

## （六）子宫托疗法

子宫托是一种支持子宫和阴道壁、维持宫颈在坐骨棘水平，使子宫和阴道壁保持正常生理位置的工具。只要盆底肌肉尚有支持子宫托的能力就能发挥其支持作用。上托期间，症状消失，能参加劳动。上托初期，主要起支托作用。由于被支托的组织不断发生变化，如子宫的血液循环改善，子宫旁支持组织的紧张度逐渐恢复，韧带和筋膜的负担减轻而不再下垂，重新维持生理功能而治愈。广东报道环形子宫托治疗 7044 例子宫脱垂，远期治愈率为 11.94%，有效率为96.67%。上海报道以喇叭形托治疗 480 例子宫脱垂，随访 17 年，治愈率为 27.5%，有效率为84.61%。可见使用子宫托是一种安全、可靠、简便、易行的好方法，各度子宫脱垂者，均可根据需要，酌情使用，自行操作。早上放入，晚上取出，清水洗净，抹干保存。

**1. 子宫托的类型** 子宫托的种类甚多，其规格大小亦不同，各类子宫托均有其特点，常用的主要为环形子宫托与喇叭形子宫托。

**2. 子宫托的选择** 选择子宫托应注意其质量、大小及形状。塑料托表面光滑，遇酸碱不易变质，对组织刺激小。所选子宫托大小必须适宜。过小易脱落，过大或质量不良，则使患者不适，甚或产生局部压迫，引起不良反应，如分泌物增多、炎症或溃疡等。一般选择以稍大于生殖裂隙为宜，常用中号。可先试放小号，如加腹压后，托被进出，即改换中、大号，至不被进出为宜。上托后，子宫与阴道壁回纳，患者即感舒适，则为大小适宜。

**3. 子宫托的适应证**

（1）子宫脱垂无其他禁忌证者，均可使用。

（2）患者年老体弱，或伴有其他严重疾病，如心脏病、糖尿病、肝炎、肾炎等，经其他非手术方法治疗无效或复发，又不能耐受手术者。

（3）因故未采用或不能采用中药或针灸等综合治疗的。

（4）采用中药或针灸等治疗的患者，兼用子宫托疗法可提高疗效。

（5）矫正子宫脱垂所致的压力性尿失禁。

**4. 子宫托的禁忌证**

（1）有生殖道炎症或溃疡的患者。

（2）阴道口宽敞、松弛，阴道短浅，或穹隆部过浅，甚或消失者，不能支持子宫托于固定位置。

（3）会阴Ⅲ度裂伤，或有尿瘘、粪瘘者。

（4）盆腔有炎症或肿瘤者。

**5. 子宫托的使用方法**

（1）上托（以环形子宫托为例）：上托前患者先排空大小便，将手洗净，平卧床上，屈膝、两腿分开，或采取蹲位、半蹲位、半卧位，全身放松，先将脱出的子宫用手推入阴道内，一手将大小阴唇分开，另一手拇、食指持托，将其斜着慢慢放入阴道内，继续用食指把托环的先进入部分送至后穹隆，再把后进入部分向上方推，卡于耻骨内侧，使托环套在宫颈上。

（2）取托：取托姿势与上托同，用食指勾住托环前缘向后、向外牵拉，轻轻取出。

**6. 使用子宫托注意事项**

（1）认真指导，第一次使用子宫托时，要由医生检查有无禁忌证，选择好适合的型号教会患者自己上、取子宫托的方法。

（2）嘱患者冬季时每隔两三日将托取出清洗后，第二天早晨再重新放置。夏季需每晚取出清洗一次。切不可长期不取出，以免引起阴道炎症变化，甚至发生压迫性坏死及嵌顿。

（3）上托后3个月、6个月时定期复查一次，以便及时发现异常，及时处理。发现子宫脱垂程度减轻时，应更换较小型号的子宫托。

## （七）保健功与体育锻炼

保健功与体育锻炼是一种自我调理的整体疗法，以达健身祛病。

保健功多样，诸如"吐纳""导引""静功""内功"等。气功治疗主要是通过姿势、呼吸、心神的调练，以达培育元气的目的。治疗子宫脱垂主要采用"内养功"，配合保健功，以静制动。

体育锻炼常用的方法有肛提肌运动和腹直肌运动，每日锻炼2～3次，每次5～15分钟。

上述中药、针灸、子宫托保健功与体育锻炼等治法较适于Ⅰ度与Ⅱ度轻型子宫脱垂，且诸法应联合应用，方可提高疗效。

## （八）手术治疗

子宫脱垂经上述治疗无效，或治疗后又复发，Ⅱ度重型、Ⅲ度脱垂患者，或病程长，临床症状重，无手术禁忌证者，应根据患者年龄、对生育的要求及健康状况，选择适当的术式进行手术治疗。

# 六、预防与调护

## （一）预防

（1）锻炼身体，合理营养，增强体质。

（2）加强劳动保护，避免超负荷劳动及长期从事蹲、站位工作。

（3）实行晚婚与计划生育。

（4）加强孕妇管理，定期产前检查，及时纠正胎位，以防难产。

（5）提高产科质量，正确处理分娩，及时修复产伤。

（6）厉行"四期"保健，尤须注意产褥期摄生，避免过早操劳，但应及早进行腹肌及肛提肌收缩运动，以利于盆底组织的复原，并保持二便通畅，避免增加腹压。

（7）做好更年期保健，积极参加体育锻炼，增强体质，延缓衰老。

（8）积极防治增加腹压的慢性病，如慢性咳嗽、腹泻、便秘、腹水等。

## （二）调护

（1）保持外阴清洁，衣裤宜柔软，活动亦须小心，避免或减少擦伤。

（2）避免举重、登高、劳力、房劳。

（3）调饮食，忌生冷、辛辣，以免发生腹泻与便秘。

（4）慎起居，适寒温。

（5）脱垂重者，治疗期间应卧床休息。

# 七、疗效判定

治愈：子宫恢复至正常位置，半年未复发。

好转：宫颈与宫体向上回纳，但未恢复到正常位置。

未愈：症状与体征无变化。

# 八、重点提示

子宫脱垂因以虚为主，"陷者举之""虚者补之""脱者固之"是其治疗主导思路，适当配用固涩收敛之品，兼以内外合治、针药并施，可辅助提高临床疗效。总之，应根据脱出的时间及程度，患者年龄、体质状况等选择相应的治疗措施。

# 第七节　尿瘘、粪瘘

尿瘘与粪瘘为女性生殖器官瘘的主要病症，二者可同时发生，但多为单独发病。由于尿、粪不能自行控制而时时从阴道溢出，外阴长期为尿、粪所浸渍，致使患者有难以言表之痛楚，并不同程度地影响劳动及正常生活。我国政府于 20 世纪 60 年代即组织全国医务界联合攻关，开展普查、普治。随着医疗卫生保健的普及，计划生育的实施，医疗水平的不断提高，发病率已大为下降。

# 尿　　瘘

尿瘘是指泌尿道与身体其他器官或组织间的非正常沟通。在妇科临床，主要是指生殖器官与泌尿系统之间形成的异常通道，主要有膀胱阴道瘘、尿道阴道瘘、膀胱尿道阴道瘘、输尿管阴道瘘、输尿管子宫瘘等，以前两种多见。膀胱阴道瘘可与输尿管阴道瘘同时存在。

尿瘘以尿液不由自主地从阴道内不时流出为临床主证，且多发生于产后，故中医学将之归属于产后小便失禁、小便淋漓、产后遗尿等，并观察到本病发生的原因主要是难产损伤。如《诸病源候论·妇人产后病诸候下》专立"产后遗尿候"，指出"胞囊缺漏，小便不禁故遗尿，多因产难所致"。胞囊即指膀胱，最早见于《中藏经》。宋代陈自明《妇人大全良方》曰："妇人产蓐,产理不顺,致伤膀胱,遗尿无时。"并立"固脬散"治"妇人临产伤损胞破、小便不禁"。熊宗立在校注时又附补脬饮治之。产后伤动胞破,终日不小便,但淋湿不干,薛立斋又云:"因稳婆不慎,以致胞破而小便淋漓者,用八珍汤以补气血,生肌固脬。"元代朱丹溪对本病病因证治论述较为详尽,组方用药切合临床,如《格致余论》曰:"常见尿胞因收生者不谨,以致破损,而病淋漓,遂为废疾,一日有徐姓妇,壮年得此。因思肌肉破伤在外者,且可补完,胞虽在腹,恐亦可治。诊其脉,虚甚。曰:难产之由,多是气虚,难产之后,血气尤虚,试与峻补。因以参芪为君,归芎为臣,桃仁、陈皮、茯苓为佐,而煎以猪羊胞汤,极饥时饮之,但剂小率用一两。至一月而安,令气血骤长,其胞自完,恐少缓,亦难成功。"朱氏根据病因,结合产后生理特点,取峻补气血以生肌完脬,并取猪羊脬血肉有情,同时还体会到宜及早治疗方易成功。嗣后历代医家多从此说。《证治准绳·女科》以黄芪当归汤(黄芪、当归、白术、人参、芍药、陈皮、甘草)疗"膀胱为坐婆所伤"之产后尿不禁。用固脬散(黄丝绢、黄蜡、蜜、马勃、白茅根)治临产时伤损脬破,小便不禁。现今临床尿瘘治疗亦宗朱氏"峻补"之旨,以补虚生肌为主法。属陈旧性瘘孔者,因周围组织增生,"瘀积不去,则新不能生",祛瘀生新宜结合手术治疗。流行病学调查显示,在第三世界经济欠发达国家或地区,产伤是尿瘘的常见病因,而经济发达的国家则产伤性尿瘘少见。我国 1981 年 14 省(区市)2110 例尿瘘病因流行病学调查,产科因素尿瘘 1922 例,占 91.09%。现随着医疗条件的改善,产科质量的提高,计划生育的实行,产伤性尿瘘已较少见,而手术损伤性尿瘘仍不可避免。

# 一、病 因 病 机

胞损是尿瘘的主要病理机制,凡一切导致泌尿生殖器损伤的因素均可形成尿瘘。主要有产伤、手术损伤、外伤跌仆及他病致瘘。

## (一)病因

**1. 产伤** 是尿瘘的主要病因。据我国 14 省(区市)尿瘘病因协作组对 2110 例尿瘘患者分析,分娩损伤占 91.09%,其发生的共同生理病理基础是难产。由于产妇素体不足,气血虚弱,或临产用力过早,耗气伤力,气虚无力送儿外出,或因胎儿、胎位异常,或阴道畸形、瘢痕等致胎儿不能顺利娩出,产程延长,胎压膀胱过久,血行受阻,肌肉组织失于濡养,产后血气益虚,无力生新,则受压处肌肉腐溃脱落形成瘘孔。最易受压的部位为耻骨弓下的膀胱三角区、膀胱颈部和尿道,故形成的瘘孔多数为膀胱阴道瘘、膀胱尿道阴道瘘和尿道阴道瘘。亦有因旧法接生或暴力接生损伤泌尿生殖器,或助产操作不慎,误伤泌尿生殖器而出现尿瘘者。

**2. 手术损伤** 凡妇科阴道手术或盆腔手术操作不慎均可能误伤泌尿生殖器官而致尿瘘。也有因手术损伤了泌尿系统局部血液供应,气血瘀滞,局部失养破溃而成。

**3. 外伤跌仆** 外伤、车祸、阴道异物穿刺伤等均可致胞破脬损出现尿瘘。

**4. 他病致瘘** 如脬中结石,较大结石压迫,血行受阻,肌肉失养、坏死、腐溃成膀胱阴道瘘;阴中生疮、阴癌腐溃,胞破脬损致漏;或阴中置入毒药、毒物,肌肤被腐成瘘;或宫颈、阴道癌瘤放射治疗损伤而成等。

## (二)病机

损伤是尿瘘的主要病理,西医认为有创伤与坏死损伤不同。创伤型主要因各种产科与妇科手术、膀胱手术误伤泌尿生殖器,或盆腔、阴部外伤使泌尿生殖器受损。坏死型主要因滞产或结石等压迫，引起局部组织缺血、坏死；或生殖系统严重感染，恶性病变，放射治疗等造成局部组织坏死，组织脱落而形成瘘孔。因此，尿瘘的主要病机是胞破腑损，瘘孔形成，损伤在先，漏尿在后。胞破络伤，血溢脉外，新肌不生，日久则瘢痕形成。

# 二、诊断与鉴别

## （一）诊断要点

**1. 病史** 有难产、旧法暴力接产、手术助产史，或困难的妇科手术史，或腹腔镜电灼术史，或盆腔与外阴严重外伤史。

此外还应询问有无阴道内用药、放置子宫托、宫旁药物注射及放射治疗等既往史，以明察病因。偶见先天畸形者，漏尿与生俱来。

**2. 临床表现**

（1）漏尿：尿液不由自主地从阴道溢出是本病的主证。"小便失禁"，"淋漓不止"，"欲少忍须臾而不能"是对本病的形象描述。漏尿量的多少与瘘孔的部位、大小和患者体位有关。新病者常尿中带血。

（2）阴痒灼痛：由于长期尿液的浸渍，常见外阴丘疹、瘙痒。搔破后复受湿邪浸淫蕴而化热，则外阴溃烂、灼痛。湿热蔓延膀胱，则见尿频、尿急、尿痛等。

组织受压的坏死型尿瘘，常在产后3～7天才见漏尿。损伤性尿瘘于产后或术后即见漏尿。因膀胱疾病，如结石、结核所致者，多伴尿痛、尿血、尿频等症状。因生殖道疾病而致者，如癌瘤，则多见于绝经后妇女，并有带下异常、阴道出血史。

其他可伴见性交困难与不孕。这是因为腑破络损，血溢脉外，瘀阻络滞，气滞血瘀，新肌不生，日久瘢痕形成，挛缩而致阴道狭窄，影响交合，甚而不孕。或伴月经失调，因病痛难言，郁郁寡欢，肝郁气滞，或感染病邪，与血相结，冲任不调则月经失调。有临床报道在生育年龄的本病患者约半数见闭经。

**3. 妇科检查** 先取膀胱截石位，以双合诊或（及）三合诊了解盆腔情况。为便于暴露瘘孔，再取膝胸卧位，用双翼阴道窥器之下叶，或直角阴道拉钩，将阴道后壁向上牵引，此时阴道前壁、瘘孔及宫颈即可清楚暴露。须详细检查瘘孔的数目、部位、大小、形状、瘘孔周围有无瘢痕及其程度；尿道括约肌有无损伤，尿道有无断裂、狭窄、缺损或阻塞，宫颈有无缺损、瘢痕；阴道有无炎症、瘢痕等。瘘孔与邻近器官的解剖关系，对较大瘘孔或近膀胱三角部者，应注意输尿管口与瘘孔边缘的距离，较大瘘孔一般可见到自瘘孔内翻出的鲜红色膀胱黏膜，如瘘孔较小或部位较高而不易发现时，可嘱患者咳嗽或作深呼吸，往往可见尿液与气泡自瘘孔溢出。

**4. 辅助检查**

（1）美蓝试验：当瘘孔位置不清楚或很小难以诊断时，可用生理盐水200ml加入消毒的美蓝液3～5滴，导尿后，注入此溶液，并夹住导尿管末端。窥器打开阴道后，观察蓝色液体从何处流出，从阴道流出者，则为膀胱阴道瘘或尿道阴道瘘；从宫颈流出者，则为膀胱宫颈瘘；如从阴道流出的是清亮尿液，说明尿液来自肾脏而非膀胱，可诊为一侧输尿管阴道瘘。

（2）金属导尿管或探针检查：用导尿管或探针插入尿道，可了解尿道有无狭窄、闭锁等。并试着与阴道内手指相遇，若能相遇则该处即为瘘孔位置。

（3）膀胱镜检查：了解膀胱内情况，如瘘孔位置、大小、数目、瘘孔与输尿管口的关系。尿道内口的情况，有无膀胱黏膜炎症、结石、结核、肿瘤等。并可在膀胱镜下作逆行输尿管导管插入或同时作靛胭脂试验来明确病变的性质和肾功能。

（4）靛胭脂试验：如在膀胱镜下看不清楚输尿管口时，可以静脉注射靛胭脂5ml，约5分钟后即可在膀胱镜下看到喷出蓝染的尿液处。如膀胱镜内只见到一侧输尿管口喷尿，而在阴道内发现蓝染尿液，可诊断为一侧输尿管阴道瘘。

（5）尿路造影及肾图检查：目的是为了解肾功能和病变的位置。

（6）B超检查：有助于临床怀疑的肾盂、输尿管积水之诊断，尤适于对造影剂碘过敏者选用。

根据漏尿主证，并有难产、手术产、妇科手术及泌尿生殖等某些相关疾病史，结合妇科检查及辅助检查，尿瘘不难确定，但必须同时明确瘘孔的部位、大小、形状、周围组织情况，以及其与邻近器官的关系等。

**5. 尿瘘分类**

（1）尿道阴道瘘：尿道与阴道间发生不正常的沟通。

（2）膀胱阴道瘘：膀胱与阴道间发生不正常的沟通。瘘孔常位于膀胱底部、膀胱三角区或膀胱侧壁。

（3）膀胱尿道阴道瘘：瘘孔位于膀胱、尿道后部，使膀胱和尿道同时受损并与阴道相通。

（4）膀胱宫颈（子宫）阴道瘘：瘘孔位于膀胱底部，与宫颈沟通。

（5）输尿管阴道瘘：输尿管与阴道沟通，常为单侧性，亦有膀胱阴道瘘合并输尿管阴道瘘者。

（6）尿粪混合瘘：膀胱（尿道）阴道瘘合并直肠阴道瘘，使膀胱、尿道、阴道和直肠间互有沟通，尿、粪均从阴道内漏出。

瘘孔大小分类标准：瘘孔直径<1cm为小瘘孔；直径在2～3cm为中瘘孔；瘘孔直径>3cm为大瘘孔。

## （二）鉴别诊断

各种原因引起的尿失禁均与尿瘘有相似症状。以下仅就张力性尿失禁、充盈性尿失禁与尿瘘予以鉴别（表4-2）。

表4-2　尿瘘与尿失禁鉴别

| 疾病 | 病因 | 病理 | | | 临床表现 |
|---|---|---|---|---|---|
| 张力性尿失禁 | 素体不足、滞产、难产致产后益虚 | 肺肾气虚，盆底组织松弛，膀胱气化失职，固摄无权 | 尿道壁张力降低 | 腹压增加时 | 尿液从尿道溢出。检查阴道无瘘孔 |
| 充盈性尿失禁 | | | 膀胱麻痹 | 膀胱充盈时 | |
| 尿瘘 | 因产或手术外伤等致胞破胕损 | 泌尿生殖器破损，瘘孔形成 | | | 尿液时时从阴道溢出，检查阴道有瘘孔与泌尿道等相通 |

# 三、辨 病 论 治

本病以漏尿为主证。审明病因及病程的新旧，瘘孔的大小及他病与尿瘘的关系，乃本病辨病之首务。

病程在3个月内者为新病，或因产而损，或因手术刀刃之创，皆令血络受损，气血耗伤。胞破胕损，气化失职，藏摄无权而小便从阴中漏泄，损伤在前，失约在后，其病机特点为多虚多瘀。损者益之，瘀者行之，治疗以生肌愈创补瘘为法。脾主肌肉，生肌应以健脾为主，结合其病机特点，补益气血，佐以化瘀。有关研究表明，脾气健运，生化有源，输津布液，肌肤得养，可促进组织的修复、伤口的愈合；活血化瘀可改善组织血液循环，而利于生肌，使坏死性尿瘘及因未及时发现之产伤、手术损伤所致的小瘘孔得到及时有效的治疗,弥补了西医在这方面的治疗空白。

病程超过 3 个月者为旧疾,因胞破脬伤,日久瘀阻不行,则瘘孔周围组织增生,瘢痕形成。瘀血阻滞,新肌难生,治疗以手术为宜。

因他病致瘘,应先治他病,病去可望肌长瘘愈,不效者再酌情参照以上处理。如因阴中置入子宫托、毒药、毒物而致者,应先祛除病因,而后再议治疗。

因尿瘘而致他病,如尿液浸渍外阴可致带下增多,阴痒,甚或外阴溃烂、灼痛、尿频、尿急等,"急则治标",应先行并发症处理,再治尿瘘。

## (一)新瘘治疗

**1. 补脬饮**(《傅青主女科》) 加白术、白及。

组成:人参、黄芪、当归、桃仁、陈皮、茯苓、川芎、白术、白及、猪或羊之尿脬 1 个。

全方有益气补血,生肌补脬作用。用于接产误破尿胞者。方中人参、黄芪填补元气,气足则能起补虚扶弱之力。当归、川芎补血,血多而气更旺。茯苓、白术健脾生肌。桃仁破陈腐之瘀,活血生新。白及质黏,止血疗伤愈创。猪、羊脬以有形之治有形,以有生之治有生。现代药理研究表明,益气血药对肌肉组织起兴奋作用,桃仁等活血药能改善循环,促进组织的修复与再生,从而具生肌补漏之功。

证见腰膝酸楚者,可加菟丝子、续断、枸杞子等以强腰益肾。肾阳虚,肢冷畏寒,便溏者,宜加巴戟天、补骨脂、淫羊藿以温阳益肾。小便自遗者加桑螵蛸、龙骨、益智仁等以固涩小便。每日 1 剂煎服,1 个月为 1 个疗程。

**2. 补脬膏**(经验方)

组成:党参、黄芪、当归、白术、怀山药、牡丹皮、白及、蚕茧、阿胶、杜仲、猪脬粉。

共煎取汁,去渣加蜜收膏,每服 30g,每日 3 次。

全方有益气补血、健脾益胃的作用。用于新伤尿瘘者。

有研究者认为尿瘘治疗应以祛瘀生新为主,旧创面以祛瘀为主,术后及新创面以生新为主。故主用党参、黄芪、当归、白术、怀山药以益气健脾、补血生肌。取蚕茧、白及、杜仲、阿胶之维茧与胶质之意,使伤口愈合过程有足够的支架组织和黏着的物质。猪脬粉为"同气相求",以有形治有形。

**3. 脬损饮**(经验方)

组成:党参 24g,炙黄芪 24g,炒白术 9g,炙升麻 5g,柴胡 5g,当归身 10g,炒白芍 12g,陈皮 10g,煅牡蛎 30g,炙龟甲 30g,黄丝(即蚕丝自然黄者)炭 6g,五倍子 10g,五味子 5g,桑螵蛸 12g,乌贼骨 12g,大枣 7 枚,炙甘草 6g。

本方有培补脾胃,补益气血,固涩生肌作用,用于膀胱阴道瘘者。

"补可扶弱,涩可固脱",本方以补中益气汤合黄芪当归散为基础,加重固涩之品而成。以补中益气汤益气健中升提,黄芪当归散益气补血生肌,加桑螵蛸、乌贼骨、五倍子、五味子、煅牡蛎等固涩愈创。全方着重培补脾胃,补益气血,促进组织的修复、创口愈合而达控制小便之目的。

## (二)旧瘘治疗

尿瘘日久,脬伤络损,血溢脉外,气血瘀滞,漏孔周围组织增生,瘢痕形成,药物难以迅速发挥作用。"瘀积不去,则新不能生",治疗以手术修补为宜。

## （三）并发症治疗

尿瘘患者，因阴道、外阴长期受尿液浸渍，湿郁化热，或外感湿热之邪，蕴结阴中、膀胱，可并发阴痒，带下增多，甚或外阴溃烂、灼痛，尿频、尿急、小便淋痛。急则治标，宜先清利湿热，后议补瘘治本。

**1. 萆薢胜湿汤**（《疡科心得集》） 加蒲公英、连翘。

组成：萆薢、薏苡仁、黄柏、赤茯苓、牡丹皮、泽泻、通草、滑石、蒲公英、连翘。

全方有清热利湿之功。用于湿疹、淋浊、带下、阴痒等。本方原为治疗湿疹而设。因湿热蕴结阴中、尿脬而致阴痒、带多，淋痛者亦为合适，乃异病同治也。

**2. 蛇床子散**（《中医妇科学》） 加蒲公英、地丁草。

组成：蛇床子、川椒、明矾、苦参、百部、蒲公英、地丁草。

全方有清热燥湿、杀虫止痒的作用。用于阴痒、带下之湿热者。每日1剂，煎汤熏洗，或以消毒纱布蘸药液冷敷，每日2次。破溃者，可用珍珠粉外搽。

## （四）饮食疗法

（1）猪、羊脬1只，黄芪30g，当归10g，党参15g，炖服，每日1剂。

（2）活鲈鱼1条，去内脏，加黄芪30g，共清炖，喝汤食鱼。

# 四、预防与调护

## （一）预防

提高产科工作质量和妇科手术技术可以避免大多数尿瘘的发生。首先要认真执行产前检查，正确处理异常分娩，防止滞产与第二产程延长。如膀胱或阴道受压过久，疑有损伤可能者，产后应放置导尿管，持续开放8～12天，使尿液畅流，保持膀胱空虚，改善组织血运，有利于受伤组织的恢复。同时可内服补气养血活血之药，如加参生化汤等改善组织的血运，利于预防尿瘘形成。对在难产手术或妇科手术中误伤泌尿生殖器者，应立即缝合处理。慎用有腐蚀作用的阴道纳药。实行晚婚和计划生育。严禁旧法接生。

## （二）调护

患者应加强营养，多进食富含蛋白质与维生素类的食物，忌食刺激性食物，保持大便通畅。治疗期间应避免劳累，症状控制后，3个月内禁房事。同时避风寒，慎起居，预防外感咳嗽等。

# 五、疗效判定

近期疗效按1981年青岛会议的修订标准评定。

近期治愈：瘘管解剖上完全愈合，排尿功能完全正常。

显效：瘘管解剖上愈合，但排尿功能未恢复，或有压力性尿失禁。

有效：解剖上仍有瘘孔，但较手术前明显缩小，漏尿病状也减轻，并能部分自解。

无效：瘘孔大小变化不大，漏尿症状如治疗前。

附：①非生理性手术尿流改道，统计时不包括在内；②尿粪联合瘘手术后统计疗效时以尿瘘为主。

# 粪　瘘

　　粪瘘是指生殖器官与肠道之间形成的异常通道，在妇科临床中常见的是直肠阴道瘘，因滞产形成者常可合并尿瘘，但因骶骨凹陷减轻了胎头对软组织压迫坏死的机会，故发生率远较尿瘘为低。

　　粪瘘其临床主症为粪便从阴道排出及不能控制的阴道排气。《校注妇人良方·产后门》曰："大便出尿，此阴阳失于传送，名大小肠交也。"并附有治验。《医学纲目》曰："交肠一证，大小便易位而出，若交易然。"其证昭然若揭。

## 一、病因病机

　　《素问·灵兰秘典论》曰："大肠者，传导之官，变化出焉。"粪便不由大肠反经阴道传出，此乃大肠传导失职，"阴阳失于传送"。大都由滞产胎头压迫阴道后壁及直肠过久，组织缺血、坏死、脱落而形成瘘孔，致肠道与阴道相通；或困难的产钳助产术；或分娩时会阴三度裂伤未缝合；或缝合失败大肠与阴道沟通；或由于缝合会阴时缝线透过肠黏膜感染后形成瘘管。亦有因癌症和（或）晚期癌放射治疗，使组织受损，形成直肠阴道瘘，以致大便从阴道溢出。

## 二、诊断与鉴别

### （一）诊断要点

　　**1. 病史**　发病前有难产史、会阴裂伤或切开缝合史，或会阴修补术史或癌瘤放射治疗史。

　　**2. 临床表现**　以阴道溢粪，并有不能控制的阴道矢气为主症。若瘘孔小，大便干燥可见阴道溢粪，便稀则时时有粪便从阴道排出；若瘘孔大，则成形或不成形的大便皆可经阴道排出；瘘孔高者，大便可积于阴道中，致阴道不清洁及感染。外阴受粪便及其分泌物的刺激，常可发生丘疹，并发阴痒、带下异常。

　　**3. 妇科检查**　大瘘孔可在阴道窥诊时或触诊时证实，小的瘘孔，往往在阴道后壁见到一鲜红的肉芽组织，从该处插入子宫探针，另一手手指伸入肛门，手指与探针相遇，则可确诊。

### （二）鉴别诊断

　　**1. 阴吹**　《金匮要略》所载阴吹与本病不能控制的阴道矢气症状相同，所云"胃气下泄，阴吹而正喧，此谷气之实也，猪膏发煎导之"，明确指出阴吹之因证辨治，并非因直肠与阴道间有故道相通。而尤在泾曰："阴穴，阴中出声如大便矢气之状，连络不绝，故曰正喧。谷气实者，大便不通，是以阳明下行之气，不得以其故道，乃别走旁窍也。"若"故道"与"旁窍（即阴道）"未沟通，何能别走？粪瘘者，若大便干结不通，必阴中矢气频频，如若"正喧"，据此，粪瘘与阴吹似是。但临床所见，阴吹者并非皆为粪瘘。再者，以猪膏发煎润肠通便治阴吹，粪瘘者大便干结时也可用之，大便通畅，阴中矢气必然减少。仲景以乱发治阴吹，似丝绢治尿瘘，均以煮烂为度，以起愈创之支架作用。鉴上种种，阴吹症似也包括了粪瘘之阴道排气。鉴别应求之于妇科检查是否阴道后壁有孔。

　　**2. 肛门失禁**　可见大便失禁及矢气频频，会阴三度裂伤也可有大便失禁。但阴道直肠间隔无瘘孔存在，大便并非从阴道溢出。

# 三、辨 病 论 治

粪瘘因直肠与阴道有瘘孔相通，以致粪便从阴道溢出，并伴不能控制的阴道排气。本病以损伤为主因。坏死性粪瘘，病程在 3 个月以内者，治宜补气养血、生肌补瘘。因产伤或手术损伤及超过 3 个月之旧瘘，以手术治疗为宜。病程日久，阴道与外阴长期为粪便等污浊邪气侵袭，蕴而化热，以致阴痒、带下异常、尿频急痛等，治时应先清湿热，后议补瘘。

**1. 补中益气汤**（见"月经先期"）　脾主肌肉，肺与大肠相表里，方中人参、黄芪、白术、甘草补益脾肺之气，当归补血，气血充沛则能生肌愈瘘。现代研究表明，补中益气汤可使肌肉组织呈兴奋状态，促进伤口愈合。适于新伤粪瘘，应用时可加入桃仁、牡丹皮等活血化瘀之品，使气血畅行，肌肤得养，瘘孔愈合。每日 1 剂煎服，2 周为 1 个疗程。

**2. 八珍汤**（《正体类要》）　加黄芪。

组成：人参、白术、茯苓、甘草、熟地、当归、川芎、白芍、黄芪。

脾主肌肉，其气主升，方中四君合黄芪健脾益气生肌愈创，四物养血活血，使肌肉、大肠得以濡养而能补瘘。现代研究表明本方能提高机体免疫功能，纠正贫血，促进术后伤口的愈合。

**3. 萆薢胜湿汤**（《疡科心得集》）

组成：萆薢、薏苡仁、黄柏、赤茯苓、牡丹皮、泽泻、通草、滑石。

用于粪瘘并见阴痒、带下、外阴溃烂、尿频急痛等。

薛己医案："大小肠交，乃气血俱虚，失其常通，先用六君子汤二剂，又用五苓散三剂而痊。"《医学纲目》曰："古用五苓散治之，专为通前阴而设。"五苓散为通利之剂，亦可改善血液循环，同时清利湿热以清洁前阴，预防感染，有利自愈，先贤之法，足为后效。

若便秘不通，阴中矢气正喧，可酌情泻热通腑或增水行舟，或用番泻叶代茶，保持大便通畅，利于伤口愈合。

**4. 饮食疗法**

（1）莲子肉、怀山药、猪大肠头，炖服，每日 1 剂。

（2）黄芪 30g，党参 20g，当归 6g，活鲤鱼 1 尾，去内杂，清炖，喝汤，食肉，每日 1 剂。

**5. 手术治疗**　适于旧瘘瘢痕组织增生，药物治疗无效者，或较大新鲜创伤瘘。

# 四、预防与调护

## （一）预防

（1）正确处理产程，提高助产技术，避免产伤。

（2）会阴切开缝合时应注意缝线切勿穿透直肠黏膜。

（3）指导子宫托和放射源的正确使用。

## （二）调护

（1）治疗期间卧床休息，保证伤口的愈合。

（2）保持大便通畅。

（3）慎起居，节饮食，避免发生胃肠道疾患。

（4）加强营养，忌辛辣，禁房事。

# 五、疗 效 判 定

治愈：瘘孔完全愈合，能随意控制从肛门排便。

好转：可控制从肛门排便，但不能完全控制阴道排气。

未愈：症状无改善，瘘孔依然。

# 第八节　痤　疮

痤疮是青年男女的常见病，其特点是颜面及胸背部散在发生针尖或米粒大小的丘疹，或见黑头，能挤出白色脂栓。严重时伴有结节、囊肿、瘢痕、色素沉着，是一种慢性毛囊皮脂腺炎症，亦称粉刺，因好发于青年，故又称"青春痘"。

中医学认为本病主因肺热，且疮部可挤出粉渣样物而称其为"肺风粉刺""面粉渣"，也称"面疱""嗣面""面痤疮"。早在《素问·生气通天论》中就有"痤""渣"的记载。《诸病源候论》云："面疱者，谓面上有风热气生疱，头如米大，亦如谷大，白色者是。"不仅有病因论述，也有症状记载。《肘后备急方》云："年少气充，面生疱疮。"提出了年轻人因血气方刚，气血充盈，乃生此病。《医宗金鉴》认为："此证由肺经血热而成，每发于面鼻，起碎疙瘩，形如黍屑，色赤肿痛，破出白粉汁，日久皆成白屑，形如黍米白屑。宜内服枇杷清肺饮，外敷颠倒散。"不仅有病因、症状的记载，还提出了治疗方药。

# 一、病 因 病 机

本病主因为热。《外科正宗》曰："粉刺属肺……皆因血热郁滞不散。"肺主皮毛，面鼻属肺，或外感热邪，或素体阳盛，肺胃蕴热，或恣食肥甘油腻、辛辣助阳之品，肠胃蕴热；或情志不畅，肝郁化热；或素体肥胖，脾虚不运，水湿内停，痰湿久郁，日久化热；湿热之邪循经而上，熏蒸面鼻，蕴阻肌肤而致。日久气血营卫不能畅行，冲任失调，致病情缠绵难愈。亦有因使用化妆品不当，或接触煤焦油等其他有毒物质而成。

# 二、临 床 表 现

主证及伴证：多发生于18～35岁青年女子，好发部位为面部、上胸、背部等皮脂腺丰富的部位，有轻度痒痛感。表现为灰白色、红色、暗红色米粒至黄豆大小的丘疹或脓疱、结节，多数散在分布，可高出皮肤或深埋皮下。常伴口苦、口臭、口干、烦躁，或痰多，或大便干结。一部分年轻患者多于经前、经期症状加重。

痤疮以面部等部位散在的灰白色、红色或暗红色米粒至黄豆大毛囊性丘疹为特征，根据皮损的深浅及炎症的轻重，临床可分为浅部痤疮和深部痤疮两种类型。

**1. 浅部痤疮**　仅形成丘疹或脓头，可短时间吸收愈合。

（1）丘疹性痤疮：以红色丘疹为主，丘疹中央有变黑的脂栓——黑头粉刺。

（2）脓疱性痤疮：以红色丘疹为主，丘疹中央可见白色或淡黄色脓疱，破溃后可流出黏稠的脓液，常为继发感染所致。

（3）剥脱性痤疮：一般月经期出现，好发于口周围，以红色丘疹和鳞屑为主。

**2. 深部痤疮**　炎症明显，皮损扩大，愈后留有明显痕迹或瘢痕。

（1）混合性痤疮：皮损呈多发性粉刺、丘疹、脓疱，囊肿结节集合于一起，病程长，愈后留有瘢痕。

（2）结节性痤疮：炎症向深部发展，皮损处呈硬节状，化脓破溃后留有瘢痕。

（3）囊肿性痤疮：皮损处多为黄豆大或花生米大小、暗红色，按之有波动感，呈圆形或椭圆形的囊肿，愈后有明显瘢痕。

（4）缩性痤疮：丘疹和脓疱破坏较深，愈后留有凹陷性瘢痕。

月经情况：可伴有月经后期，甚或闭经，或月经量多，色暗红、有血块。

舌脉情况：舌质红，或淡红，舌苔浊、腻、色黄。脉滑数或濡缓。

# 三、诊断及鉴别诊断

根据面部等部位出现散在灰白色、红色或暗红色米粒至黄豆大毛囊性丘疹等特征，即可诊断。须与酒渣鼻、职业性痤疮相鉴别。

## （一）诊断

**1. 病史**　可有痤疮家族史，多见于形体壮实、肥胖及嗜油腻、煎炸、烟酒者。

**2. 妇科检查**　痤疮患者一般不伴生殖器官病变。如伴有月经异常，应常规进行妇科检查。多囊卵巢综合征者可伴发痤疮，妇科检查可扪及增大的卵巢。

**3. 其他检查**　B超检查排除多囊卵巢等生殖器官异常；血清放免测定雄激素可增高。

## （二）鉴别诊断

**1. 酒渣鼻**　多见于壮年男子，皮疹分布在鼻部，以鼻翼为主，面颊、前额也可发生。但不累及其他部位，且无黑头粉刺。患部潮红、充血，常伴有毛细血管扩张。

**2. 职业性痤疮**　常发生于接触焦油、石蜡、机油的工人，丘疹密集，伴毛囊角化，面部、手臂、肘、膝均可发生。

# 四、辨　证　要　点

痤疮主因为热，可依据临床表现、粉刺颜色、性质、舌脉等辨其属性。一般粉刺丘疹色红、粒大，有脓疱、焮热、痒痛，伴口苦，舌红苔黄，脉滑数者，属实热；丘疹色淡红，或肤色不变，为脓疱、结节、囊肿，伴纳呆、形胖，舌淡红，苔腻色黄，脉缓者，多属湿热；痤疮色暗，结节状、瘢痕，甚或面如橘皮色者，多为瘀热。

# 五、治　　疗

## （一）治则

清泄肺胃，凉血和营。

## （二）方药

**1. 基本方**

（1）黄芩清肺饮（《外科正宗》）

黄芩 10g，生地 12g，赤芍 10g，连翘 15g，薄荷 6g，防风 6g，天花粉 15g，干葛根 15g，当归 10g，川芎 10g，红花 10g。

（2）颠倒散（《医宗金鉴》）：大黄、硫黄各等分研末，用凉开水或茶水调敷患处，每日 1～2 次；亦可配成 30%洗剂外擦，每日晚上涂擦，次晨清水洗之。

**2. 经验方**　凉血清肺饮（《朱仁康临床经验》）。

生地 30g，牡丹皮 9g，赤芍 9g，黄芩 9g，知母 9g，石膏 30g，桑白皮 9g，枇杷叶 9g，甘草 3g。

**3. 中药面膜**　大黄、硫黄、丹参、冰片各等量，研极细末备用。

## （三）辨证施药

以黄芩清肺饮加减口服，若胃肠积热，伴见口臭、腹胀、便结者，加大黄 5g 以清胃通腑；兼舌苔黄腻，为湿热内蕴，加茯苓 10g、薏苡仁 24g、苍术 9g、川厚朴 9g，以健脾化湿；兼肝热，证见口苦咽干，烦躁易怒者，加栀子 9g、夏枯草 15g、柴胡 6g，以清泻肝热；脓疱性痤疮加蒲公英 15g、紫花地丁 15g，以清热解毒；剥脱性痤疮加刺蒺藜 10g、白鲜皮 12g、蝉衣 5g，以祛风止痒；囊肿性痤疮加穿山甲（代）9g、皂刺 6g、白芷 5g、桃仁 9g，以活血散结；若形体肥胖，痤疮色淡或暗，伴神疲纳差、便溏、苔腻者，为脾虚湿郁，去生地、天花粉、葛根，加党参 9g、白术 10g、苍术 10g、川厚朴 9g、白芷 6g，以化湿浊；痰多加半夏 9g、浮海石 24g、陈皮 6g、白芥子 6g，以化痰浊；苔白加补骨脂 10g、干姜 5g 以补肾温肾；油脂分泌多者加山楂 12g、草决明 10g，以消脂。

## （四）中成药

**1. 片仔癀茵胆平肝胶囊**　清热解毒，消肿止痛，用于热毒型痤疮。每次 2 片，每日 3 次，口服，2 周为 1 个疗程。

**2. 甘露消毒丹**　芳香化浊，清热利湿，解毒，用于痤疮。每次 6g，每日 3 次，口服。

## （五）西医治疗

**1. 补充维生素**　维生素 $B_1$ 20mg，维生素 C 0.2g，每日 3 次，30 天为 1 个疗程。

**2. 消炎止痛**　米诺环素 0.1g，每日 2 次，2 周为 1 个疗程；或甲硝唑 0.2g、硫酸锌 0.2g，每日 3 次，2 周为 1 个疗程。

## （六）其他疗法

**1. 耳针**　主穴选肺、肝、肾、子宫，配穴为神门、交感、内分泌、大肠等。用王不留行籽压贴，10 天为 1 个疗程。

**2. 体针**　主穴选百会、尺泽、曲池、大椎、合谷、肺俞、委中，配穴为四白、下关、颊车。留针半小时，每日 1 次，10 天为 1 个疗程。

**3. 定期专业美容院行皮肤护理**　通过洁肤，去死皮，吸出白色脂栓，并按摩，配合使用暗疮面膜，可取得较好疗效。

# 六、预防与调护

**1. 洁面护肤** 每天用20～30℃的温水和硫磺香皂洗面2～3次，洗净面妆和污垢，保持皮肤清洁，防止脂栓形成，减少痤疮的发生。不用油质护肤品，避免浓妆艳抹，以防毛孔堵塞，晚上用水剂护肤品，有利于皮肤的呼吸及皮脂的溢出。

**2. 预防感染** 禁止用手挤压痤疮，以防感染。

**3. 调和情志** 精神情志的变化可通过大脑皮质神经纤维作用于皮肤，故保持心情舒畅，以及开朗、豁达、乐观的情绪，有利于护肤增色。

**4. 调节饮食** 少食高糖、高脂及辛辣的食物，禁止烟酒，多食新鲜水果、蔬菜，保持大便通畅。

# 七、经验、体会与讨论

肺风粉刺，顾名思义其病位在肺，肺感风热而为之。肺主皮毛，风热善行炎上，故粉刺常好发于面部之头额、面颊、鼻旁，女子经前发于口周者也不少。中医认为前额属阳明胃，两颊为肝胆，口周属肠胃。因此，本病的发生与肺、胃、肝、胆、脾胃皆有关，主因为热。其黑头粉刺挤出之白色碎米样粉汁，为湿为痰，为阴湿之物，故患本病的女性常湿热夹杂，痰湿相并。临床丘疹表现不一，有脓疱样、囊性结节、瘢痕。其色有淡、有红、有暗。因此本病涉及多经多脏，病情复杂，常反复难愈。故治疗主用黄芩、知母、石膏清解肺、胃、肝、大肠、三焦之热为君。肺主气，气帅血，气热则血热，药用生地、牡丹皮、赤芍清热凉血为臣。桑白皮清肺泻胃，凉血利湿；枇杷叶入肺、胃，清气化痰；合甘草清热泻火，调和诸药以为佐使。女子患痤疮者，常并见月经失调，应重视调经治疗，以内养外。且女子患此症，常与肝郁血热密切相关，病情常经前加重，经后热随血泄，痤疮每见好转，治疗应重视疏肝清热。青春期少女生机旺盛，营血偏热，血热郁滞，蕴阻肌肤发为本病，加之恣食甜食、肉食，贪凉饮冷，学习紧张，情绪波动，日久导致脾胃损伤，水湿内停，积滞不化，瘀阻血络，致病情加重。有的伴肥胖，月经稀发，大便燥结等，治疗除清热外，应注意健脾导滞，燥湿化痰，祛瘀通络，调理冲任。

# 八、病案举例

俞某，女，32岁，已婚，2001年6月9日初诊。

主诉：面生痤疮年余。

病史：患者形体壮实，已育1胎（5岁），去年起因连续数天吃火锅而面生痤疮，此起彼落，经前为著，虽禁辛热，也未能抑制丘疹发生。曾去美容院行皮肤护理，时好时发。现前额、面颊部、鼻旁散在丘疹，以前额为著，小者如米粒、最大者如豌豆，色红，有的伴化脓，间见愈合后枯暗瘢痕，症状以经前为著，经后略减，伴口苦口干、唇红、便结。月经色深红，量中等，5天净。舌红，苔薄浊微黄，脉滑。体检、妇科检查均无异常。

诊断：痤疮。

病因病机：素体阳盛，肺胃蕴热，火热上蒸头面，蕴郁肌肤而发。

治法：清泻肺胃，凉血和营。

方药：黄芩清肺饮加减。

黄芩 10g，生地 12g，桑白皮 9g，石膏 15g，蒲公英 30g，苦参 9g，瓜蒌 9g，薏苡仁 15g，绵茵陈 9g，大黄 3g，连翘 12g，赤芍 9g，甘草 3g。

二诊：服 4 剂后，丘疹小者渐消，大者依旧，口苦减轻，舌红，苔薄黄，脉滑。效不更方，照上方再服 4 剂。

三诊：药后丘疹显减，仅额部有散在红色疮疹，舌红，苔浊微黄，脉缓。治宜清热凉血。

生地 9g，牡丹皮 9g，赤芍 9g，黄芩 9g，紫草 9g，连翘 9g，茯苓 9g，夏枯草 15g，薄荷 6g，瓜蒌 9g，甘草 3g。

四诊：丘疹渐平，近日鼻旁复见散在绿豆大丘疹，色红。口干，便干，脉滑。以片仔癀茵胆平肝胶囊清热泻火以善其后。药用 2 周，丘疹渐平，嘱以赤小豆、薏苡仁、绿豆熬粥，食用 1 个月后丘疹未复发。

（摘自肖承悰、贺稚平主编《现代中医妇科治疗学》，人民卫生出版社，2004 年）

# 第九节 黄 褐 斑

黄褐斑是指颜面部出现面积大小不等、形状不一的淡褐色至深褐色斑片，不高出皮肤，无痒痛的常见皮肤病。男女皆可发生，多见于青春期后的女性，尤其好发于孕妇或月经失调的女性，或患有其他慢性病者。

本病以面部皮肤呈褐色改变、色枯不泽为特点，故中医称其为"黧黑斑""面尘""褐斑"、"褐黄斑"等。早在《素问·至真要大论》中就提到了五运六气与本病的关系："岁阳明在泉，燥淫所胜，则霿雾清暝，民病喜呕，呕有苦，善太息，心胁痛不能反侧，甚则嗌干面尘。"《诸病源候论》进一步论述到其病因病机："五脏六腑十二经血，皆上于面，夫血之行俱荣表里，人或痰饮渍脏，或腠理受风，致血气不和，或涩或浊，不能荣于皮肤，故变生黑皯。"明确指出其病因为痰或风，病机为气血不和致皮肤失荣。明代陈实功《外科正宗》曰："黧黑斑者，水亏不能制火，血弱不能华肉，以致火燥结成斑黑，色枯不泽；朝服肾气丸以滋化源，早晚以玉容丸洗面斑上，日久渐退，兼戒忧思、动火、劳伤等。"不仅指出水亏、血弱的病因病机，其治疗方药仍为现今临床所沿用，其调护也值得推崇。清代吴谦《医宗金鉴》对其证候有形象描述，病因重视情志："黧黑斑，初起色如尘垢，日久黑似煤形，枯黯不泽，大小不一，小者如粟粒赤豆，大者似莲子、芡实，或长、或斜、或圆，与皮肤相平。由忧思抑郁，血弱不华，火燥结滞而生面上，妇女多有之。"清代《外科证治全书》提出其治法方药为"内宜疏胆气兼清肺，加味归脾汤送六味地黄丸主之"。医籍记述足以效法。

# 一、病 因 病 机

五脏六腑十二经血皆上行于面，若脏腑气血调和，则颜面肤色均匀，光泽明润，含蓄不露。妇人以血为本，经、孕、产、乳以血为用，肝藏血，脾生血，肾藏精，精化血，故妇人发生本病主因房劳多产、情志不和。病机有虚、实之异。虚者见于多次流产，房室不节，精血耗伤，或忧思操劳伤脾，脾虚生化乏源，气血精液不足，不能上荣面部肌肤；实者因抑郁伤肝，肝气不舒，血行不畅，瘀阻肤络。亦有因户外作业，长期日晒，火燥结滞而成者，为外邪；亦可见于使用劣质化妆品，接触有害物质；或口服某些药物，如避孕药、减肥药、肾上腺皮质激素等；

或继发于某些慢性疾病等。肾为精血之源、属水，其色黑，而褐斑乌霾集面，枯暗无华，为血瘀肤络之征，且女子经、产、胎病时极易致瘀，内有瘀则外有斑，无瘀不成斑，故肾虚血瘀为本病核心病机。

# 二、临 床 表 现

主证及伴证：本病是以颜面部皮肤发生淡褐色甚至深褐色斑片（大小不等、界线清楚、表面光滑、无鳞屑、无痒痛感、多呈对称分布）为特征的慢性、难治性皮肤病。男女皆可发生，女性居多，发病年龄多在青春期后，病情有一定季节性，夏重冬轻。可无明显自觉症状，或伴头晕耳鸣，腰膝酸楚，神疲乏力，纳呆腹胀，口苦咽干，胸闷烦躁等。妊娠者发病为多，分娩后可消失，故发于孕期者又称为妊娠斑。

临床按皮损发生部位分为 4 型：①蝶形型：皮损主要分布在两侧面颊部，呈蝶形对称性分布。②面上部型：皮损主要分布在前额、颞部、鼻部和颊部。③面下部型：皮损主要分布在颊下部，口周和唇部。④泛发型：皮损泛发在面部大部区域。

月经情况：可伴有痛经、月经失调，经色暗，有血块，甚或闭经。

舌脉情况：舌质红，或淡红、暗红，或舌下脉络纡曲。舌苔薄黄或黄，或薄白。脉细或弦。

# 三、诊断及鉴别诊断

根据颜面部皮肤发生淡褐色甚至深褐色斑片，结合病史及必要检查，即可诊断。须与雀斑、色素斑、黑变病等相鉴别。

## （一）诊断

**1. 病史**　妊娠期发病史；痛经或月经失调史；使用劣质化妆品史；口服某些药物，如避孕药、减肥药、肾上腺皮质激素、雌激素等；某些慢性疾病史，如肝胆病、内分泌疾病等。

**2. 妇科检查**　了解子宫大小，盆腔、附件有无肿块，以排除生殖器官某些疾病继发黄褐斑，如子宫肌瘤、卵巢癌、子宫内膜癌、子宫内膜异位症及盆腔炎等，具体请参照有关章节。

**3. 其他检查**

（1）色素沉着区域的平均光密度值：大于自身面部平均光密度值的 20% 以上。

（2）血清放免等测定：雌二醇、孕酮或可升高。有条件者应行肾上腺、胰岛功能测定，排除内分泌疾病继发黄褐斑。

（3）血液流变学测定：血浆黏度、全血黏度、血细胞比容可升高。

（4）B 超：探查生殖器官、肝胆情况，以排除生殖器官疾病、肝胆疾病导致的黄褐斑。

（5）X 线肺部检查：以排除肺部疾病导致的黄褐斑。

## （二）鉴别诊断

**1. 雀斑**　也是色素沉着性皮肤病，均发生在面部，皮损呈棕色或褐色，与黄褐斑相似，但雀斑在鼻梁及眼眶下弥散分布，呈圆形点状，针头大小。而黄褐斑好发于颧、颊、额、鼻、口周等，呈斑片状，多对称分布。

**2. 色素斑**　多长在眼睑之下，颧骨之上，呈星点状不规则分布，皮损着色较深，多因长期使用激素及铅、汞含量超标的化妆品所致。

**3. 黑变病**　好发于面额、颈项部等暴露部位，严重时波及全身，皮损也为淡褐色至深褐色，但境界不清，多沿毛细血管走向分布，伴瘙痒及脱屑现象。

# 四、辨 证 要 点

依据临床表现，结合舌、脉，可辨其虚、实、寒、热。一般黄褐斑伴头晕耳鸣，腰膝酸楚，神疲乏力，纳少脘胀，心悸多梦，舌淡红，脉细者为虚；胸闷胁胀，经行腹痛，舌暗或舌下脉络纡曲，脉弦涩者为实；口苦咽干，舌红苔黄为有热；伴肢冷畏寒，纳少便溏，舌淡红，苔白，脉沉细者为寒。

# 五、治 　 疗

## （一）治则

益肾化瘀，调理气血。

## （二）方药

**1. 基本方**

（1）归肾丸（《景岳全书》）加桃仁、牡丹皮。

熟地 15g，怀山药 15g，枸杞 15g，山萸肉 10g，当归 10g，茯苓 12g，杜仲 10g，菟丝子 10g，桃仁 10g，牡丹皮 10g。

（2）玉容散（《医宗金鉴》）：白牵牛、团粉、白蔹、白细辛、甘松、白鸽粪、白及、白莲蕊、白芷、白术、白僵蚕、白茯苓、白附子、鹰条白、白扁豆、白丁香各 30g，荆芥、独活、羌活、防风各 15g。

上药共研细末，每用少许，放手心内，以水调浓擦面上，良久再以水洗面，早、晚各 1 次。

**2. 经验方**

（1）益肾化斑汤（姚寓晨经验方）：菟丝子 20g，淫羊藿 15g，熟地 15g，当归 12g，芍药 12g（养血用白芍，化瘀用赤芍），桃仁 12g，红花 12g，僵蚕 10g。

（2）祛斑膏（《朱仁康临床经验集》）：大枫子仁 30g，杏仁 30g，核桃仁 30g，红粉 30g，樟脑 30g。

先将三仁同研极细，再加红粉、樟脑，一同研细如泥。如太干，加麻油少许调匀，每晚于患处擦一次（先涂小片，观察有无过敏反应）。

## （三）辨证施药

阴虚火燥结滞致斑者，证见形体消瘦，心烦口干，溲赤便结，舌红苔黄，以归肾丸加知母、黄柏以滋阴清热，或用知柏地黄丸；阳虚水泛致斑者，证见形体较胖，带下清稀，小便清长，舌淡胖，苔白，脉沉，宜加补骨脂、淫羊藿以温阳化气；兼见神疲乏力，纳少脘胀，便溏，舌淡红，苔薄白，脉细缓等脾虚证者，加党参、黄芪、白术以加强健脾益气之力生血润肤；痰多者加半夏以燥湿化痰洁肤；兼见胸闷胁胀，烦躁易怒，脉弦者，加郁金、柴胡以疏肝理气，调和气血；因妊娠而发者，可用扁鹊三豆饮（稆豆、赤小豆、绿豆、银花、连翘、甘草）加减治疗。

黄褐斑是多学科疾病的共见症状之一，因此，应积极治疗引起黄褐斑的各种慢性疾病，如月经失调、痛经、内分泌疾病、肝胆疾病、胃肠功能紊乱等，病除体健，自然斑祛肤美。对于因药物、化学、化妆品等引起的黄褐斑者，应停药去除病因后再予治疗。

## （四）中成药

**1. 六味地黄丸**　滋阴补肾。用于肝肾亏虚之黄褐斑等。每次 6g，每日 2 次，口服。

**2. 丹栀逍遥丸**　疏肝解郁，清热调经。用于肝郁气滞、肝脾不和之黄褐斑等。每次 6～9g，每日 2 次，口服。

**3. 八珍丸**（颗粒）　补气血，调月经。用于气血两虚之黄褐斑等。水蜜丸：每次 6g，每日 2 次；颗粒剂：每次 1 袋，每日 3 次，口服。

## （五）西医治疗

**1. 全身性治疗**　维生素 C 0.4～0.5g、维生素 E 0.2g，每日 3 次；多维元素片，每日 1 片。疗程为 3～6 个月。

**2. 局部外用脱色剂**　3%氢醌霜或 5%白降汞，10%过氧化氢涂擦患处，疗程 3～6 个月。

## （六）针灸

**1. 体针**　主穴为肝俞、肾俞、风池；配穴为迎香、太阳、曲池、血海。肝郁加太冲、支沟；脾虚加足三里；肾虚加关元、气海、命门。以上穴位除脾、肾虚配穴外，均用泻法，每日 1 次，留针 20 分钟，10 天为 1 个疗程，症状好转改为隔日 1 次。

**2. 耳针**　主穴为相应部位：缘中、肾上腺、内分泌、肾、肝、脾、肺、交感、神门；配穴为月经不调加内生殖器、卵巢。相应部位点刺放血，其他主穴和配穴各选 2～3 个，以王不留行籽贴压，每次贴一耳，两耳轮换，每 3 天 1 次，10 天为 1 个疗程，一般需要治疗 1～3 个月。

也可去正规美容院护肤。

# 六、预防与调护

（1）避免长期日晒。

（2）不滥用化妆品，尤其是劣质化妆品。

（3）锻炼身体，增强体质，积极防治引起黄褐斑的慢性疾病，在健康中获得自然美。

（4）合理用药，慎用各类激素及增加光感的药物，如雌激素、氯丙嗪、苯妥英钠、碘胺等。避孕药宜晚上服用，使血浓度于次日日照高温前几小时降至最低浓度。

（5）平和情志，劳逸结合，豁达大度，避免长期过度的精神紧张，使气血调和，肌肤得养。

（6）调节饮食，使饮食适宜，气血生化有源，则肌肤光泽，红润无瑕。黄褐斑者以多进偏碱性食物为宜，多食富含维生素 C 及蛋白质食物，少食酸性食物。

# 七、经验、体会与讨论

　　益肾化斑汤为江苏名老中医姚寓晨治疗黄褐斑经验方,他认为肾虚络瘀是女性黄褐斑的主要病机。益肾化斑汤以淫羊藿、菟丝子、熟地补肾益精,温而不燥,滋而不腻,调补阴阳为君;妇人以血为本,故以归、芍、地四物汤补血养肝和营,调理冲任为臣,精血充盛,肤络得养,其色必华;乌霾集面,大者如斑,小者若豆,为血瘀肤络,故以桃仁、红花活血化瘀,且桃仁质润,红花色红,更可滋肤悦色以为佐;僵蚕为虫蚁之品,祛风通络,走头面,《神农本草经》谓其能"令人好颜色",而为使。故本方以补肾为体,祛瘀为用。生精血而激发天癸之气,活血而专化头面之斑。姚老认为本方使用应结合体质之阴阳、患者年龄、病程长短、面斑部位、经产情况及其他兼夹证灵活化裁。

# 八、病案举例

　　林某,女,28 岁,已婚,干部,2000 年 5 月 7 日初诊。
　　主诉:发生面部黄褐斑 3 年。
　　病史:起病于 3 年前,妊娠期发生面颊部色素沉着,呈深褐色,分娩时失血约 400ml,产后乳汁少,哺乳 4 个月即因缺乳而被迫断奶。产后面部色斑稍淡,但始终未消,乌霾满布两颊及鼻旁,呈黄褐色,对称分布。近半年月经量渐减,色深红,质稠,4 天净,伴口干,心烦,寐差,腰痛,素体较瘦,舌尖红,苔薄黄,脉细。体检未发现阳性体征,妇科检查生殖器官无异常。生化检查肝、肾功能正常。
　　诊断:黄褐斑。
　　病因病机:素体不足,因孕益虚,加之产后失血较多,致精血不足,不能上荣,阴虚内热,火燥结滞,肤络不畅而生褐斑。
　　治法:滋阴清热,凉血通络。
　　方药:三子化斑汤(自拟)。
　　菟丝子 24g,女贞子 15g,枸杞子 15g,川续断 15g,旱莲草 9g,生地 9g,稆豆 12g,茯苓 9g,牡丹皮 9g,红花 6g,僵蚕 6g,赤芍 9g,甘草 3g。
　　每周服 5 剂,连续服用 4 周后面部色斑稍淡,后又加减治疗 4 个月,褐斑渐退,但肤色不鲜,后以早服六味地黄丸、晚服归脾丸 2 个月,肤色渐转红润,月经量也恢复至正常。

　　(摘自肖承悰、贺稚平主编《现代中医妇科治疗学》,人民卫生出版社,2004 年)

## 第十节　子宫肌瘤的中医防治

　　子宫肌瘤是由增生的子宫平滑肌组织和少量纤维组织形成的子宫良性肿瘤,多发生于生育期妇女,绝经后多能逐渐萎缩,因此,西医认为其发生与长期过度的雌激素刺激有关。
　　子宫肌瘤小的可为数毫米,大的可重达数公斤,为实性肿块,故中医称其为石瘕,其临床主要表现为月经失调、带下增多、不孕等,大的肌瘤压迫膀胱和直肠时可出现大小便改变,但也有不少肌瘤开始临床无症状,常常在体检时发现,定期 B 超检查可及时发现,早期诊断。
　　子宫肌瘤为女性生殖器官常见的良性肿瘤,恶变率低,不必谈瘤色变,同时,肌瘤也是可以治愈的。对诊断明确、临床无症状、瘤体小、年近绝经者，可严密观察，不予处理，绝经后多可自行萎缩。若患者年轻，有生育要求，或临床症状明显，肌瘤小于 3cm 者，中医治疗常用活血化瘀、软坚散结、燥湿化痰等非手术治疗，可改善症状，缩小肌瘤，直至完全治愈。目前市场治疗子宫肌瘤的中成药繁多，如肌瘤丸、化瘤丸、百消丹、桂枝茯苓丸等，人体质各异、病情不一，应在医生指导下对症下药。对于子宫肌瘤大于 5cm 者，可考虑手术治疗。

中医认为忧思郁怒、劳逸失常、膏粱厚味、外感寒湿邪气等均可导致气血失调，气结为瘕，血结为癥而形成肌瘤。因此，保持心情愉快，劳逸有常，科学饮食，慎避淫邪，注意"四期卫生"，锻炼身体，增强体质，合理用药，尤其是性激素等，是预防肌瘤发生的重要措施。同时，应定期进行妇科体检，早期发现，及时治疗。

下篇 学术传承

# 第五章 学习心得

## 第一节 谢德聪中医妇科学术思想

### 一、倡读典籍，衷中参西，继承创新

谢老的学术思想植根于传统中医理论，认为凡从医者，不读典籍，不参悟经旨，则学无根本，基础不固。《内经》系中医理论之渊源，后世医家虽然在理论上多有创见，各成一家之言，但就学术思想的继承而言，无不源自《内经》。而仲景之《伤寒论》《金匮要略》，乃临床医家之圭臬，辨证论治之大法。医者不读仲景之书，则临床治无法度，依无准绳。此外，谢老倡读《傅青主女科》《医学衷中参西录》《妇人大全良方》《妇科玉尺》《本草纲目》等诸家医籍，非为崇古，而是为更好地发掘、整理、继承祖国医学，古为今用。只有如此，在临床中才可左右逢源，知常达变，得心应手。谢老对历代妇科经典不机械照搬，认为经方古方不可不用，贵在中病；百家之言，不可不信，贵以验证；药性配伍不可不遵，贵在出新中病，师其法而异其方，切合实用为其要。谢老认为任何一门学科的发展，都必须打破封闭模式，取长补短，中医学的发展尤为如此。故谢老治病遣药，常以辨证为基础，充分利用现代诊疗技术，辨证与辨病相结合，四诊八纲与检验互参，从而提高疗效。中医学的辨证方法多种多样，究其实质，即对患者症状体征的综合分析，但这种辨证有一个明显的缺陷，就是在没有临床表现的时候，会陷入无证可辨的尴尬境地。在很多时候，症状体征及据此而来的辨证结论，并不能反映疾病的全部本质。此时尚存在一些隐性病理状态。需要通过检查、结合病史及疾病发展演变规律，使辨证更为全面恰当，促进临床疗效的提高。随着时代的发展变化，妇女之生活环境已有了显著变化，因此在病理上也有了新的特点，疾病谱也随之产生许多新的变化，必须及时汲取新的现代医学知识，才能提高临床疗效。

### 二、治病求本，病证结合，灵活变通

#### （一）调肝为先，顾护脾胃

妇科疾病之肇端，每以情志所伤居首位。凡情志所伤又每以肝先受邪。肝为风木之脏，喜条达而恶抑郁，主疏理一身之气机。人体五脏之气，如肺气之宣肃，心气之运血，脾气之散精，肾气之封藏，均各司其职，唯有肝气之疏泄，涉及机体各器官的生理功能，调控机体的动态变化。肝疏泄功能正常，则气血和谐，情悦体健。肝者干也，其性好动而干犯他脏，情志不遂则先及肝气，肝气不舒，疏泄失司，即成病害。诚如朱丹溪所谓"一旦怫郁，诸病生焉"，故有"万病不离乎郁，诸郁皆属于肝"之说。在临床上，诸凡内、妇科病症，溯本穷源，无不与情志不遂休戚相关，女子可以出现经行不畅、经迟、痛经甚则闭经等疾病。同时，肝主藏血，为经血的来源。肝贮藏充足的血液，是女子月经来潮的重要保障。若肝血不足，亦可出现月经量

少，甚则闭经的病变。谢老认为女子以肝为先天，妇科疾病的治疗，以肝、脾、肾为要，尤其是肝，因而树立了调肝为主的思想。对于妇科病谢老在注重调肝的同时，亦非常重视脾胃。脾为后天之本，生化之源，气血是经、孕、产、乳的物质基础，赖脾的运化统摄。若脾脏功能失常，运化无力，统摄失权，则疾病生焉。脾主运化，有运化水谷和水液之功。脾胃水谷精微是化生血液的主要物质基础，若脾主运化水谷精微功能失职，就会出现月经量少、产后缺乳等血虚症状；同时，脾有运化水液之功，若脾运失健，则可出现带下绵绵不绝等疾患。另外，脾主统血，有防治血液溢出脉外之功。脾司固摄，能维持人体内脏位置的相对稳定。若脾气虚，统摄乏力，就会出现月经量多、崩漏、堕胎、小产或子宫脱垂等疾病。谢老认为，人以气血为本，其经、带、胎、产的过程往往数伤于血，数脱于气，使气血常处于相对不足状态，在生理状态下，脾胃可代偿性地加快运化功能，以弥补气血的不足，但这种负荷运化时日渐久，就易损伤脾胃功能引起病理变化，如果一时大量或长期伤精耗气，就会削弱或影响气血对五脏六腑的推动滋养作用，引起脏腑功能失调。两虚相合，形成恶性循环，导致疾病进一步发展变化。故谢老在治肝的同时，非常重视脾胃，使木得土养则欣欣向荣，土得木助则固若金汤。

## （二）补肾为本，乙癸同源

肾为先天之本，天癸之源，主宰人体的生长发育生殖，为冲任之本，主系胞宫，是其他脏腑生理活动的本源，在女性生理中起着主导作用。肾藏精，主藏先天之精和后天之精（五脏六腑之精）。先天之精源于先天，受之父母，后天之精由水谷精微所化。二者相互资生藏之于肾，总称为肾精。肾精可以化生肾气以施其用，肾气既是肾精的功能体现，又是肾精所化生的物质之气，肾精足则肾气盛，肾精不足则肾气衰，故精化气、气生精，精气互根。肾为水火之宅，藏元阴而寓元阳，通过肾的施泄作用，把肾中所藏之精气施泄于各脏腑，以供其生理活动之需，是各脏腑阴阳之本源。《素问·上古天真论》曰："女子七岁，肾气盛，齿更发长，二七而天癸至，任脉通，太冲脉盛，月事以时下，故有子……七七任脉虚，太冲脉衰少，天癸竭，地道不通，故形坏而无子也。"由此说明肾的功能在女性生理及病理方面起着关键的作用，肾气的盛衰是人体生长、发育、生殖和衰老的根本。肾主生殖，对女子的经、孕有重要的调节作用。月经的按时来潮与否与肾气盛衰有着密切的关系。谢老认为，此时应根据不同的年龄特点，辨证施治。青春期患者多为肾气稚弱。肾虚致肾气不固，封藏失职，开阖无度，冲任失控，所以宜补肾固冲。阴虚者，滋阴补肾固冲，选用左归丸；阳虚者，温阳益肾固冲，选用右归丸或二仙汤加减。育龄期患者，崩漏多由于多次孕育、人工流产而伤肝肾；或情志不遂，肝郁气滞；或经期、产后摄生不慎，蓄血留瘀，瘀血阻滞。肝肾亏虚者，柔肝补肾，选用四物汤合五子衍宗汤加减；肝郁气滞者，疏肝解郁，方用逍遥散或四逆散；瘀血阻滞者，活血化瘀，方用生化汤加减。围绝经期患者，肾气已衰，天癸渐竭，此期不必强调恢复卵巢排卵功能，而着重调节和固摄冲任，治以健脾补肾，以后天养先天。偏阴虚者，可用六味地黄丸、知柏地黄丸；偏阳虚者，选用金匮肾气丸。而肝肾又密切相关，二者同居下焦，二脏俱有相火。肝藏血、肾藏精，精血同源，相互资生，肾为先天之本，肾气旺盛，天癸充盛，才能促成女性经、孕、产、乳的生理功能。肝肾与冲任之间，肝藏血、肾藏精，精化血，冲为血海，任主胞胎，胞络系于肾，肾为阴中之阴，主闭藏，肝为阴中之阳，主疏泄，肝肾同寄相火；肝为木，肾为水，水可涵木，肝木为乙，肾水为癸，乙癸同源。肝肾共担负着月经、孕育、分娩与哺乳等重要生理功能。女子经、带、胎、产、乳均受肝肾所统，在生理上依赖肾气充盈，肝血旺盛。肝肾协调则经候如期，胎孕乃成，泌乳正常。在病理上肾虚禀赋不足，则脏腑功能、生殖功能发育不全。肝经失调则血海不充，藏血疏泄失司。故在临床上肝肾两脏失调与妇科疾病密切相关。肝为刚脏，阴常不足，阳常有余，平日赖肾水以滋养，柔其刚悍之性。谢老提出肝旺者，常因肾水不足，滋肾则所以平肝，滋补肝肾又需伍疏达肝气之药，以助滋补之力。

## （三）调理冲任，活血化瘀

《景岳全书》云："经本阴血，何脏无之，唯脏腑之血皆归冲脉，而冲为五脏六腑之血海，故经云太冲脉盛则月事以时下，由此可见冲脉为月经之本。"冲脉之气旺盛，血海满盈，下行而为月经；妊娠后，经停而滋养胎儿；分娩后，又上行化为乳汁。冲任二脉皆起于胞中，任脉行走于人体胸腹之前，主一身之阴。妇女以血为用，血属阴，为任脉所主。女子二七月事以时下，除了肾气盛、天癸至的因素，任脉通、太冲脉盛也是其必要条件。妇女以血为本，以气为用。若血行不畅，瘀结于内，则发生病变。谢老认为瘀血为患多因经期、产后、杂病调治失当，由气滞、寒凝、出血等所引起，如杂病或投药过于寒凉，阳气受损，脉络挛缩，气血不畅；妇女经期，产后调养失宜，离经之血去而不尽，或用药止涩过早等，以上种种均可导致血瘀冲任、胞宫。瘀血证的辨证以疼痛、瘀斑及舌脉的变化为诊断要点，凡瘀血为患者，治疗以祛瘀为先。谢老提出"经期、产后宜用生化汤"，以养血活血化瘀，不但将生化汤用于产后，更多用于经期，这是对本方运用的发展。谢老认为，女子以血为本，经、带、胎、产、乳均离不开血，女性以血为主，血占很重要的位置，由于妇女的经、孕、产、乳等生理特点，无不与血的盛衰或畅滞有密切关系。任脉通，太冲脉盛，血海充盈，由满而溢，则月事以时下；若任脉虚，太冲脉衰少，血海空虚，来源不足，则月经闭止。瘀血内留，则痛经、闭经、崩漏、月经不调、癥瘕包块等病均可发生。又妇人血旺才能摄精成孕；妊娠以后需要血以养胎直至正常分娩；产时血气旺盛，则胎儿容易娩出，也不致耗血过多，产后恶露也可正常排出而自止；哺乳期血气旺盛则乳汁充沛而分泌正常。如孕产期内有瘀阻，则可致胎漏，或产时大量出血；或产后腹痛、恶露不绝等；哺乳期血气壅阻，可成乳痈，故血瘀成为妇产科疾病常见的病因之一，血瘀在妇产科的主要见证：疼痛、癥瘕肿块、出血、发热、月经不调和闭经。谢老还注意辨证与辨病相结合。如癥瘕（如子宫肌瘤、子宫内膜异位症等），有时临床无明显症状，但有是病则治其病，认为该病为宿瘀内结，治以活血化瘀消瘤为主，宗仲景桂枝茯苓丸加减。常加皂角刺、水蛭、莪术、夏枯草等。治疗本病应当注意两点：一是本病形成日久，非短期内能取效，故注意顾扶正气；二则因沉疴难疗之疾，药力太轻，恐力道不足，故该重用则重用。血脉流通，病不得生，若因外邪入内，情志变化和脏腑功能失调，致使血行失度，血脉瘀阻形成血瘀证，它可以发生于各种疾病的不同阶段。除一般常用之化瘀法外，对一些疑难重症亦采用活血化瘀法，如化瘀生新法治崩漏，活血化瘀法治宫外孕，逐瘀降浊法治缺乳，破瘀软坚法治肌瘤等。但应用活血化瘀法的目的只在于通经活络，畅运血行，不可峻利攻破损伤正气，应中病即止。

## （四）调理经周，分期辨治

**1. 经后期（滋肾益阴养血）**　经后子宫、胞脉相对空虚，属于在肾气作用下血海空虚渐复，蓄积经血之期，呈阴长的动态变化，血须依赖阴精以化生，精血同源，所以在经后期填补精血是基础，滋阴养血，兼理脾疏肝，取其精血互生，气血相生，使肾阴逐渐滋长，为经期到来奠定物质基础。在此期治疗用药上选用地黄丸、四物汤以补肾填精养血，兼用菟丝子、肉苁蓉、川续断以温补肾阳，以奏阳中求阴之效。

**2. 经间期（补肾活血行气）**　经过经后期的蓄养，阴精充沛，冲任气血充盛，重阴必阳，在肾中阳气的温煦下，阴阳转化，阴精化生阳气，当阳气足以蒸腾阴精，则出现氤氲之候。此期是肾中阴阳转化的关键时期。故此期治疗应温阳通络，佐以行气活血，使阳气升发，阴阳顺利转化。故处方上又酌加了桃仁、红花、川牛膝、皂角刺、桂枝等活血调经通络之药及柴胡、枳壳等疏肝行气之品，使气血和顺，顺利排卵。

**3. 经前期（温补肾阳滋阴）** 经间期以后，阳气经过一段时间的逐渐增长，已达到"重阳"的状态。此期阴精与阳气皆充盛，阴阳气血俱盛，为行经或孕育做好准备。如胎元已结，则肾气封藏，子宫继续藏而不泄；若未孕育，则在阳气的鼓动下，子宫、胞脉通达，泄而不藏，经血得以下泄，开始下一个月经周期。此期调经治法以疏肝理气、温肾活血为主。但肾为水火之脏，治疗虽着重于温阳，但宜阴中求阳，不能温燥，只有阴平阳秘，才能冲任健旺。

**4. 行经期（活血行气）** 经期血海由满而溢，血室正开，子宫泄而不藏，通过阳气的疏泄，胞脉通达，推陈出新，使经血从子宫下泄，气亦随血而泄，冲任气血骤虚，重阳必阴。此期的"泄"是为了下一个周期的"藏"，故气血均以下行为顺。治宜因势利导，以通为主，引经下行。唐容川云："瘀血不去，新血断无生理。"通过活血祛瘀，使新血再生。

## 三、组方严谨，用药轻灵，通权达变

谢老用药考究，善用经方，盖因经方用药精炼、配伍灵活，素称"方书之祖"。谢老所有妇科方中，包括药引，除温经汤共 12 味外，其他均不超过 10 味；如对妇人腹痛的具体辨证，分列有妊娠腹痛、产后腹痛、杂病腹痛等项内容，而治法有附子汤之温阳祛寒、胶艾汤之温经暖宫、当归芍药散之调和肝脾、当归生姜羊肉汤之养血补虚、枳实芍药散之行气活血、下瘀血汤之破血逐瘀、大承气汤之通腑泄热、温经汤之温经补虚、土瓜根散之行血祛瘀、小建中汤之补中生血等。力求药力适度，直达病所，中病即止，故每临证取药 10～12 味药，剂量轻者 1～3g，重者 12～20g，反对杂乱无章，药物堆砌，甚至相互抵消，亦防劫阴、耗气、伤肝碍脾之弊。如调经药常选当归、丹参、川芎、香附、生地、熟地，其用量不过 10g，理气止痛药中除乌药、元胡、郁金、路路通、金铃子诸品用量至 10g 外，其余疏肝理气药（如柴胡、青皮、枳壳）多为 6g，公丁香、降香、玫瑰花、木香类仅用 1～3g。用药最重要的是灵动，没有气分药就难以做到灵动。凡属香窜药物都有气分药作用。临床只有随机而用，方能收到效验。一些虽不属于气分药（如藁本、细辛等），有时也可作气分药，而药效的发挥，总要借助于气机的流畅，方能达到补虚而无留滞之弊，荡邪而无寒臼之余，因此理气药的应用是很广泛的，但理气药总属香窜耗散之品，用当其时，选药恰当，始能取得桴鼓之效。谢老喜用药对，如仙鹤草配益母草，通涩并用，治诸般月经不调；莪术合白术，消补相伍，燥湿除痰而通经消积；熟地配炮姜，寒热相得，一走一守而驭经漏崩下；血竭协三七，化瘀止血而疗瘕消痛。谢老还擅用花类和藤类药物，常用的有合欢花、玫瑰花、鸡血藤、忍冬藤及夜交藤等。

## 第二节 谢德聪谈冲任督带与女性生理

谢德聪教授认为，冲任督带与女性生理关系密切，现就其循行、功能及与女性生理浅谈如下。

冲、任、督、带是奇经八脉中的四脉，它们纵横交错于十二经脉之间，与十二正经别道奇行，无表里配属，不与五脏六腑直接相通，但与十二经脉有穴位交会或在经络循行中脉气相通，借助于经脉与脏腑相连。冲、任、督三脉同起于胞中，出于会阴，一源而三歧，皆约束带脉。清代徐灵胎《医学源流论》曰："凡治妇人，必先明冲任之脉……冲任脉皆起于胞中，上循背里，为经脉之海，此皆血之所从生，而胎之所由系，明于冲任之故，则本源洞悉，而后所生之病，则千条万绪，以可知其所从起。"

冲任督带的循行部位：冲、任、督三脉同起于胞中，下出会阴，督脉行于背部脊柱正中线；任脉行于腹部、胸部正中线；冲脉从小腹挟脐而上，故古有冲任督三脉"同源三歧"之说。

带脉起于季胁，经肾俞、章门等穴，绕腰一周，络胞而过，胞宫借冲、任、督、带与十二经、脏腑经络直接或间接联系，共同构成了妇女生理生殖网络。

从冲任督带的生理功能而言，十二经脉的气血都汇于冲脉，"冲为血海"，与妇科关系最密切，本经多气多血，而有"十二经之海"之称。冲脉在女子发育成熟后，血海充盈，按时盈溢，下注胞宫，则为月经。有妊则供养胎儿；产后气血溢于冲脉，上行注入乳房变白为甘甜乳汁；任脉任诸阴，手足三阴经的阴精血津液都汇于任，故有"阴脉之海"之称。它的功能是主摄精成妊，固摄胎元，故又有"任主胞胎"之说。冲、任二脉是相辅相成，互为资生而为产生月经、胎产的根本，冲任调和则体健经调，胎产正常。如二脉受损，就可引起妇科多种疾患。督脉贯脊属肾，连系命门，手足三阳经的阳气都汇于督脉，为"诸阳之会"，与任脉交会于"龈交穴"，兴奋全身阳气，调节一身阴阳脉气的平衡。督脉为病，女子多为不孕之症。带脉绕于腰部，络胞而过，能约束冲、任、督诸脉，加强冲、任、督三脉的关系。使经脉气血循行保持正常，共同维持经、孕、产、乳的生理活动。

"妇女以血为本"，妇女月经、胎孕、产育均以血为物质基础，血生于气，统于气。如心主血，主持血液的运行；肝存血主疏泄；脾主统血，为生化气血之源；肺主一身之气，能调节百脉，而输送精微；肾存精主生殖主骨生髓，髓能生血。这说明了五脏分担着气血的生化、储存、统摄、调节、运输等重要作用，故五脏功能正常、气血调和是女性生理的基础，尤以肝、脾、肾三脏的关系最为密切，而以肾为主导。

月经之所以能保持一定的周期、经量；十月怀胎，不致早产、流产；乳汁的摄约；子宫能保持正常的位置不致下脱均靠脏腑之气的调节、统摄。女性生理生殖根于脏腑，而肾又为月经与生殖之本，故经云：女子二七天癸至，任脉通，冲脉盛，月事以时下，故有子。

冲、任、督三脉同起于胞中，而络于带脉。冲、任、督、带四脉与十二正经相交会，冲脉为血海，为十二经之海；任脉为阴脉之海，司人体精血津液，主妊养胞胎；督脉为阳脉之海，总督一身之阳；带脉约束上下纵行诸经。脏腑所化生的气血通过十二正经汇聚于冲、任、督、带四脉而作用于奇恒之腑胞宫，最终使胞宫得以行使其行月经、主胎孕等生殖生理功能。

# 第三节　谢德聪谈关于妇科疾病的治疗特点

妇女以血为本，经、孕、产、乳均以血为用，而脾生血，统血；肝藏血；肾藏精，精化血。故妇人生理本于气血，本于心脾，本于肝肾。气血失调，心、肝、脾、肾功能失常，进而影响到冲、任、督、带、胞宫的功能，致妇科疾病丛生。谢德聪教授认为，妇科疾病的治疗重在调气血、补脾胃、益肝肾。

## 一、调 理 气 血

调理气血是针对气血不调的一种治法。妇科疾病多是由于气血不调而引起的。

**1.目的**　调理气血的目的在于使气充血沛，气血调和，血脉流畅。气为血帅，血为气母，气病必及血，血病亦及气，故治气必兼治血，治血常兼治气。气血同病时常可出现寒热虚实错杂之症，临床应细辨，治病应求本。

但由于人体是个统一的大活体，气病常及血，血病可及气，脏腑为气血生化之源，气血失调之根本在于脏腑功能失常，如气虚冲任不固可致妇科病症，其本在脾、肾，气滞者常责之于肝，而且一些妇科疾病，病程久者常寒热虚实错杂，治者应谨守病机，治病求本，灵活化裁。

**2. 方法**　必须根据临床症状，分辨在气分或在血分。

（1）病在气分，则以治气为主，佐以治血。

1）气逆：如妊娠剧吐，宜降逆止呕。

2）气郁：如月经不调，宜开郁行气，佐以活血。

3）气虚气陷：如月经先期，或经血过多，或崩漏，宜益气提气，佐以止血。

（2）病在血分，则以治血为主，佐以治气。

1）血虚：如月经后期、经量过少，或闭经，宜补血中佐以益气。

2）血瘀：如痛经、闭经，宜活血化瘀，佐以行气。

3）血热：热迫血行致月经先期、过多、崩漏者，治宜清热、凉血、止血；虚热者治以滋阴清热；郁热者应疏肝清热。

4）血寒：寒则血凝，实者温经散寒，虚者温阳祛寒。

# 二、调和脾胃

调和脾胃是针对脾胃功能失调治疗的一种方法。脾胃是后天之本，为气血生化之源，又主统血。若脾胃失调，气血生化之源不足，统血功能失调，影响到冲、任二脉的功能而出现妇科方面诸多的病证。

**1. 目的**　使脾胃运化功能恢复正常，气血生化之源旺盛，冲、任二脉得以充盈，血海蓄溢正常，妇科诸多病症得以自愈。

**2. 方法**　健脾。如脾不统血而致崩漏等妇科出血诸疾，治宜健脾益气生血；脾虚气陷之阴挺，血崩不止者，治宜健脾益气升提；如脾虚不运，湿聚下注，带下如涕，子肿等，治宜健脾升阳化湿；脾虚化源不足，气虚血少者，治宜健脾养血；如胃气素虚，受妊之后，冲气乘虚上逆犯胃，以致胃失和降，上逆作呕，治宜健胃和冲降逆。此外，应用滋腻攻破之药，必须注意，不要损伤脾胃，以免影响脾胃的正常运化功能。

# 三、滋补肝肾

**1. 目的**　肝存血，肾藏精。"肝肾为冲任之本"，调节冲任二脉，补肾养肝，在于使精血俱旺，肾气充盛，冲任通盛经调子嗣。

**2. 方法**　如经闭、不孕、崩漏、滑胎等，多是由于肝肾虚弱，或冲任损伤累及肝肾所致。在治疗上，如肝肾阴虚，法当滋养肝肾；阴阳两虚，偏于阳虚者，法当温养肝肾。由于冲任本于肝肾，故养肝肾而冲任亦得受益。

## 第四节　谢德聪经带胎产诸病的调治要点

谢德聪教授行医40余年，临床经验丰富，对经带胎产诸病有不同的调治要点，现分别讲述如下。

# 一、月经病的调治

经前治实，经后补虚，经期治标，经后治本。月经可分为经前期（经前七天）、行经期、经后期（经净后七天）三个时期，因各期生理特点不同，故调经应据月经的不同时期与不同的病情，采用相应的调理方法。

（1）一般调理方法：如行经期中出现月经过多、淋漓不尽，或腹痛者，应根据"急则治标，缓则治本"的原则，予以止血止痛等处理，以减轻痛苦；经后即辨证求因治本。大凡月经病属实证、寒证者应在经前七天开始治疗，疗效较好，亦便于观察疗效；属于虚证、郁证等类的月经病，经净三天，即应服药调治。

（2）用药时间的计算：如经前七天的算法，即以上次行经的第一天为准，提前七天服药。对月经提前者，应按以上标准时间再加上七天提前服药；凡一月行经二次者，经净即应开始治疗，连续服药五天停药观察；对月经后期者，提前七天，连续服药七天停药观察。行经期如经量适中，色、质正常，无其他不适，一般不用药，以免影响经血畅行。

对妇女而言如有其他内、外科疾病，需要应用温热、寒凉、行气、活血、滋补、固涩、攻破等药，要注意不影响月经的情况下慎重使用，尤其在行经期及经前期更应注意，以免引起月经紊乱。

# 二、带下病的治疗

带下病治疗虽应注意"秽湿"，但带下病初病多实，久病多虚。即使病由湿热下注引起，久后亦会伤阴。所以带下病须分期治疗，才能达到良好效果。例如，湿热下注带下病，初期应以清热利湿为主；中期应兼以滋养肝肾；后期应以养阴清热止带为主。脾虚型带下病，初期应以利湿健脾为主；中期应以健脾渗湿为主；后期应以健脾止带为主。如带下久病多虚，影响及肾，后期应肝肾同治。凡肾虚带下，若偏肾阳虚，经带失约者，治以补肾气、固冲任为主，温阳不用桂、附大辛大热之品，以免耗伤精血，而以血肉有情、温阳固涩（如鹿角霜、鹿角胶）之品为先。对肾阴虚、阴虚内热伴外泄者，初以滋阴清热并举，终以滋阴固涩收功。

# 三、妊娠期的用药

妊娠期一般不宜多服药，以免影响胎儿，损伤胎元。但在特殊情况下可应用以下诸法。

（1）养胎法：妇女素体气血不足，以致胎儿发育不良，如母体虚弱，气血不足，就会直接影响到胎儿的供养，即使到期出生，也体弱多病，就应采用养胎法。因胎儿是依靠母体气血精液的营养逐渐长大的，故养胎法常以补气血、养肝肾为主。

（2）安胎法：妊娠每多胎火偏旺，或胎气阻滞而致胎动不安。前者可用清热安胎法，常佐以黄芩、白术等；后者可用理气安胎法，苏梗、砂仁为临床所选。

（3）保胎法：胎气统于脾，摄于肾。如孕妇脾肾素虚，或跌仆损伤肝肾，而致腰酸、小腹重坠等现象出现，须防胎气不固，导致流产。治疗应以补脾益气，强腰益肾之药保胎。至于妊已足月，保胎方法就应慎用，以免发生滞产。

（4）妊娠禁忌药：妊娠期大温、大毒、峻下、滑利、重坠、破气、破血等药，都是属于禁忌药，即使必须要用，也应要审慎，不可过量，以免发生意外。

# 四、产后期的用药

产后有多虚多瘀的特点。多虚：即每因临产时用力过度，或出血过多，以致耗伤气血；多瘀：即因临产时容易受凉，而致恶露内停。故产后用药必须根据产后特点分别寒热虚实进行治疗。切勿拘执一面，以免贻误病情。

产后病治疗以活血化瘀生血为主，常用当归、川芎、益母草等。因为这些药既能化瘀，也能达到使子宫恢复的目的。

产后如果有外感，用药不宜过于耗散，恐其耗气伤津；如果有内热，并不宜过于寒凉，恐其血凝瘀停；即使需要滋补，也不可过于滋腻，以防其滞血留瘀；即使有食积，也不宜过于消导，以防其伤及胃气而致乳汁缺乏。总之，产后在用药上必须考虑多虚多瘀的特点，进行恰当的处理。

# 第五节　谢德聪从肝肾论治妇科病学术思想

谢德聪教授是福建中医药大学附属第二人民医院妇科主任医师，教授，硕士生导师，第五批全国老中医药专家学术经验继承工作指导老师。谢德聪教授从医 40 余年，其对《黄帝内经》、《伤寒论》《金匮要略》《温病条辨》等经典著作仔细研究，深究其理，对后世诸家也是博采众长、补己之短。她尤其重视张景岳、叶天士、傅青主的学术思想，并深入研究和探讨。她根据肝、肾在妇女生理、病理上的特点，提出妇科重在"调肝肾"的观点，尤其突出调肝在治疗妇科疾病中的地位，并经过多年临床实践验证，对中医妇科有一定指导意义。

## 一、冲为血海与肝主疏泄

《景岳全书》云："经本阴血，何脏无之，唯脏腑之血皆归冲脉，而冲为五脏六腑之血海，故经云太冲脉盛则月事以时下，由此可见冲脉为月经之本。"冲脉之气旺盛，血海满盈，下行而为月经；妊娠后，经停而滋养胎儿；分娩后，又上行化为乳汁。冲脉之气盛，而上下流通，则有赖于肝之疏泄，肝气疏泄有序，才能血脉流通，故有"肝肾为冲任之本"之说。因此谢老认为女子二七月事以时下，除了肾气盛、天癸至的因素，任脉通、太冲脉盛也是其必要条件。而冲任的通盛肝起了非常重要的作用，只认为是"肾气盛"作用的结果是不全面的。

## 二、任主一身之阴与肾为水火之脏

冲任二脉皆起于胞中，任脉行走于人体胸腹之前，主一身之阴。妇女以血为用，血属阴，为任脉所主。肾藏真阴、真阳，又称元阴、元阳，肾主水，内寄相火，故称肾为"水火之宅"。然任主一身之阴与督主一身之阳的功能，主要靠肾藏真阴真阳的作用，故称"肾为任督之本"。水之化赖火之蒸腾，火赖水之制约而不亢，水火相济，阴平阳秘，阴血充足，才能任脉通。谢老认为肾脏为病，有因肾水亏虚，也有因相火偏亢，但就妇科而言，因妇女数伤于血，常"有余于气，不足于血"，故即使"相火偏亢"，也常用滋补的方法，这也是"壮水之主，以制阳光"之意。水足则火消，经、孕、产、乳自顺调。另外肾为先天之本，主藏精，既藏先天生殖之精，又藏后天五脏六腑之精，对全身起调节与支持作用。

# 三、"调肝肾"在妇科中的重要地位

**1. 从生理上看** 《素问·上古天真论》曰:"女子七岁,肾气盛,齿更发长。二七而天癸至,任脉通,太冲脉盛,月事以时下,故有子。……七七任脉虚,太冲脉衰少,天癸竭,地道不通,故形坏而无子也。"肝肾与冲任之间,肝藏血、肾藏精,精化血,冲为血海,任主胞胎,胞络系于肾;肾为阴中之阴,主闭藏,肝为阴中之阳,主疏泄,肝肾同寄相火;肝为木,肾为水,水可涵木;肝木为乙,肾水为癸,乙癸同源。肝肾共担负着月经、孕育、分娩与哺乳等重要的生理功能。

**2. 从病机上看** 妇科的病机有三,即脏腑功能失调、气血失常与冲任督带的损伤,但妇科疾病千变万化,脏腑功能失调也好,气血失常也罢,归根结底,是归于冲任督带的损伤,主要是冲任的损伤,从而发生经、带、胎、产诸疾。这是妇科与他科在病机上的重要不同点。《素问·骨空论》云:"任脉为病……女子带下瘕聚。……冲脉为病,逆气里急。"这里带下,应作广义解,即经、带等妇科病。逆气,指冲气上逆,包括妊娠恶阻、奔豚气等。里急,泛指下腹拘急疼痛,包括盆腔炎症的疼痛及妇科急腹症等。清代名医叶天士对妇科病的治疗特别重视奇经,《临证指南医案》中有"血海者,即冲脉也,男子藏精,女子系胞。不孕、经不调,冲脉病也""冲任二脉损,经漏终年不痊""产后淋带,都是冲任奇经内怯"等按语。叶氏认为"八脉隶于肝肾",因"肝肾内损,延及冲任奇脉";立法主张"温养肝肾","或以血肉充养,取其通补奇经"。谢老在叶天士的学术思想的基础上,进一步认为肝肾损伤可延及冲任,而冲任损伤也同样可影响肝肾。

**3. 从治法上看** 金元四大家之一刘河间在《河间六书》中述:"童幼天癸未行,皆属少阴;天癸既行,皆从厥阴论之;天癸已绝,乃属太阴经也。"女子七岁,肾气盛,十四岁天癸至,冲任通盛,月经来潮。故女子生长发育,从青春期前到成熟阶段,以肾的作用为主,治疗上多从肾着手;从月经来潮到整个生育期,肝的功能与女子生理特点和病理机制关系更为密切;绝经以后,先天肾气虚,天癸竭,故多以后天之脾以养先天。而妇女的一生,尤其就妇科病而言,经、带、胎、产、杂病,绝大多数发生在绝经以前,故调肝肾的应用远远多于调脾。况且谢老治疗绝经前后诸症,亦提出重在调肝肾。《傅青主女科》亦认为女子"以血为主","以肝肾为先天",深为谢老推崇。

# 四、谢德聪常用调肝肾的方法

谢德聪教授认为,任何疾病的治疗,都离不开辨证论治,妇科也不例外,即"治病必求其本"。肝为风木之脏,内寄相火,其性质体阴而用阳,主藏血,司疏泄,性喜条达而恶抑郁,主升发阳气,以升为用。对于肝体阴而用阳,谢老认为:肝为藏血之脏,血属阴,为物质;用阳者,肝主疏泄,内寄相火,为功能。治肝之法,前人有丰富的经验,如《素问·脏气法时论》中说:"肝苦急,急食甘以缓之……肝欲散,急食辛以散之,用辛补之,酸泻之。"又《素问·六元正纪大论》曰:"木郁达之。"《难经》曰:"损其肝者缓其中。"《金匮要略》曰:"见肝之病,知肝传脾,当先实脾。"因肝体阴而用阳,故谢老认为在治肝时必须体、用并重;阳明为水谷之海,主津液的来源,土润则木荣。故治用、治体之外,必须兼及阳明。所谓治用,即是调理肝的功能,舒其肝气,因为"气有余便是火",临证中肝用不仅有太过,也有不及,由于肝为刚脏,所以肝用之变,一般亦多指实证而言,如遇头晕头痛、口苦吐酸、目赤耳聋等,属肝经实热、肝火上扰、功能亢进的病变,可用泻肝清热法。因肝胆相为表里,泻肝即是泻胆通腑,使邪热从胆下泻。又如七情过极,暴怒伤肝,气逆动火,胸胁胀痛、烦热目赤、鼻衄等,治用清肝泻火之外,常配以牡丹皮、栀子、黄芩等泻胆火而凉血,从而使肝胆之火经通腑气而有出路。当肝胆之火衰其大半时,即时转用治体之法,使肝阴得养,余火自平。所谓治体,是指调补肝血和肝阴的亏损,因肾水能滋生肝木之体,故滋肾养肝与养血柔肝是治体的常用方法。如肝肾阴虚,肝木失养,导致肝气横逆或肝火上炎,可见头晕目眩、目赤耳聋等。肝肾亏损,冲任失养,可致月经不调、闭经、崩漏、不孕等。另气血津液来源于脾胃水谷之精微,临床遇有脾虚不能健运,肝藏血不足,冲任血少,而致月经后期、月经过少、闭经、不孕等。或因脾虚血少,不能濡养肝木,而致肝气郁结者,治又应疏肝扶脾。现将谢老临证常用调肝肾的具体方法总结如下。

**1. 疏肝解郁法** 肝喜条达而恶抑郁,凡证见月经将潮而胸胁、乳房、少腹胀痛及经期先后不定、量忽多忽少等,皆属素性抑郁,或忿怒过度,导致肝气逆乱之变,治用本法。常用《太平惠民和剂局方》逍遥散治之。方中柴胡、薄荷以疏肝解郁,当归、芍药养血平肝,黄芩、白术、甘草和中培土,陈皮、煨干姜暖振胃气,全方解肝之郁与逆,实为"木郁达之"之旨,是治用、治本、治阳明之妙剂。

**2. 疏肝清热法** 谢老常用此法治疗带下病。带下病有虚、实、寒、热之分,但终归湿邪下注,故《傅青主女科》有"夫带下俱是湿症"之说,带下病源,大抵不外"脾气之虚,肝气之郁,湿气之侵,热气之逼"。凡临床证见带下色黄或赤白,质稠黏而臭秽,伴有阴痒、口干苦、胁胀抑郁、少腹痛、尿黄涩痛等,为肝郁化火、湿热停滞下焦,治之常用《伤寒论》四逆散合金铃子散加鱼腥草、败酱草、土茯苓、黄柏、马鞭草、栀子以疏肝解郁、清热化湿。如湿热过盛,带下臭秽,阴痒难忍者,宜清肝泄热重剂,用龙胆泻肝汤随证加减,每获良效。

**3. 健脾柔肝法** 脾统血,为气血生化之源;肝藏血,为冲脉之所系。凡冲任血海亏虚而症见经行后期、量少色淡,甚至经闭不行者,宜用《证治准绳》八珍汤,或《太平惠民和剂局方》人参养荣汤治之,是以四物滋养肝血,四君健脾和中,气血双补,冲任旺盛,血海充盈,则月经自调。人参养荣汤本是五脏交养之方,能促进五脏气血的修复,但其重点仍在当归、白芍、熟地养血,人参、黄芪、白术、茯苓、甘草补气,故名之"养荣",即含有健脾气、养血柔肝之意。

**4. 滋肾养肝法** 肾藏精,肝藏血,肝肾既有母子关系,又有精血同源的关系。凡证见经行或前或后、经量多少不一、经色淡而质稀、面色苍白或晦暗、头晕耳鸣、小腹不温而坠痛、腰膝酸软者,多属房室纵欲,或多孕多产,以致损伤冲任,肝肾亏损。治之可用《傅青主女科》定经汤,此方疏肝肾之气,补肝肾之精,有调有养,以养为主,养中有疏,肝肾同治,精血充足,则经行正常。又如肝肾阴虚,冲任损伤,经行淋漓不断,量少色红,头晕耳鸣;或经间出血者,宜滋肝肾以摄血,可用归芍地黄汤合二至丸治之,使水旺阴复,虚火自平。

**5. 温肾暖肝法** 肾为经水之源,胞络系于肾,肝脉络阴器。凡婚后多年不孕,月经后期,性欲淡漠,腰膝酸软,子宫发育不良等,多属肾阳虚衰、肝阳不振、阳虚宫寒之变。治宜温养肝肾,可用《景岳全书》右归丸加淫羊藿、蛇床子、茺蔚子、紫河车治之,以调补肝肾,使肾阳振作,肝木得温,生机之气旺盛,则子脏温暖,经行正常,卵子活泼有力,受孕有期。

**6. 补肝肾固胎法** 肝性主升主动、主开主散,肾性主沉主静,肝肾洽和,则肝能升发,肾能主蛰封藏，孕后胎元得养，足月顺产。如素体肝肾不足，冲任虚损，则孕后胎元不固，往往孕后一二月之间而殒堕。治之当于未病之先，补养肝肾，调摄冲任，可用《医学衷中参西录》寿胎丸加杜仲、覆盆子、沙苑子、山萸肉治之，每获良效。

因肝为刚脏，故谢老强调，治疗以柔润为贵，肝血得充，以柔克刚，则横逆之气自敛。总之，理肝之用，不忘柔肝之体；疏肝理气，不忘滋阴养血；调肝本脏，不忘滋肾养阴或扶脾。

谢德聪教授强调肝肾在妇科的重要地位，但并不排斥他脏的作用，如脾主统血，生气血，主运化，故健脾和胃法也是临床常用方法。再如妇女以血为本，血遇寒邪、气滞、气虚、热灼等均可致瘀，故活血化瘀法也是谢老常用法则之一。关键是要辨证论治，审证求因，寻因治源。谢老还强调在治疗中要注意经期前后的生理特点，即使是实证，经后血海空虚，亦应养血补肝肾。用药上谢老贵在简而精，更不轻易使用猛攻之剂，根据病情灵活施治，临床才能获得满意的疗效。

## 第六节　谢德聪调理脾胃法在妇科疾病中的应用

谢德聪教授认为气血的化生与脾胃的功能密切相关，若脾胃虚弱则气血生化无源，从而导致妇科经、带、胎、产、杂诸证。因此，妇科疾病的治疗应注重调理脾胃，调理脾胃之法是妇科病的治本大法。《内经》云："女人以血为本。"妇女的经、孕、产、乳无不依赖于气血。景岳《景岳全书·妇人规》云："女人以血为主，血旺则经调而子嗣，身体之盛衰无不肇端于此。"薛立斋云："血者水谷之精气也……妇人则上为乳汁，下为月水。"然而，气血的生成与运行，又离不开正常的脾胃功能。《内经》云："脾胃为气血生化之源。""中焦受气取汁，变化而赤是谓血。"《景岳全书·妇人规》云："血气之化，由于水谷，水谷盛则血亦盛，水谷衰则血亦衰，而水谷之海又在阳明。"

## 一、治疗月经病，贵在补脾胃以滋化源

月经的主要成分是血，程若水云："妇人经水与乳，俱由脾胃所生。"脾胃的功能健旺，方能气充血旺，月经如常。若脾胃虚弱，中焦化源不足，血海空虚则出现月经后期、月经过少、痛经、闭经等；脾气虚冲任不固则形成月经先期、月经过多、崩漏等。治疗上重在调补脾胃，以滋气血生化之源。张景岳谓："调经之要，贵在补脾胃以滋血之源。"

例：李某，女，28岁，2014年10月8日初诊。

6个月前行人工流产术后出血过多，半月方止，至今月经未至，心悸乏力，纳差，面色萎黄，舌淡、苔薄，脉细无力。此为手术之后损伤气血，而脾胃又不能及时化源，导致血海空虚，无以聚血成经。治当健脾益气，养血调经，方以人参养荣汤（《太平惠民和剂局方》）加减。药用：当归、人参、茯苓、远志各9g，白芍、白术、熟地各12g，黄芪、五味子、丹参各15g，肉桂、陈皮各6g，甘草3g。每日1剂，水煎服。服至20余剂，经至，但量少，再诊继服数十剂后而愈。

## 二、治疗带下病，首重健脾化湿

无湿不成带，《傅青主女科》云："夫带下俱是湿症……脾土受伤，湿土之气下陷，是以脾精不守，不能化荣血以为经水，反变成白滑之物，由阴门直下，欲自禁而不可得也，治法宜

大补脾胃之气……脾气健而湿气消，自无白带之患矣。"说明带下病多责之于脾。治疗当健脾化湿，固精止带。

例：任某，女，37 岁，2015 年 3 月 10 日初诊。

白带增多近 1 个月，色白如唾，月经愆期，量少，纳差神疲，大便稀溏，舌淡、苔白稍腻，脉濡缓。此乃脾气虚弱，不能化气利水，水湿内停，下注冲任，带脉失约。治以健脾化湿，止带调经。完带汤（《傅青主女科》）合四君子汤（《太平惠民和剂局方》）加减。药用：白术、人参、苍术、黑芥穗各 9g，山药 15g，白芍、陈皮、柴胡、茯苓各 12g，车前子（包）10g，甘草 3g。每日 1 剂，水煎服。服药 5 剂，白带减轻，继服本方数剂痊愈。此即所谓"脾气健而湿气消，自无白带之患矣"。

## 三、治疗妊娠病，当注重调理脾胃

妇人怀孕后，由于生理上的特殊变化，血聚胞宫以养胎，更需要气血的充足，脾胃功能的健全。"气血充足，形体壮实，则胎气安固。"若脾胃虚弱，化源不足，加之气虚固摄无力，导致胎元不固而胎漏、胎动不安、堕胎、小产、滑胎、胎萎不长；阴血下聚胞宫以养胎元，胞脉失养可致妊娠腹痛；中气下陷，无力举胎，胎重下坠压迫膀胱，造成妊娠小便不利；冲气上逆犯胃，胃气虚失于和降反随冲气逆上，造成妊娠恶阻；脾虚失运，水湿内停，泛于肌肤形成子肿，湿聚胞中形成子满。诸症之起，皆因脾胃之虚，故治疗重在调补脾胃。

例：王某，女，29 岁，2014 年 11 月 15 日初诊。

婚后自然流产 3 次，现妊娠 70 天，近日来小腹下坠，阴道有少量出血，腹部隐痛，腰酸，心悸乏力，面色萎黄，纳食不佳。舌淡边有齿痕，脉细滑。此证为脾胃虚弱，胎元不固，数次流产损及于肾。治以健脾益气为主，兼以补肾安胎，方以泰山磐石散（《古今医统大全》）加减。药用：黄芪、桑寄生各 15g，党参、杜仲各 9g，白术、川续断、炒黄芩、熟地各 12g，当归、阿胶（烊化）各 6g，砂仁、甘草各 3g。6 剂，血止，继服数十剂，顺利度过易流产时间，后嘱其间断服药每月 4～6 剂，服至临产。足月顺产一男婴。

## 四、治疗产后病，重在健补脾胃

《傅青主女科》云："凡病起于血气之衰，脾胃之虚，而产后尤甚。"妇人产后多虚，如果调摄不慎，更将损伤脾胃引发多种疾病，最多见者为缺乳。治疗必须重视调理脾胃。

例：邓某，女，29 岁，2015 年 2 月 28 日初诊。

产后半个月，乳汁稀少，乳房柔软，无胀感，纳食不馨，心悸，神疲，面色少华。舌淡、苔薄白，脉细弱。此为脾胃虚弱，气血不足不能上化为乳汁。治以健补脾胃为主，兼以养血通乳。方以傅青主之通乳丹（《傅青主女科》）合四君子汤（《太平惠民和剂局方》）。药用：党参 15g，黄芪 15g，当归、白术各 10g，麦冬、茯苓各 12g，通草、桔梗各 6g，猪蹄 1 个。每日 1 剂，水煎服。3 剂，乳房有胀感，乳汁增加，继服 6 剂，乳汁增多，纳食亦增，嘱其加强调理。

## 第七节　谢德聪用活血化瘀法治疗妇科病的经验

瘀，《说文解字》解释为"积血"也。《诸病源候论》云："血……积聚不散皆成瘀血。"《医宗金鉴》曰："血亡凝，结为瘀。"它既是气血不和的病因，又是病理变化的产物。妇人以血为本，若经期或产后不慎感邪、内伤七情、多产房劳或经行敛涩过早、跌仆负重、手术创伤等，均可使血流缓慢、滞塞不通，或流动阻滞，或渗出血管之外而成离经之血停蓄，呈现浓、黏、凝、聚，出现血瘀证。笔者通过跟师临诊，得出"异病同治"之理，运用活血化瘀法治疗妇科诸证，效果显著，现将谢德聪教授活血化瘀法治疗妇科病的体会总结如下。

## 一、活血化瘀治痛证

"不通则痛，通则不痛"这是中医阐明致痛的机制和治痛的法则。妇科常见的痛证如痛经（子宫内膜异位症）、产后腹痛、盆腔炎、盆腔瘀血、盆腔积液等，可选用膈下逐瘀汤（《医林改错》）加减之。处方：当归、川芎、赤芍、桃仁、红花、枳壳、元胡、五灵脂、牡丹皮、乌药、香附、甘草。方中枳壳、乌药、香附理气调肝；当归养血和血；川芎、赤芍、桃仁、红花、牡丹皮活血行瘀；元胡、五灵脂化瘀止痛；甘草缓急调和诸药。气顺血调则疼痛自止。若痛甚而见恶心、呕吐者，为肝气挟冲气犯胃，当佐以和胃降逆，可加吴茱萸、黄连、生姜。

例：刘某，女，22岁，2014年6月12日初诊。

经行小腹疼痛3～4年，痛发经前及经期，伴胸胁乳房作胀，经量少、经行不畅，经色紫暗有血块，血块排出后痛减，经净疼痛消失，末次月经5月15日。诊其面色暗晦，舌紫暗有瘀点，苔薄白，脉弦细。中医诊断为痛经。证属气滞血瘀、肝气郁滞。治宜理气活血，化瘀止痛。处方：当归12g，川芎6g，赤芍9g，桃仁9g，红花6g，枳壳9g，元胡9g，五灵脂15g，牡丹皮9g，乌药9g，香附6g，甘草3g。每日1剂，连服5剂。

6月17日二诊：服上药4剂，月经6月16日来潮，量较前增多，血块减少，经行小腹疼痛缓解，无须打止痛针，经行5天干净。继续以疏肝理气、健脾养血、化瘀调经为法。处方：柴胡6g，白术9g，川芎9g，当归12g，丹参9g，党参15g，首乌15g，怀山药12g，菟丝子15g，桑寄生15g，淫羊藿15g，郁金6g。每日1剂，连服7剂，嘱月经前3～5天再诊。如上法调理两个周期，痛经未见复发。

**按语**：痛经辨证首先当识别痛证的属性。根据疼痛发生的时间、性质、部位及疼痛的程度，结合月经期、量、色、质及兼证、舌脉，并根据素体情况等辨其寒、热、虚、实。本病例痛经属肝气郁滞、气血瘀阻、脾虚气弱。经前以活血化瘀、疏肝理气止痛治其标；经后血海空虚，以健脾补肾、养血调经治其本。

## 二、活血化瘀治出血证

"瘀血不去，新血不得归经"。离经之血妄行或复感染，瘀阻胞中，血海不宁，瘀阻冲任，血不归经，均可导致异常的阴道出血，如月经过多，经期延长，崩漏，或大、小产后，人工流产术后及放节育环后的异常出血等。宜采用化瘀汤加减，可用四物汤合失笑散加减。处方：熟地、当归、川芎、白芍、蒲黄、五灵脂，加三七粉、茜草炭、乌贼骨。久漏不净者加桃仁、红花、益母草；崩下不止者暂去川芎、当归，加党参、仙鹤草、益母草。

例：许某，女，18岁，2014年3月15日初诊。

阴道出血20余天未净，量多夹血块，色暗红，伴下腹胀痛，曾用补血止血药治疗无效。现阴道流血多，每天用2包卫生纸，头晕眼花，手足心热，便结，尿黄，面色潮红，有暗斑，舌紫暗，边有瘀点，苔薄黄，脉弦细略数。中医诊断为崩漏（血瘀兼阴虚血热）。治宜活血化瘀、育阴安冲。处方：茜草根、蒲黄（生、炒各半）、元胡、牡丹皮、五味子各9g，益母草、太子参各15g，乌贼骨、何首乌各15g，三七末3g，每日1剂，连服3天。

3月25日二诊：阴道出血已干净，时有头晕，腰痛，舌淡暗，苔薄白，脉细。拟益气补肾、化瘀安冲之法。处方：党参、黄芪、乌贼骨、川续断、益母草各15g，丹参、白芍各10g，桑寄生15g，生牡蛎（先煎）15g，每日1剂，连服7剂，随访3个月，月经周期正常，每次行经6天，量中等。

**按语：**崩漏的主证是血症，故辨证当根据出血的量、色、质的变化，参合舌脉以及发病的久暂，辨其虚、实、寒、热。本例标实本虚，素体脾阳不足，运化失职，暴崩下血，中气益伤，气虚则血滞，瘀滞则新血难安。瘀积日久则发热。急则治其标，用活血化瘀、育阴安冲治其崩。方中茜草根、乌贼骨通经活血、止血、祛瘀不留邪，乃为固涩下焦治崩漏之要药。血止后以益气补肾活血化瘀治本善其后。

## 三、活血化瘀治癥瘕

癥瘕的形成，多与正气虚弱、血气失调有关，常见的以气滞血瘀结聚而成，如子宫肌瘤、卵巢肿瘤、盆腔炎症性包块、陈旧性宫外孕、子宫内膜异位性囊肿等。均可按癥瘕辨治，选用桂枝茯苓汤（《金匮要略》）加减：桂枝、茯苓、牡丹皮、芍药、桃仁各等份。以活血散结、破瘀消癥为主。

例：曾某，女，45岁，2014年3月31日初诊。

发现子宫肌瘤伴尿频半个月，患者3月初开始，小便次数逐渐增多。经我院确诊为子宫肌瘤（B超提示：前壁肌瘤大小为5cm×4cm）。患者拒绝手术，求诊中医。诊见面色淡暗，有暗斑，舌质红，苔薄白，脉和缓，两尺沉细。检查：外阴正常，阴道通畅，子宫前位，增大如孕2个月，质硬，活动，双附件正常。西医诊断为子宫肌瘤；中医诊断为癥瘕（气滞血瘀型）。治宜活血散结，破瘀消癥。处方：桂枝9g，茯苓15g，炒桃仁9g，赤芍9g，牡丹皮9g，酒大黄6g，鳖甲10g。水煎服，每月12剂，连续服3个月后，小便次数减少，量增多。B超提示子宫肌瘤逐渐缩小，前壁肌瘤大小为4cm×3cm。

**按语：**本病辨证，重在辨气病、血病、新病、久病。本病例属血瘀不行、气机被阻、集结成癥。癥瘕积瘀阻胞宫，压迫膀胱，使膀胱气化无权，长时间处于挤压，故小便频繁。根据治病求本的原则，采用消癥逐积、软坚散结之法，使癥瘕软化、瘕结消散，水道通畅。

## 四、活血化瘀治不孕症

不孕症与夫妇有关，证有虚实，如女性因输卵管炎症，输卵管阻塞或包块积液以致不孕，或男性精索静脉曲张、性交不射精，精液不液化，脉证属血瘀者。可选用逐瘀汤加减。处方：柴胡、当归、赤芍、丹参、郁金、莪术、桃仁、牛膝、路路通、穿破石、枳壳。若炎症积液去莪术、桃仁、穿破石，加土茯苓、败酱草、冬瓜仁；痰多体胖者去柴胡、郁金、牛膝，加石菖蒲、浙贝母、法半夏。

例：赵某，女，26 岁，2014 年 2 月初诊。

婚后 3 年未孕，月经准期，量多夹块、色暗，伴少腹疼痛、气短乏力、面色暗晦无华，舌淡暗、边有瘀点，苔白，脉沉涩。碘油造影示输卵管阻塞。西医诊断为不孕症；中医诊断为不孕症。治宜化瘀通络。处方：当归、赤芍、丹参各 10g，三棱、莪术、郁金、淫羊藿各 12g，黄芪、菟丝子各 15g，路路通 9g，穿破石 15g，月经第 10 天服用 5 剂，随症加减治疗 5 个月，后随诊已怀孕。

**按语：** 本病少腹作痛，经量偏少者，多属血瘀证。本病例瘀血阻于胞脉，故婚久不育。瘀血随经血下泄则经色紫黑，有血块；瘀阻不畅，则腹痛拒按；舌暗有瘀点，脉弦为瘀血之征。故治病多以活血化瘀、疏肝理气调经为主。

# 五、体　会

谢德聪教授采用活血化瘀治疗妇科诸病，体现了中医学"异病同治"的原则，妇人本数伤于血，临证见确有瘀阻，舌脉相符者，均可运用活血化瘀法。在运用本法时必须根据妇女的生理特点，掌握用药时机，如经期、经前气血俱实可用活血化瘀、通调月经；经后血海空虚，活血化瘀应兼顾体质；促进排卵，治输卵管不通，服药宜在排卵前 3~5 天；治痛经宜在经前 2~3 天。血瘀可导致妇科的急症、重症、恶症，宜结合现代医学的检查及早诊断，必要时手术治疗。

## 第八节　谢德聪论月经的生理特点

月经病为妇科临床常见病，有些病种如崩漏、闭经、痛经等仍属疑难病症，调治不易。谢德聪教授十分擅长对月经病的调治，对女性月经生理特点悉心研究，她认为妇人以血为本，月经的主要成分是血，由气调摄，气血又生化于脏腑，肾为天癸之源，月经之本。她从临床实践中总结出以调理气血为主的卓有成效的调经法，造福患者，启迪后学。现就其对月经生理及女性各期月经生理特点阐述如下。

# 一、月经的生理特点

月经的产生，是肾气、天癸、冲任、脏腑、气血协同作用于子宫，使之定期藏泻的生理现象。月经的成分主要是血，而血为脏腑所化生，靠经络的输注到达胞宫，当女子二七之年，肾气充盛，天癸泌至，任通冲盛，则月事以时下。

## （一）血气、脏腑是月经生化的根本

妇人以血为本，经水为血所化，血盛是保证血海按时盈溢，月经如期来潮的重要条件。但血生于气，统于气，行于气，气盛则血盛，气弱则血虚，血靠气载而注入胞宫。月经能保持一定的周期、经量而不妄行，全靠气的摄约与调节。此外，天癸的泌至、胞宫功能的发挥均需靠气血的濡养。因此，气血的作用和变化，与月经的产生和调节密切相关。

但气血源于脏腑，脾生血，主中气；肝藏血，主疏泄；肾藏精，精化血，为元气之根；心主血，主持血液的运行；肺主气，气帅血；五脏分担着气血的生化、储藏、统摄、调节、运输，气血的生化、调节直接受脏腑的控制。气对月经的统摄、调节等作用其根本也在脏腑，因血赖脾气的统摄、肾气的闭藏、肝气的疏泄、心气的推动、肺气的敷布，而使血海蓄溢有常，月经信而有期，经常不变。因此，脏腑不仅是生血之源，为月经的物质基础，而且也是月经周期、经量的主宰者。只要脏腑功能正常，气血调和，血脉流畅，则经候如期。正如《景岳全书·妇人规》云："经水为水谷之精气，和调于五脏，洒陈于六腑，乃能入于脉也。凡其源源而来，生化于脾，总属于心，藏受于肝，宣布于肺，施泄于肾，以灌溉一身……妇人则上为乳汁，下归血海而为经水。"

## （二）肾为月经产生之主导

胞宫为行经的器官，其与生俱来，然何以女子二七方行经，七七又绝经？《素问·上古天真论》曰："女子七岁，肾气盛，齿更发长；二七而天癸至，任脉通，太冲脉盛，月事以时下，故有子……七七任脉虚，太冲脉衰少，天癸竭，地道不通，故形坏而无子也。"说明肾气盛、天癸至、任脉通、冲脉盛是月经来潮与竭止之主宰。

天癸是月经来潮必不可少的条件，女子二七天癸至，而促使任脉通、冲脉盛、胞宫发育成熟，气血下注胞宫而为月经。至七七之年天癸竭、冲任脉虚少，月经即停止来潮。可见天癸是月经来潮与竭止的重要一环。但天癸与生俱来，乃以肾气充盛为前提，二七肾气充盛则天癸至，七七肾气虚则天癸竭。

冲任二脉起于胞中，胞宫则借冲、任二脉与脏腑取得联系，脏腑化生的气血经冲任的转输才能到达胞宫。冲脉是气血汇聚之所，有"冲为血海""冲为十二经之海"之称。冲脉血盛，下注胞宫，月事以时下。任脉为阴脉之海，凡精血津液均属任脉所司，为妇女妊养之本。冲脉血盛，血海充盈，冲任相资，敷布阴液到胞宫而为经孕之本，可见冲、任二脉对妇女月经的来潮起着重要的作用。但冲任的这种功能只有当二七肾气全盛，天癸泌至于冲任时，方使任脉之气通，冲脉之血盛，而为月经之源流。再者，冲脉在其循行中与肾脉相并，受先天肾气的资助；肾藏精，精化血，为血之源头，任脉任诸阴，其根本也在于肾。故言"肾为冲任之本"，肾气全盛，冲任流通，经血渐盈，应时而下。

由上可知，月经的潮止虽与天癸的"至"与"竭"及冲、任二脉的盛衰密切相关，但其均以肾气的盛衰为先决条件。肾主生殖，为天癸之源，月经之本，故《医学正传·妇人科》曰："月水全赖肾水施化。"《傅青主女科》亦说："经水出诸肾。"可见，肾为月经产生之主导。

## （三）子宫为月经生化之核心

脏腑、气血、经络的活动，男女相同，天癸亦男女皆有，何以女子有月经，而男子不行经？这是因为女子有子宫，子宫是女子行经、孕子的特有器官，脏腑、气血、经络、天癸在月经生化中虽各有其作用，但均需通过子宫来完成，而且月经的周期规律也与子宫的特性密切相关。子宫属"奇恒之腑"，它的形态中空似腑，功能藏精似脏，具有脏腑的双重功能。在行经期，子宫主排出月经，表现为"传化物而不藏"的腑的特征；而在月经后至月经前，以及妊娠期，则藏血不泻，表现为"藏精气而不泻"的脏的特征。子宫的这种似脏非脏、似腑非腑的有规律的定期藏泻作用，方使月经具有一定的周期性与规律性。

但子宫并不能单独行经，其定期藏泄作用是以五脏六腑之精气为基础的，并借冲任、胞脉、胞络的联络，使子宫与脏腑形成一个有机的整体。《素问·奇病论》曰："胞络者，系于肾。"《素问·评热病论》曰："胞脉者，属心而络于胞中。"胞宫通过胞脉、胞络的联络，与心、肾直接沟通，心血旺盛，肾精充沛，心气下通，血脉流畅，心肾相交，精血即下交于胞宫，以备行经孕子。因此，脏腑的功能与胞宫密切相关。再者，子宫行经的功能，并非生而具有，必待二七肾气盛，天癸至，任通冲盛，子宫发育成熟，并得脏腑气血的灌注、濡养才能行经孕子。

综上所述，子宫为行经的器官，经水为血所化，血盛是保证月事以时下的物质基础。但血源于脏腑，统于脏腑，脾主中气而统经血；肝主疏泄而行经血、调经血；肾为元气之根，主闭藏而亦为经血之统摄；肺主气，帅血布血；心主血，主持血液的运行；气血的变化与脏腑密切相关。因此，只有在脏腑功能正常、气血调和、肾气充盛、天癸泌至、任通冲盛之时，月事方以时下。故谢德聪教授认为：月经的产生是以气血为物质基础，以脏腑为根本，以肾为主导，以经络为联络、转输，但均须通过子宫来完成。月经之所以能周期来潮，除与五脏之气的调节有关外，还与胞宫的藏泄功能密切相关。因此，子宫是月经生化的核心。发育成熟的子宫，受冲任气血的相资灌注，以备种子育胎，无孕则子宫去旧血、更换新血而为月经，如《血证论》所云："女子胞中之血，每月一换，除旧生新……此血不去，便阻机化。"

然而，月经是一种生理现象，月经的来潮标志着生殖功能的成熟。因此，月经的产生过程实际是女性生殖生化过程，这一过程的生理目的是生殖而不是月经，故一旦受孕，冲任气血即聚于子宫以养胎，月经即停止来潮。所以，研究月经产生的机制，对认识女性生理具有重要意义。

## 二、各期月经的生理特点

月经是女性生理特征之一，具有一定的周期性与规律性，并在一定的年龄初潮、断绝，且经期、经量、经色、经质一般保持恒定，这是女性身体健康、生殖功能正常的标志之一。但在妇女生长、发育、衰老的生理过程中，月经的生理又各有特点。

### （一）青春期月经

女子月经第一次来潮即意味着青春发育期的到来。祖国医学把女子月经第一次来潮称为初潮。初潮年龄多在 14 岁左右，有的早在 11 岁，有的迟到 17～18 岁；这是由于许多原因形成的，除与种族、气候有关外，一般营养良好的少女，初期有提前的倾向，儿童期多病，或先天不足的，初潮往往推迟。此外，据近年临床观察，初潮的迟早还与社会文化生活密切相关。

初潮后，往往出现一时性的无月经，间歇数月再来一次，经量也不稳定，这样经过半年至一年之后再按规律行经。这是肾气初盛，天癸初至的缘故，不必治疗。但有的初潮后，则一月二行，或淋漓不净，据临床观察，11 岁左右即初潮者，月经失调的发生率比 14 岁以后初潮者居多，虽然亦与肾气初盛、天癸初至有关，但经崩、经漏、经来先期，甚至一月二至者仍属病理之列，应积极治疗。

### （二）生育期月经

一般健康的女子，18 岁左右生殖器官即发育成熟，肾气充盛，天癸泌至，月经即按期来潮，且经量、经色、经质亦基本保持恒定，并具生育能力，进入生育期。但亦可因体质、生育、地域的影响而有不同。

周期：祖国医学认为月经周期与月之盈亏、潮之有信一样很有规律，一般为一个阴历月来

潮一次，平均 28 天一行，故称其为"月信""月水""月经"。但有的可提前或推后 3～5
天，有的甚至 40 天一行，如不伴有其他症状，均按自己的习惯、规律来潮，亦算正常，正如
二月一行的"并月"、三月一行之"居经"等一样，虽非一月一行，但身体无病，也不影响生
育，均为生理常态。有的从甲地到乙地，因地域的临时改变，周期也会产生变化，但通过一段
时间适应，或返回原籍后，即可恢复正常。

经量：正常经量一般为 20～60ml，以一天换 2～4 次卫生巾、呈中等度湿透为正常。但月
经量的多少，各人不同，有的经量较少，仅 2～3 天即净，有的则较多，需 6～7 天方净。而且
同一个人在不同的年龄阶段也有改变，如有的婚前或生育前经量较多或较少，而婚后或生育后
经量却明显减少或增多；有的因多次刮宫，经量也常有明显的改变，或增多，或减少；有的因
放节育环，经量亦可一时改变；有的用避孕药后，经量亦可受到一定的影响……诸如此类，只
要不伴有其他症状，经量大体维持在正常范围，一般依个人习惯为正常。

### （三）绝经期月经

绝经期年龄为 45～55 岁。此期由于肾气自然衰退，天癸将竭、冲任脉虚衰，绝经前常见
的月经表现：月经周期逐渐延长，行经天数逐渐缩短，经量逐渐减少，而渐向自然绝经过渡；
有的妇女则突然停经，或间歇数月再来一次，祖国医学称"经断复来"。以上这两种月经改变
是肾气渐衰、天癸将竭，机体通过调节与代偿而表现的比较正常的自然绝经现象。

有的妇女因体质等原因，不能适应肾气虚衰的生理性衰退，机体一时无力调节，因而出现
月经周期先后不定，或行经期延长，或淋漓不断，或量多如崩，而表现为更年期崩漏症。虽然
经过数月或数年亦可自然绝经，但终因出血过多，易变生他症，均需加以治疗，助其顺利向绝
经过渡。

肾为五脏六腑之本，绝经期妇女肾气渐衰，阴阳易失去平衡，而使肝失濡养、心阴失济、
脾失温煦，导致脏腑失和，故绝经期妇女在月经发生改变的同时，常可伴见头晕、烘热、汗出、
心悸、烦躁、脘闷、纳差、便溏等症状，并可持续数月或数年，轻者可以自制、自解，严重的
则发展为绝经前后诸证。

## 第九节  谢德聪调经八法

月经病是妇科最为常见疾病之一，包括月经不调（月经先期、月经后期、月经先后不定期、
经期延长、月经过多、月经过少）、崩漏、闭经、痛经、月经前后诸证等。由于本病的临床症
状与证型都较为复杂，世医治法众多，许多初习医者都难以掌握，谢老辨证分型，删繁就简，
施以调经八法，易于掌握应用，且收效显著，故整理介绍如下。

## 一、益气提气，止血固冲

本法主要用于气虚气陷，统血功能失职，以致冲任不固，出现月经先期、月经过多、经期
延长、崩漏诸症，其经色出血量多时则鲜红，夹有凝血块，出血量少时则色淡质稀。临床症状
常伴有头晕眼花，神疲乏力，食少便溏，或少腹有下坠不舒感，甚或动则气促汗多，舌质淡红，
苔薄白，脉细弱或虚大。法以益气提气、止血固冲。方选益气固冲汤。药用潞党参、炙黄芪、
炒白术、炙甘草、全当归、炒白芍、莲房炭、陈棕炭、金樱子、真阿胶。本方重用潞党参、炙
黄芪合炒白术、炙甘草以益气提气，固冲摄血；全当归、炒白芍、真阿胶养血补血；真阿胶合

莲房炭、陈棕炭、金樱子以敛血止血。上药全当归用量不能超过 5g，因用少量全当归，可引血归经，且无留瘀之弊；如用量过大，则会行血活血，往往出血更多，造成虚虚之弊。如无配炙黄芪，则最好不用全当归。如气虚较甚者，重用红参，炙黄芪量可倍增。伴有腰酸者，加桑寄生、川续断、菟丝子。诸药合用，具有益气提气、摄血固冲、调节月经周期、控制月经血量、缩短行经日数之能。

## 二、补血益气，调理冲任

本法主要用于气血俱虚而偏于血虚，导致冲任不足，血海亏虚，胞脉失养，而出现月经后期，经量过少，经色偏淡，经质清稀，经行小腹闷痛或酸痛，或经后小腹疼痛，绵绵不止，按之则舒，以及经期全身酸痛。同时伴见神疲乏力，面色萎黄，皮肤不润，头晕眼花，心悸怔忡，舌淡嫩，苔薄或光苔，脉细弱或细涩。法以补血益气、调理冲任。方选补血调经汤。药用全当归、炒白芍、熟地、炙黄芪、炒白术、潞党参、远志肉、制陈皮、五味子、嫩桂枝、鸡血藤、益母草、怀牛膝。本方除应用全当归、炒白芍、熟地以补血外，重用炙黄芪、潞党参、炒白术、炙甘草，健中益气以资源生血。血生于气，脾为生化之源。气血足则冲任得以充，月事自调；又伍以制陈皮理气，以防熟地之黏腻碍脾胃气机；鸡血藤、益母草、嫩桂枝、怀牛膝以和血调经效果尤佳。中气旺则营血充，心神得以养则神安，而佐加远志肉、五味子以宁心敛神缓解标证，疗效益彰。故诸药合用，不但具有补血益气、调理冲任、促使经血恢复正常之能，且有养血安神的作用。

## 三、滋养肝肾，和血调经

本法主要用于肝肾阴血不足，冲任亏虚，气血不和，而致月经后期，经量过少，经色多为淡红或鲜红，或暗红，质稠或夹有血块，经后小腹隐痛，甚至经闭不行，且见头晕眼花，腰膝酸软，舌红苔少，脉弦细等。予以滋养肝肾、和血调经法。方选滋阴养血汤加减。药用何首乌、黑穞豆、女贞子、枸杞子、炒白芍、赤芍、全当归、酒川芎、益母草、怀牛膝。方中女贞子、黑穞豆、枸杞子滋养肾阴，炒白芍、全当归、何首乌、酒川芎补血养肝，肝肾阴血充足，冲任二脉旺盛，月经自调；赤芍、全当归、酒川芎又能活血和血，合益母草、怀牛膝能增强和血调经，疗效益彰。诸药合用，具有滋养肾阴、补血养肝、活血调经、促使月经恢复正常的作用。如兼见头晕眼花，加明天麻、白菊花；腰膝酸痛，加菟丝子、桑寄生、川续断；月经先期，经血量少，淋漓不净，面色潮红，舌红绛苔光，此乃阴血不足，相火偏旺之候。当在方中去酒川芎、熟地，加生地、旱莲草、肥知母、生黄柏、龟板以增强滋养阴血、清热降火、凉血和血、调理经血的作用，留用当归少许，意在养血和血，引血归经。

## 四、滋阴凉血，止血固冲

本法主要用于肝肾阴虚，内热偏盛，热入血分，影响冲任二脉，而致冲任不固。虚热下迫，出现经行先期，经量过多或偏少，经行不止，崩漏诸症；或虚热上迫，而出现周期性鼻衄、吐血等。其经色多为红或紫，质稠而黏。全身症状：伴随头晕眼花，腰膝酸软，心烦易怒，口干咽燥，面色潮红，五心烦热，心悸少寐，舌红少苔或光苔，脉细数。治宜滋阴凉血、止血固冲。方选虚热先期饮加减。药用麦冬、生地、旱莲草、女贞子、龟板、白薇、地骨皮。本方立意以滋阴为主，清热为辅。因热不但能使月经先期，经量过多，经血不止，还会继续耗伤阴血。故方中主用麦冬、生地、旱莲草、女贞子、龟板以滋阴而制阳亢；以白薇、地骨皮合龟板清虚火，退潮热。虚热退则先期自愈，阴血足则经血量自增。

## 五、清热凉血，活血止血

本法主要用于实热偏盛，内迫血分，或肝经郁热炽盛，而致血热妄行，冲任失固的月经先期、经量过多（包括流血日数延长）、崩漏，或血热上迫，而出现周期性鼻衄，吐血。其经色多暗红或有血块，经质稠黏。临床伴见唇红面赤，心烦易怒，或胸胁胀痛，舌红苔薄黄，脉滑数或弦数。治宜清热凉血、活血止血。方选实热先期饮加减。药用牡丹皮、生地、赤芍、生栀子、枯黄芩、旱莲草、生地榆、茜草根。本方具有清热凉血、活血止血、和血调经的作用。它为治疗血热月经妄行的主方，因此方除了具有清热凉血的作用之外，牡丹皮、生栀子、枯黄芩、赤芍还能清泻肝经血分之热。而旱莲草、生地榆、茜草根又能协同牡丹皮、生地、赤芍而达到凉血止血作用，而牡丹皮、赤芍、茜草根又能活血化瘀，所以既能达到控制血量使月经恢复正常，又有不留瘀之功。血热必耗阴血，生地、旱莲草不但能清热凉血止血，又能滋养阴血。药仅八味，由于配伍得当，故能面面照顾，其全方含义仍不离清热凉血范围。如经血过多者，重用生地、旱莲草，酌加干藕节、地榆炭，以增强滋阴凉血止血；小便短赤，加光泽泻，以助丹、栀等药，清血中之热从小便而解；口干咽燥，加金石斛、麦冬，以助生地、旱莲草等药养阴增液、止渴润燥；大便秘结者，加黑玄参、麦冬、瓜蒌仁、火麻仁，以助生地增液润燥通肠；经行吐衄，加侧柏叶、白茅根、怀牛膝，以凉血止血，引血下行；胸闷胁痛者，加软柴胡、绿枳壳、生白芍，以加强疏肝理气解郁作用；如兼有经来腹痛者，加五灵脂、蒲黄炭、川楝子、元胡等药，以加强理气活血止痛作用。

## 六、温经散寒，理气活血

本法主要用于血为寒凝，凝滞胞脉，影响冲任两脉，血行不畅，而致经行后期，经量过少，持续行经日数短，甚或仅 1 天或半天即净，经色暗红，或夹有血块，经来小腹绞痛，喜温喜按，得温痛减，面色青白，舌淡苔薄白，脉沉紧。此外，还有痛经等。治宜温经散寒、理气活血。方选温经活血汤加减。药用嫩桂枝、蕲艾叶、吴茱萸、全当归、酒川芎、炒白芍、制香附、益母草、泽兰叶、怀牛膝。本方功能温经散寒，理气活血，和血调经。药用嫩桂枝、蕲艾叶、吴茱萸温经散寒止痛，合制香附，能增强理气活血止痛作用；酒当归、酒川芎、酒白芍以补血和血，合制香附、嫩桂枝、益母草、泽兰叶、怀牛膝，又能增强行滞活血、和血通经作用。诸药合用，具有温经散寒，理气行滞，活血止痛，和血调经，以促使冲、任二脉气血畅通，月经恢复正常的作用。如夹有血块，小腹剧痛甚者，加五灵脂、生蒲黄以增强活血化瘀止痛作用；如气血俱虚者，可加潞党参、炙甘草、炙黄芪合全当归、炒白芍、酒川芎以增强益气养血的作用。

## 七、疏肝理气，活血调经

本法主要用于肝郁气滞血瘀，疏泄功能失调，而影响冲、任二脉功能，无法调节月经的周期、血量、行经日数，出现月经先期、或月经后期、或月经先后无定期，经量或多或少，经行不畅，小腹胀痛，甚或经闭不行，其经色多为暗红或暗黑，夹有血块。临床常伴有胸胁胀闷不舒，时喜太息，乳房胀痛，舌淡红苔薄，脉弦。治宜疏肝理气，活血调经，方选理气解郁汤加减。药用软柴胡、广郁金、制香附、京丹参、全当归、赤芍药、白芍药、绿枳壳、生甘草。如经来腹痛剧烈，加川楝子、元胡、五灵脂、生蒲黄，以加强理气活血、化瘀止痛的作用；经色暗黑，夹有血块，加泽兰叶、牡丹皮，以加强活血化瘀、改变经色的作用；经闭不行，加川怀膝（各）、益母草、鸡血藤，以加强活血化瘀、调畅经血的作用；如经来肠鸣腹泻，加白茯苓、炒白术、怀山药，以增强健脾助运止泻的作用；经来肿胀，加猪茯苓（各）、桑白皮、五加皮、泽兰叶、益母草，合制香附以加强调理三焦气血水的运行、消除肿胀的作用。

## 八、活血化瘀，调理冲任

本法主要用于血滞血瘀，胞脉受阻，冲任不调，而出现月经后期、月经过少，经行不畅，经行腹痛，经闭不行；甚或瘀血内阻，新血难以归经，而出现月经过多，或经少淋漓不净，崩漏等。其经色暗黑，夹有血块。临床常伴有每至经前，或经行之时小腹疼痛剧烈，痛如针刺，腹痛拒按，舌质紫暗，或边有瘀斑点，脉沉弦或沉涩。治当活血化瘀，调理冲任，疏通胞脉。方选化瘀调经汤加减。药用制香附、京丹参、益母草、泽兰叶、全当归、酒川芎、水蛭粉（冲服）、川怀膝（各）。药用制香附疏肝理气活血，全当归、酒川芎、京丹参、益母草、泽兰叶、水蛭粉、川怀膝（各），活血化瘀调经。药中酒川芎乃血中气药，能助制香附行气活血调经；水蛭粉乃是水性虫类血药，无瘀不化；川怀膝，既能活血化瘀又能滋养肝肾，且可引领诸药下行到达病所，增强调经之能。本方诸药合用，具有理气活血、化瘀调经的作用。临证可随证加减应用，诸如偏气滞者重用疏肝理气行气药，而偏于瘀血内阻者重用活血化瘀药。如因热致瘀，当加凉血活血化瘀药而去辛温之品；如因寒致瘀，当加温经散寒、活血化瘀之药；因虚致瘀，当加相应补益之药，以调和气血。又如经行不畅，或经闭不行者，加桃核仁、川红花；如腹痛剧烈者，加川楝子、元胡、五灵脂、生（炭）蒲黄；如见经血崩漏不止，酌加百草霜、血余炭、山楂炭、三七粉、干藕节、真阿胶、乌贼骨、云南白药等。谢老应用化瘀调经汤加减，治疗因实致瘀而见月经后期、经量过少、闭经、痛经诸证，疗效卓著，值得借鉴。

## 第十节　月经病诊治探讨

谢老认为月经病是临床常见病，病证繁多，各有特点，但主要表现为子宫非时出血，藏泄失常。或不及期而来，出血量多，淋漓不止之"泄而不藏"；或至期不行，经量少，甚或经闭不行之"藏而不泄"。血生于气、行于气、统于气，谢老师将月经病以气血失调为纲，分为气虚、血虚、血寒、血热、气滞、血瘀六大证型，提纲挈领，以简驭繁，使复杂的月经病诊治趋于规范化、系统化。在诸证型中根据气血的变化及病症的转归，灵活化裁，用药平和，无一峻品，以平为期。如气虚型月经病，补气必兼养血，主用党参、黄芪、白术、阿胶、白芍，不用当归，因气虚者冲任不固临床多见出血病证，当归味辛而动血，阿胶、白芍既养血，又可敛阴止血。血虚诸证，补血必益气，以血生于气，主用圣愈汤（黄芪、人参、当归、川芎、熟地、白芍）。气郁证，理气必兼活血，常用香附、郁金、丹参、赤芍。香附为气中血药，郁金为血中气药，一味丹参功同四物，理气活血而不伤血。血瘀证，化瘀必兼理气，气行则血行也，不轻用桃仁、红花以破血，主用当归、川芎、香附、丹参、山楂、蒲黄、益母草等活血化瘀兼能养血之品，使化瘀不伤正。血热证，清热凉血兼养阴和营，以热迫血妄行能耗阴血，苦寒清热能化燥伤阴，主用生地、牡丹皮、赤芍、旱莲草、白芍、黄芩、栀子。血寒者，温经散寒必兼理气活血，以血得寒则凝，主用吴茱萸、桂枝散寒，当归、香附、丹参、川芎等辛温活血，以使气行血活。温阳少用肉桂、附子等大辛大热之品，防耗气动血、化燥伤阴，主用巴戟天、淫羊藿、仙茅、鹿角霜等，并阴中求阳。她认为气血失调是月经病的表型，以此分类可由表及里，溯本求源，易于掌握。月经生理以血气为用，以脏腑为本，谢老通过精心推求各药功用、性味归经，遣方选药，巧妙地把调气血与和脏腑融合一体，用意之深非初学者能识也，如用党参、黄芪、白术补肺脾之气，以肺主一身之气，脾统一身之血。肾为元气之根，补肾气，则加山萸肉、菟丝子、续断、枸杞之属；补血主心肝，用四物汤；理气主于肝，用柴胡、香附入肝经；滋阴清热主用生地、熟地、女贞、旱莲草、山茱萸等补肾阴，以滋水之源；血寒者，经前以温经散寒祛邪治标，经后以温阳补肾治本，盖肾为一身阳气之根也。

# 第十一节　谢德聪治疗月经病的特点

本人跟随谢德聪教授习医时，见许多患者常从四面八方慕名而来。谢老不但在妇科方面积累了非常宝贵的经验，而且她的医德十分高尚。现仅就有关谢德聪教授治疗月经病的特点，作一介绍。

## 一、辨证提纲挈领

月经病乃妇科常见病，其主要是月经的期、量、色、质发生病理改变，由于病因不一，故临床见证多端，非熟练不易全面掌握，谢老根据自己多年的临床经验，不拘古论古法，能纵横交错，提纲挈领，把月经病的辨证概括为：气虚型、血虚型、血热型、血寒型、气滞血瘀型五型。

**1. 气虚型**　"气为血帅，血为气母"，二者互为关联。本型为气血两虚而偏于气虚者，其发病机制为气不统血，冲任不固。临床表现：月经先期，或先期伴量多，或单纯月经过多，或行经日数延长，甚者崩漏等。

**2. 血虚型**　气血相互依存，相互资生。本型乃属气血两虚而偏于血虚者。血海充盈，则月事以时下。若血虚，血海不足，冲任不调，则致月经后期，经量过少，痛经，甚或闭经等。

**3. 血热型**　本型包括阴虚内热及肝郁化热。因热伤冲任，迫血妄行，故见月经先期，或先期伴量多，或单纯经量过多，或行经日数延长，崩漏等。若热邪迫血上逆，则可见经行鼻衄、经行咳血、经行咯血等。

**4. 血寒型**　血得寒则凝。血凝气滞，胞脉不畅，则可见月经后期、经量过少；甚者阻滞胞脉，则可致痛经；更甚者胞脉不通，可致经闭不行。属血虚寒，而致月经异常者，亦属本型范畴，然其因不一，治当有别，临证务须明辨。

**5. 气滞血瘀型**　肝主疏泄，性喜条达。肝郁则气滞，气滞则血亦滞，血滞日久则成瘀，气血瘀滞，胞脉不畅，可致月经后期、经量过少、痛经、经闭等。

## 二、治疗独具匠心

谢老对月经病的治疗，既能抓住各型不同的发病机制，又能根据经前期、经行期、经后期的各个不同的生理、病理特点，而分别施治之。如对经前期属于实证者，治多偏理气、活血、化瘀；经后期属于虚证者，调理多偏重于健脾补胃、补益气血；经行期间，除特殊情况外，一般不给药。而对于不同的病症在给药的时间上又各有不同。如痛经之治，于经前一周给药；月经先期者，多于经前一周，再加上提前之日数给药。防患于未然，治之于先，可谓匠心独具。

# 三、处方用药严谨

谢老处方用药的特点首先为药少味专，且又注重药物的配伍。例如，治疗血虚之闭经，每于益气补血的基础上，加入丹参、香附，取其一理气，一理血，相辅相成，从而提出"丹参、香附乃调经之圣药"。

其次，也注意病位上、下与药物的升提、下行相配伍。病在上者，配之以下行之品，如血热经行鼻衄、咳血、咯血，在清热凉血之组方中，每配以怀牛膝，引血下行；又如对气虚血崩患者，每重用参芪益气，少佐升麻炭以升提下陷之气，与此同时，又不忘血当循经为顺，故又取少量当归与黄芪同用，以引血归经。

再者，对疾病的传化，亦甚为注重。如治血热患者，每取旱莲草配生地，取其既能清热、凉血、止血，又能滋阴，以防邪热耗血伤阴。

# 四、加减化裁灵活

谢老对于治疗月经病的用药不拘泥于古之成药，每以灵活加减见长。

气虚型之月经病，治以益气升提，常采用党参、黄芪、白术、炙草为主药。血虚配以当归、熟地、白芍；伴心悸加枣仁、龙眼肉；畏冷、四肢不温加肉桂；经量过多加阿胶、艾叶，其处方用药皆随证遣药而成。

血虚型之月经病，则以补血益气为大法。常采用四物汤加党参、黄芪、白术。闭经者，重用当归、川芎，并加香附、丹参、牛膝；痛经者，加重芍药用量，以缓急止痛。若以胀痛为主者，则加香附、乌药，以理气止痛；冷痛者，加吴茱萸、艾叶，以温经散寒止痛；若属于肝肾阴虚者，则着重滋养肝肾阴血，常采用旱莲草、女贞子、黑穞豆、白芍、当归、熟地、京丹参等；若阴虚阳亢者，常于上药加肥知母、盐黄柏、生地、龟板等，以滋阴清热，抑制亢阳。

血热型之月经病，以清热凉血为治疗大法。常选用牡丹皮、赤芍、生地，以清热凉血，枯黄芩、生栀子，苦寒折热。经量过多者，加生地榆、旱莲草、茜草根、干藕节；经行鼻衄、咳血、咯血，加入白茅根、侧柏叶、怀牛膝；兼有口苦咽干、小便短赤者，加牡丹皮、光泽泻引肝经之热从小便而解。

血寒型之月经病，治以温经散寒、调理气血为原则。常用药如吴茱萸、肉桂心、蕲艾叶、全当归、酒川芎、怀牛膝等。夹有血块，经色黑者，加泽兰叶；伴小腹疼痛者，加五灵脂、生蒲黄，既能活血化瘀，又能止痛。

气滞血瘀型之月经病，以疏肝理气，活血化瘀为法。常采用制香附、广郁金、软柴胡、佛手片等，以疏肝理气；采用全当归、酒川芎、京丹参、赤白芍等，以活血化瘀。若恶呕者，加煮半夏；胸闷者，加绿枳壳；若病情进一步发展，气滞血瘀甚者，则以活血化瘀为主。证见腹痛、闭经者，加桃核仁、川红花、川牛膝等，以加强活血祛瘀的作用；由于瘀血不去，新血难以归经，若致崩漏者，则治取软柴胡、广郁金、制香附、全当归、赤白芍、三七粉、茜草根、乌贼骨、山楂炭、真阿胶、艾叶炭等药加减之，以疏肝理气、活血化瘀、养血止血、固崩止漏。

## 第十二节 谢德聪谈月经病的治疗规律

月经病是常见病，病变多种多样，病证寒热虚实、错杂，但并非无规律可循，谢德聪教授根据多年的临床及教学经验，对月经病的治疗规律总结如下。

## 一、分清本病和他病的关系

《女科经纶》（清代肖慎斋）曰："妇人先有病而后致经不调者，有经不调而后生诸病者。如先因病而后经不调者，当先治病，病去则经自调；若因经不调而后生病，当先调经，经调则病自除。"这是分清标本、治病求本的原则在治疗月经病中的具体阐述。如因虫疾内伤阴血之闭经病证，施治时当先治虫疾，待虫疾去后阴血充沛，冲任流通，经血渐盈应时而闭经去除。又如月经先期量多或淋漓难净，易耗伤正气，而表现易外感、咳嗽之症，当先调经。这里虽有治病调经和调经治病先后之分，但都是治本的要求，其最终目的是达到月经的调和及机体的康复。

## 二、调经之本在于肾

肾为先天之本，天癸之源，是人体生长发育生殖之根本，肾中精气盛实，封藏有职则经水如常；反之如肾气虚衰，肾中阴阳失衡，精血未实则经候不调。治当补肾气、填精血使肾中阴阳平秘，精血俱旺则月经自调。于补肾之时当重视其藏元阴而寓元阳为水火互济之脏的特点，分清阴阳而调补之，同时应本阴阳互根之论，注意体会和运用"善补阳者，必于阴中求阳，则阳得阴助而生化无穷；善补阴者，必于阳中求阴，则阴得阳生而泉源不竭"的方法。常用左归丸、右归丸、归肾丸等。

## 三、调经之要在于顺

血为月经的物质基础，气为血之帅，血为气之母，气血相互资生，相互为用，故血病多累及气，气病亦多累及血，以致气血失调，如影响冲任为病则可产生月经诸疾。于此之时，应明辨病之在气在血，分清虚实，或补或消或温或清或行或散或降或抑，贵在使气血调和则五脏安和，经脉顺畅而经自调矣。所以调经必须要养血，养血要顺气。顺气要以疏肝为着眼。肝为藏血之脏，司血海，主疏泄，具有储藏血液和调节血流的作用。在女子则下注血海而为月经。但其藏血作用又取决于肝的疏泄功能，肝喜条达而恶抑郁，肝气畅达则血脉流通，经候如常；如肝气失于疏泄，则影响肝之藏血功能，而导致月经异常，合欢花、佛手花、柴胡、香附等疏肝开郁之品，常为顺气调经之用。故古人有"调经肝为先，疏肝经自调"及"调经不先理气，非其治也"之论，然妇人之身有余于气，不足于血，疏肝不宜过用辛香燥热之品，以免劫津伤阴，耗伤肝血。

## 四、健脾和胃，以资气血之源

脾胃为后天之本，互为表里，乃气血生化之源，主中气而统血，足阳明胃经下行，与冲脉会于气街，故有"冲脉隶于阳明"之说，谷气盛，则血海满，中气足而血运有常，是以经候如期。若脾胃虚弱则气血生化统摄失职，月水因之而病，治当健脾益气。是以景岳有"调经之要，贵在补脾胃以资血之源。养肾气以安血之室，知其二者，则尽善矣"之论。但脾为阴土，胃属燥土，故用药不宜过于辛燥或甘润，以免耗伤脾阴，困阻脾阳。另外，五脏之于人身，彼此关系互为密切，肾藏精，肝藏血，精血互生，乙癸同源，肾寓元阳，脾胃同属中土靠命火以温煦，脾统血为气血生化之源；肾藏元阴，心之君火赖真阴以互济，心肾相通，月事常；肺主气，居上焦朝百脉而输精微，如雾露之溉，下达胞宫而参与月经的生理活动；又如心主神明、肝主谋虑、脾主思虑、肾主藏志，这些精神活动和思维意识。对月经的生理病理都有一定的影响。因此在运用上述诸法调经时，要注意脏腑之间的相互关系，不可拘泥于一脏一腑、一经一络、一方一法为治也。

# 五、调经要治带，治带可调经

月经病和带下病，是妇女常见的疾病，二者往往同时并发。带下病常常以湿邪为患，湿热熏蒸，壅滞胞宫，既能导致水精不化，湿热下注而绵绵带下，也能损伤冲任带脉致经行失常、不孕、癥瘕等疾病，其病缠绵，反复发作，不易速愈，故在治疗月经病时，必须考虑其与带下病的相互影响。因带下病而致经不调者，要调经以治带；因经不调而致带下病者，要治带以调经，才能收到预期的效果。既有月经病又有带下病的患者，在治疗上要注意经前经后的不同。经前先治经，经后再治带。一般来说，带下病患者，白带增多的症状，常出现在三个时间：月经干净后继以白带增多，淋漓而下，多见于月经过多或崩漏患者，多属虚证；月经来潮前白带增多，多属伴有盆腔炎的患者；两次月经周期中间白带增多，多属肾虚。如果带下增多，出现在经后或周期中间者，可直予以治疗带下病，如出现在月经来潮前，当以治疗月经病为先，待月经干净后再治带下病。带下病虚实夹杂，常采用健脾、固肾、疏肝、利湿的方法，但健脾补肾等补益药品，多有腻滞、固涩的性质，用于经前不很合适，尤其是对痛经的患者，每会加剧痛经的症状；此外，带下病本来就存在着气郁湿滞的病机，在经前白带增多采用经前治法（理气血、调月经），使气血通畅，经行顺利，虽不治带，实已寓治带于治经方法之中。如脾虚气弱既可表现为月经先期、量多或经期延长、淋漓难净，甚则崩中漏下，亦常见带下量多，绵绵不断，平时可选用完带汤健脾益气、升阳除湿，而经期则选用固冲汤健脾益气、固冲止血，通过对冲、任、带脉的调理，以达经候如期，带下如常。

# 六、明辨标本缓急

"治病必求本"是治疗疾病的根本原则，但因月经病常会出现出血、疼痛等急症，临床上要根据病情的孰轻孰重、孰缓孰急而明辨标本缓急，"急则治其标，缓则治其本"。从疾病的标本来说，临床症状是标，脏腑的寒、热、虚、实导致的病理变化才是本。因此，治疗既要掌握寒、热、虚、实不同属性的本，同时又要针对临床主要症状的标，进行标本并治，方可取得良好效果。如血崩暴下之时常以塞流止血为首务，止血乃是治疗该病的当务之急，如不迅速采取有效的止血方法，就会造成脱证。待出血减后就要求因治本澄源复旧。依照标本缓急，主次分明地遣方用药，有利于获取较好的临床效果。再如痛经月经期当调经止痛以治标，以缓解消除临床症状为主，平时则辨证求因而治本。

# 七、阶段性调治

阶段性调治分两个层面,一是根据妇女一生的各个阶段(幼年期、青春期、生育期、绝经期、老年期)生理病理的不同特点,而分别重视肾、肝、脾诸脏的作用,《河间六书》"妇人童幼天癸未行之间皆属少阴;天癸既行皆属厥阴论之;天癸既绝乃属太阴经也"是为明论,颇具指导意义。二是根据经期与经间期不同的阶段进行调治,月经病常有一个伴随月经周期出现的规律性发作的特点,因此它存在着一个经期与经间期不同的阶段,治疗月经病,应当掌握经时兼治标、平时重治本这一原则,才能收到较好的疗效。如以痛经为例,在经前、经期疼痛剧烈时,应以调理气血使其通则不痛为治疗目的,而经间期未有疼痛发作之时则当辨证求因,审因论治。如果经净之后,不予治本,改善机体,恢复功能,则至下次月经周期,往往前症又会复发。经期与经间期遣方用药要有所宜忌,如经行之初宜理气血调月经,不过用辛热活血、化瘀、攻逐、消癥、散结之品,以免重伤气血;经期鲜用寒凉凝滞止涩之剂,虑其有碍气血运行而致留瘀之弊;经后血海空虚,宜益肾和脾、养血益气,不宜再用克伐攻逐、破气损血之品。俗云:"经前勿乱补,经后勿乱攻。"

## 第十三节 调理气血治疗月经病

谢教授治疗月经病,以气血为纲,将复杂、多变的月经病分为六大证型予以论治,以简驭繁,是妇科领域"异病同治、同病异治"的最好诠释。谢老认为,妇女月经以肾为主导,对张景岳"阴中求阳、阳中求阴"之补肾调阴阳之说十分认同。妇女经、孕、产、乳均以血为物质基础,而血生于气、行于气、统于气,气血调和则经候如期,谢老继承恩师陈雨苍学术思想,将月经病分六型,有所发挥,认为在当前物质丰裕、普遍缺乏运动的时代,主张调经先调气,更具现实意义。

七情之过是致气机紊乱之主因。《素问·太阴阳明论》曰:"食饮不节,起居不时则阴受之……阴受之,则入五脏。"使脏气受损。虚邪贼风也能伤气。气机紊乱,气不生血、统血、行血,致任不通,冲不盛,则经不以时下。经病之因,在过去物质贫乏的年代,多为血虚气弱。而在当今丰衣足食的年代,经病常因不知慎戒,以酒为浆,以妄为常,起居无节;有的则因养尊处优,膏粱厚味,不劳形,不动作,气脉不通,血不畅行;男主外、女主内,当今女性亦主外,竞争的年代,工作紧张压力大,内外交困。抑郁伤肝,肝气不舒,疏泄失职,冲任不和。忧思伤心脾,则心不主血,脾不生血、统血,而成为月经紊乱的常见病因。

将月经病分为血虚、血热、血寒、血瘀、气虚、气滞六证以治之。气分病自当调气,而病在血分者,血虚者治用党参、黄芪为君益气生血,当归补血汤亦为典范。血热者,以栀子、黄芩清气。血寒者,以附子、艾叶温气。血瘀者以柴胡、香附理气,处处都彰显着血生于气、统于气、行于气的理念。

## 第十四节 谢德聪周期治疗月经病的体会

月经病是妇科的常见病,其病因不外乎外感、内伤。内伤以精神因素为主,外感以受寒、热、湿为主,但都通过机体的冲任不足或脏腑气血失调、气滞血瘀等致病,包括月经失调、崩漏、闭经、痛经、月经前后诸证以及绝经前后诸证。

《素问·上古天真论》曰："女子七岁，肾气盛，齿更发长；二七而天癸至，任脉通，太冲脉盛，月事以时下。"《灵枢》曰："冲任起于胞中，出于气街，前行于胸，伏于背，上出颃颡，渗灌诸阳，下入于足，注诸路为十二经脉之海，其出入皆少阴经以行，故为血海，此经水之源也。"明确指出月经的形成呈周期性转变，也为后世医家提出理论依据和治疗疾病指明方向。现代医学证明，月经是随卵巢性激素的周期性变化，子宫内膜出现周期性的脱落及出血的现象。

在月经病的治疗上，都以调经为本。谢德聪教授临床治疗月经病常结合月经周期性的特点，分期辨证治疗，取得满意效果，现将其周期性治疗月经病的体会介绍如下。

# 一、月经及月经病的分期方法

结合临床及祖国医学之观点，谢德聪教授将月经病分为三期：第一期为分泌期，即月经来潮前一周（称为标本期）；第二期为月经期，即月经来潮的第1～7天（称为标期）；第三期为经后期（修复期），即月经结束后第一周（称为本期）。

# 二、月经病的分期辨证治疗

三期的治疗原则，以调经为先，"急则治其标，缓则治其本，标本兼治"。

## （一）经前期标本同治

此期间的月经病多属虚实夹杂，本虚标实，治疗原则为"虚则补之、实则泻之"，以活血调经为主，使月经按期而至，且莫妄补虚扶正。

兰某，女，18岁，高中生，月经史$15\frac{5}{30}$，3个月前正值经期涉雨返家，月经延迟5天，经来腹痛，小腹冰凉，寒热交织，量少色黑成块状，曾服西药、中药效果不明显。今就诊，时值经前1周左右，察其舌脉，此为肾阳不足，寒邪凝滞胞宫，日久成瘀，予温经散寒、活血止痛之温经汤（《金匮要略》）加减：制附子（先煎）10g，淫羊藿10g，当归15g，川芎10g，白芍10g，牡丹皮10g，吴茱萸3g，桂枝6g，小茴香6g，三棱6g，莪术6g，王不留行10g，炙甘草3g。6剂，每日1剂。1周后复诊见月经来潮，腹痛大减，小腹冰凉消失，月经量稍多，色暗红，无块状，舌质淡，苔薄，脉沉而缓，守原方去三棱、莪术，加女贞子9g，旱莲草15g，3剂，经停复诊，1周后其母告之，药服完后症状消失，嘱忌避生冷寒雨，继服金匮肾气丸至月经前复诊。余遇其母，方知已痊愈。

## （二）经期治其标

此期多属脾肾两虚，脾不摄血或"唯火""唯化瘀"，但求治其标，澄清本源而达目的。

陈某，女，30岁。平素体虚，既往"子宫肌瘤"病史，1年来月经量多色红，10余天经止，经西医激素及止血药治疗缓解，但反复发作。时值月经第2天，量增多，色红，夹血块，面色苍白，神疲乏力，气短懒言，下腹坠胀，舌质淡，苔白，脉细沉缓无力。此为脾不摄血，冲任不固，肾元亏损。诊为崩症（脾肾两虚），予益气摄血、补肾固脱、健脾益心之固本止崩汤（《傅青主女科》）加减：党参15g，黄芪30g，枣仁15g，当归9g，牡丹皮9g，仙鹤草15g，女贞子9g，旱莲草15g，茜草9g，海螵蛸15g，阿胶（烊化）9g，鹿角胶（烊化）15g，煅龙牡各15g，炙甘草3g。3剂，频服如饮茶水，嘱卧床休息，必要时住院治疗，随时复诊，1周后，患者告之，服1剂时经量大减，精神好转，3剂后月经基本停止，余留少许淡红色，现头昏神气稍差，动则气短，四肢欠温，多汗。舌质淡，苔薄白，脉细缓，继服上方3剂复诊，6剂后月经已止，症状消失，此时胞宫处于恢复期，元气渐复，更应增补元气，恢复机体，"缓则治本"，予举元煎（《景岳全书》）加味：鹿角胶（烊化）15g，阿胶（烊化）9g，煅龙牡各15g，淫羊藿15g，枣仁15g，女贞子9g，旱莲草15g，当归9g，黄芪30g，炙甘草3g。10剂，并吞服归脾丸至下次月经前1周，经2个周期调经后，月经周期及月经量正常，B超提示"子宫肌瘤缩小"。

### （三）经后期治其本

治本就是"审证求因"，抓住病因病机，调整阴阳平衡，用补益气血、温经散寒、活血化瘀、软坚散结、清热利湿等方法，从根本使机体自我调节，自我恢复。

詹某，30岁，家住农村，结婚5年未孕，丈夫健康。其平素多病，月经每月延长1周左右，经来量少，色淡，妇科检查：子宫附件未见异常，并作输卵管通液术及人工排卵术后，均未受孕，多处就医，服药无效。诊见：月经量少、质淡、偶有黑色血块，经期2～3天，经后1周，形体消瘦、神疲乏力，面色苍白晦暗，头昏、纳差怕冷，心悸失眠，少腹坠胀痛，或牵引腰部，舌质淡，苔薄，脉细，此为脾肾阳虚，生化无权，气血两虚，胞脉失养，予温肾健脾、益气养血调经之法，归脾汤（《正体类要》）加人参养荣汤（《太平惠民和剂局方》）主之：党参15g，白术9g，黄芪30g，酸枣仁15g，阿胶（烊化）9g，鹿角胶（烊化）15g，熟地9g，当归9g，陈皮6g，肉桂6g，茯苓15g，怀山药12g，炙甘草3g，6剂，后复诊，因家境不佳嘱2日1剂，配紫河车胶囊吞服，复诊见：头昏乏力，心悸消失，纳食渐增，睡眠尚可，坠胀痛减轻，舌质淡，苔薄，脉缓细，嘱安心治疗，注意休息。继服上方6剂，随诊，证见精神尚佳，面色增光，语声有力，谢声不断，正值经期，量已有增多，色红，小腹坠胀感存在，嘱注意生饮之品，去肉桂，加益母草15g，10剂复诊，经3个月的调整未返。隔多月其孕2个月就诊。

## 三、体　会

对于月经的分期，祖国医学就提出经前、经期、经后三段划分法，如《女科玉尺》将月经中期称为"真机""的候"，从生殖生理学来看，此期属于正常妇女的排卵期，而月经的周期受大脑中枢-下丘脑-垂体-卵巢轴的调节。总之，此种方法便于治疗，便于对比和疗效观察，使月经病的治疗规范化、科学化。

## 第十五节　谢德聪补肾调治月经病的体会

月经病是常见病、多发病，在女子经、带、胎、产疾病中，月经病占第一位，《傅青主女科》曰："经水出诸肾。"肾主月经，冲任之本在肾。因此补肾治疗月经病具有重要意义。现将谢德聪教授补肾调治月经病的体会介绍如下。

### 一、肾为天癸之源，气血之根

天癸是一种促进人体生殖器官发育成熟和维持人体生殖功能的阴精物质。女子的天癸源于肾气，是肾气充盛的产物，是促进女子生长发育的重要物质。《素问·上古天真论》中说：

"女子七岁,肾气盛,齿更发长;二七而天癸至,任脉通,太冲脉盛,月事以时下,故有子……七七任脉虚,太冲脉衰少,天癸竭,地道不通,故形坏而无子也。"何为天癸?癸者水也。所谓天癸就是癸水,为一种阴液物质,由人体的气血津液所化生。通过肾阴的进一步充实,肾阳的气化作用,天癸才能化赤为经血,经过冲任二脉,输送至胞宫,血海满盈后,定时排出,即为周期性的月经。如马元台注释《素问》曰:"天癸者,阴精也。盖肾属水,癸也属水,由先天之气蓄积而生,故谓阴精为天癸也。"月经能以时下,或地道不通,实际上与天癸至或天癸竭的关系更为直接。天癸主宰月经的潮止,是肾主生殖的具体表现,天癸的至与竭,决定于肾气的盛衰。如青春少女肾气虚弱,癸水不足,则冲任失养,乃致月经失调,或月经先期,或月经后期,或经间期出血;育龄妇女,如肾阴亏损,血衰水亏,则经来量少,甚至经行闭止;更年期妇女如肾气虚衰,或肾水匮乏,冲任失摄,则崩漏不止。肾为气血之根,血是月经的物质基础。《冯氏锦囊秘录》论:"气之根,肾中之真阳也,血之根,肾中之真阴也。"阐明了肾有阴阳之气,为气血之根。《素问·上古天真论》曰:"肾者,受五脏六腑之精而藏之。"《素问·六节藏象论》曰:"肾者主蛰,封藏之本,精之处也。"因精血同源,相互资生,成为月经的物质基础。若肾阴亏损,精血不足,胞脉失养,血海不充,经血不能按时而下。在临床上,补肾填精、益气养血、调补冲任,能促进天癸的成熟,肾气充盛,天癸泌至,月经按时来潮。

## 二、肾在月经周期调节中的作用

肾中产生的天癸,是促进人体生长、发育和生殖,促成月经产生的重要物质。月经周期的调节,以肾为主导,由天癸来调节,通过冲任的充盛、相资,由胞宫体现女子月经的生理特点,其中任何一个环节失调,都会引起生殖轴功能失调,发生各种月经病。现代医学认为,月经周期的调节,主要是通过丘脑下部、脑垂体、卵巢激素作用于子宫,使子宫内膜发生周期性变化,称为"下丘脑-垂体-卵巢"轴,此轴受中枢神经系统的调控。而肾藏志、藏精、主骨、生髓、通于脑,因此肾与中枢神经系统的调节活动有密切关系,在月经产生的过程中,具有下丘脑的调节功能。天癸在月经产生过程中,相当于垂体前叶产生促性激素的作用,故天癸具有垂体的调节功能。冲任直接作用于胞宫,使月经来潮,卵巢分泌的激素直接作用于子宫内膜发生周期性变化,并使内膜剥脱出血,月经来潮。因此,冲任对胞宫,卵巢对子宫,在月经产生的机制中二者有明确的对应关系,故可认为有类似卵巢的功能,中医以肾为主的"肾气-天癸-冲任-胞宫"轴的功能与其比较极为相似,肾气的盛衰决定着天癸的至与竭,决定着冲任二脉气血的充盛与不足,决定月经的至与竭,所以,我们在临床上治疗月经病应以补肾为主本。药理研究表明,补肾药能调节性腺轴的生理功能,提高或改善机体免疫力。如巴戟天、菟丝子可以提高下丘脑-垂体-卵巢轴的反应性,使其调节功能更趋完善,这对调经,维持月经周期的动态平衡具有重要意义。

## 三、肾之阴阳转化是月经按时而至的重要条件

肾精所藏之气为肾气,肾气包括肾阴、肾阳。肾之阴阳相互为用,互相消长转化,从而维持人体的阴阳动态平衡,肾气旺盛,冲任得养,经血以时下。女子月经周期性的藏泄,是肾阴、肾阳转化,气血盈亏变化的结果。月经周期可分四期,即月经期、月经后期、月经中期、月经前期。临床上按月经周期各个阶段的特点,制订不同的治法。月经期重阳必

阴，除旧生新，泄而不藏，排出脱落的子宫内膜，月经来潮，此期可用活血调经法；月经排出后，血海空虚，肾阴不足，精血亏虚，故月经后期（卵泡期）藏而不泄，阴长阳消，补充阴精，促进卵泡发育，此期可用滋补肝肾、养血调经法；月经中期（排卵期）重阴转阳，是月经周期演变过程中极为重要的时刻，阴长至重，精化为气，阴转为阳，排除卵子，为泄而不藏，此期可用补肾益气、温通活血法；排卵之后进入月经前期（黄体期），阳长阴消，储备气血精液，进入下一个月经周期，此期可用温肾补脾法。在动态的阴阳气血消长过程中，无论哪一环节出现问题，都会出现月经失调，如痛经、崩漏、闭经、绝经前后诸症等月经病。其中肾气的充盛，肾精的充实是月经来潮的前提，肾之阴阳的周期性转化是月经按时来潮的重要条件。《景岳全书》认为经脉不调的病因在肾，无论肾阴亏虚，还是肾阳不足，久之都会导致肾之阴阳俱虚。主张采用或兼用调补肾之阴阳来治疗，方用左归丸、右归丸之类，使阴阳调和，以达到养血调经的目的。月经病的致病因素是多方面的，但肾虚是一不可忽视的机制。

# 四、典型病例

某女，49 岁，职员。2013 年 10 月 20 日初诊。

主诉：月经周期紊乱 1 年余。经量时多时少，色鲜红，伴烦躁，面部潮红，头晕，耳鸣，多汗，腰膝酸软，大便干结，舌质红，少苔，脉弦细。综合四诊，诊为更年期综合征，证属精血不足、阴阳失调。治宜滋阴潜阳、补益肝肾。方剂用六味地黄汤加味，药物：生龙骨、生牡蛎各 15g，白芍、熟地各 10g，山药、山萸肉、钩藤、茯苓各 15g，牡丹皮、泽泻、菊花各 10g。水煎服，每日 1 剂，服药 7 剂后，症状好转，上方继服 7 剂，改服六味地黄丸 1 个月，随访半年，诸症悉除。

妇女在绝经前后，肾气渐衰，天癸将竭，精血不足，阴阳失调，机体的调节机制力求在新的水平之下保持"阴平阳秘"的状态。但是正由于肾阴和肾气的衰少，更易受机体内外环境变化的影响而出现肾阴和肾阳动态平衡的失调。《素问·阴阳应象大论》曰："阴盛则阳病，阳盛则阴病。"肾之阴阳的失和，使脏腑气血失衡，功能失调。可见妇女在绝经前后，肾精、肾气渐衰，天癸将绝，冲任二脉空虚，精血不足，脏腑失于濡养，脏腑功能失调，阴阳失衡导致本病。因此，对本病病因病机的认识，谢德聪教授认为，肾虚是其发病之根本。在临床上往往通过调节肾阴或肾阳使阴阳平衡。本例用六味地黄汤滋补肝肾之阴，加生龙骨、生牡蛎、白芍、菊花、钩藤以平肝潜阳。全方滋阴潜阳、滋肾养肝，"壮水之主，以制阳光"。使阴阳维持其动态平衡，是取得疗效的关键。

# 第十六节　谢德聪治疗月经病的用药经验

谢德聪教授从事中医妇科教学与临床数十载，对月经病的调治有独到之处，临床疗效颇佳。现将其治疗月经病的用药经验总结如下。

谢德聪教授认为月经病是妇科常见病，其治疗重点在于调理，而调理时的用药特点，则应根据经前、经期和经后三个不同时期的具体情况，而施以相应的调理方法，遣适当的药物，才能达到预期的治疗效果。

# 一、经前期（黄体期）

审因辨证，分型论治，调经治本。经前期即月经来潮前7～10天，此时是胞宫蓄藏精血正值旺盛之机，在整个月经周期中属阳，为体内阳气上升，蒸腾气化的过程，急宜审因辨证，分型论治，调经治本。

**1. 热证**　热为阳邪，与血相搏，迫血妄行，而致月经先期、量多、崩中漏下、经行吐衄等。治疗应清热凉血，滋阴养血；使冲任调和，血海宁静，胞宫蓄藏正常，溢泻及时，经事如期。首选生地、玄参、牡丹皮、地骨皮、女贞子、旱莲草；配以鳖甲、龟板、青蒿、山栀等。

**2. 寒证**　寒为阴邪，遇血则凝，轻则血行不畅，重则血瘀不行，导致月经后期、量少、闭经、痛经等；治疗应温经散寒，补虚扶正，使冲任不寒，血海温暖，蓄藏有力，溢泻有时，经血畅行，如期而至。首选吴茱萸、炮姜、艾叶、小茴香、附子、巴戟天、仙茅、淫羊藿、紫石英等；配以当归、川芎、桂枝等。

**3. 实证**　以气滞血瘀为主。气滞则不能帅血以畅行，血瘀则不能随气以流通，出现月经后期、量少、闭经、痛经、经前乳胀、崩中漏下等。治疗应理气行滞，活血破瘀，使脏腑功能正常，冲任气血调和，血海蓄溢有常，胞宫藏泄有时，经血下行有期。常用药物：当归、赤芍、桃仁、红花、丹参、益母草、王不留行、穿山甲（代）、三棱、莪术、乳香、没药；配以香附、柴胡、枳壳、台乌、苏梗等。

**4. 虚证**　以气虚、肾虚为多见。气虚则不能生血、养血、补血、温血、行血等，导致经量过少、月经错后、闭经、崩漏等；治疗应补气固肾，调气养血；使气血旺盛，冲任得固，经血有摄，胞宫充盈，应时而下。常用药物：黄芪、党参、山药、白术、茯苓、当归、熟地、川芎、菟丝子、枸杞子、山萸肉、巴戟天、肉苁蓉、紫河车等。

# 二、月　经　期

月经期即月经来潮1～5天，此时是经行之际，经血下行，血室正开，是调经的关键时刻；应活血调血，因势利导，因于滞则行滞，因于瘀则化瘀，因于热则清热，因于寒则化寒；使寒、热、瘀、滞之邪随经血而去。在审证辨治、分型辨治的基础上，气滞者加香附、郁金、柴胡；血热者加牡丹皮、赤芍、生地；血瘀者加泽兰、丹参、桃仁、红花；血寒者加干姜、附子、补骨脂、肉桂；气虚者加参、芪、苓、术等。谢德聪教授特别强调此期身体抵抗力较差，不宜过用寒凉或温燥，以免涩滞经血或月经过多，要"以平为期"，平调阴阳。

# 三、经后期（卵泡期，排卵期）

经后期即月经干净后的7～10天，应健脾益肾，滋阴活血，调养冲任。

**1. 卵泡期**　此期是胞宫完成了泄的功能以后，气血出现相对不足，脏腑也有损害之处，在整个月经周期中属阴，为体内阴精渐生，并由弱变强的过程；若平时生活调摄不当，如饮食失调，内伤七情或劳倦过度，以致经血暗耗，血海空虚，出现月经后期、量少、闭经；或阴虚内热，虚火妄动，致月经先期、量多、崩漏等；治疗应滋养阴精，使精血健旺，冲任调和通达，血海才能按时满溢。善用生熟地、黄精、首乌、紫河车、鹿衔草、仙茅、山萸肉、当归、枸杞子等；适当配以补阳的菟丝子、覆盆子、淫羊藿、巴戟天等。使"阴得阳生，则泉源不竭"。

**2. 排卵期**　此时是体内阴阳相互转化的过程，为阴精增长到一定程度，阳气开始滋生的时期。临床表现特点是白带增多，有的出现阴道少量出血（经间期出血）；少腹两侧轻微胀痛。此阶段常在滋养肾精的基础上，适当加以活血之品如赤芍、生地、牡丹皮、丹参、当归等，使胞宫精血充足，内膜生长旺盛，及时地完成蓄藏功能。

# 四、典型病例

冯某，女，29岁，2014年4月20日以"月经量少4年"为主诉就诊。既往月经5～6/29天，量适中，色红无块。2010年8月，行人工流产术后，月经2～3/29天，量少，色暗无块。自2010年10月始，夫妻同居，无避孕而未孕，就诊时无明显不适，舌淡红，苔薄白，脉沉细。诊断为"月经量少，不孕症"。证属肾阴亏虚，治以滋阴补肾。处方：生熟地、当归、淫羊藿、白芍各10g，山萸肉12g，首乌、枸杞子、菟丝子、鹿角霜、黄精各15g，香附、丹参各9g，覆盆子30g，紫河车（冲服）3g。5剂，水煎温服，每日1剂。并监测基础体温。复诊：服上药无不适感，基础体温低相（36.0～36.2℃），近两天来阴道带下量多，色白，质稀。认为是排卵期，药用上方加麦冬12g，茺蔚子15g，巴戟天12g。5剂，服法同上。三诊：服药后自感全身温热，其他无异常。基础体温上升（36.6～36.8℃），说明卵巢已排卵，适逢黄体期，继用上方，加川续断12g。7剂，服法同上。四诊：适逢月经期第2天，血量较前增多色红无块，少腹微胀。药用：熟地、益母草、泽兰、丹参、川芎各15g，赤白芍、当归、牛膝各12g，桃仁、红花、香附、蒲黄各10g。3剂，服法同前。以此方法治疗3个月经周期后，经潮如期，经量增多，持续3～4天方净。2015年3月10日，因月经过期半月未至而来就诊，自述时有泛呕，乏困无力；诊脉弦滑，查尿HCG试验阳性，诊断：早孕。嘱其调饮食，节情志，慎起居，勿过劳。

# 五、结　论

谢德聪教授认为月经病的原因虽很多，但不外乎内外两种因素，造成脏腑功能失常，气血失调，冲任督带损伤，临床治疗一定要分清寒热虚实，按照经前、经期、经后三个不同时期的具体情况施以相应的调理方法，选择适当的药物，从而达到预期的治疗效果。

## 第十七节　谢德聪治疗月经过少经验

月经过少是妇科临床常见病，是指月经周期正常，月经量明显减少，或行经时间不足2天，甚或点滴即净者。一般认为月经量少于20ml为月经过少。月经过少如果不及时治疗或者治疗不当，有可能发展为闭经、不孕等。本病严重影响女性的生活和工作，并威胁女性的健康。现代女性在社会发挥着越来越重要的作用，而她们面临的社会竞争也愈加激烈，生活、工作压力日益增大，加之一些女性因避孕失败而多次药物或人工流产等因素干扰了生殖内分泌功能或损伤了子宫内膜，使本病的发生率越来越高。西医学认为女性正常月经依赖于下丘脑-垂体-卵巢轴的正常神经内分泌功能及其相互协调。当任何原因导致卵巢不排卵，或虽有排卵但卵泡期由于雌激素水平过低使子宫内膜修复不良，或黄体功能不正常，或子宫内膜反应异常（反应不良或过度敏感）时，即会出现各种月经异常。月经量减少可以是无排卵月经、内膜分泌不良，或者是内膜正常分泌但因缺乏某些脱落因素而只有表层少量组织脱落。

谢德聪教授认为，本病以月经过少为主要临床表现，理论上通常以一次经量少于20ml为判定标准，但临床难于掌握和操作，故以经量少于患者平常经量的1/2为标准，或兼有带下量少、阴中干涩。本病病位在肾与胞宫，其病机主要是肾精亏虚、肾气不足，冲任失养，血海空虚，胞宫下血过少，或兼气血虚弱、肝郁不畅，或夹痰湿壅滞，多属本虚标实之证。

# 一、病　　因

**1. 避孕因素**　我国妇女避孕多以放置避孕环、口服避孕药、输卵管结扎为主，药物流产和人工流产的方法作为避孕失败的补救措施也频繁使用，这些因素往往会耗气伤血，造成肾气亏虚、肝失条达，并影响脾胃功能而致冲任失调，经量减少。

**2. 情志因素**　现代女性的工作和生活压力较大，女性常常得不到放松与休息，极易造成肝气郁结、脾失健运，冲任血海亏虚，经血化源不足以致经行量少。

**3. 饮食因素**　随着生活质量的提高，女性过食寒凉生冷或辛辣燥热，或为保持苗条的身材，不惜节食减肥。中伤脾胃，脾失健运，湿聚成痰，甚或肾气不足、气滞血瘀。

**4. 环境因素**　随着经济的发展，人们的生存环境也受到了前所未有的挑战，空气、水的污染威胁着女性的健康，严重的环境污染可导致女性内分泌失调，从而导致月经量少。

# 二、病　　机

女子以血为本，月经以血为物质基础，肾藏精，主生殖；肝藏血；脾为气血生化之源，脾又主中气而统血。故月经不调与脏腑气血功能的紊乱及脏腑气血阴阳的失调密切相关，其中关系最密切的脏腑是肾、肝、脾。祖国医学认为月经是女子发育到成熟的年龄阶段后，脏腑、天癸、气血、经络协调作用于胞宫而产生的一种生理现象。肾为先天之本，天癸之源，主藏精。肾中精气充盈到一定程度，则来源于先天肾气的天癸在后天水谷之精的滋养下成熟，故月事以时下。同时，肾为冲任之本，冲为血海，广聚脏腑之血。任脉为阴脉之海，使所司精血、津液充沛，故任冲二脉直接关系月经的潮止。《傅青主女科》认为"经本于肾""经水出诸肾"。若肾气不足或房劳多产等导致肾功能失常、冲任损伤，即可发生月经过少。肝藏血，肝血下注冲脉，则血海定期蓄溢。肝主疏泄，能调节一身之气机，肝通过冲任督脉与胞宫相通，从而使子宫行使其藏泄有序的功能。《理瀹骈文》曰："肝为血海，藏血故也。"叶天士《临证指南医案》曰："女子以肝为先天。"如肝气郁结，则血为气滞，冲任不畅，血海不能满盈则致少经。脾为气血生化之源，脾又有主运化，主中气，其气主升，具有统摄血液，固摄子宫之权。《女科经纶》引程若水说："妇人经水与乳，俱由脾胃所生。"若脾失健运，气血化源不足，冲任失养，血海不盈，同样可致月经过少。

# 三、辨证论治

临证宜从月经的色、质、全身症状、舌象及脉象了解病位是在肾、肝、脾中的哪一脏或是哪几脏，病机是以脏气虚弱为主还是以血瘀痰湿为主。治疗宜补肾益精血为主，佐以健脾除湿，疏肝理气，使肾精充实，肾气旺盛，血海充盈，胞宫得养，则经行正常。值得注意的是，本病多属虚证，即使夹有痰湿，瘀血阻滞，亦常为本虚标实之证。故治疗重在补肾益精，养血调经，而不可一味破血通经以求增加经量。实者宜活血通利，佐以行气、祛痰。谢德聪教授临证以贞精合剂为主方，并随证加减取得很好效果。常用女贞、黄精、熟地、山萸肉、枸杞子滋肾养肝，调养冲任；山药、茯苓、白术健脾和中；续断、菟丝子补肾益气；当归、白芍养血疏肝，诸药合用，共奏益肾健脾，养血疏肝调经之功。临证时需根据病变脏腑的虚实程度及月经色、质和全身症状调整药味和药量，另外，本病属于慢性病，需较长时间服药方能见效。谢德聪教授以 1 个月经周期为 1 个疗程，治疗 3 个疗程。

## 四、典型病例

刘某，女，33 岁，已婚，2015 年 2 月 23 日初诊。

主诉：月经量减少 1 年，加重 2 个月。患者 1 年前因药物流产不全清宫后出现月经量减少，由原来 5 天缩短为 3 天，卫生巾由原来 2 包减为 1 包，色暗，周期尚正常。近 2 个月因工作压力大自觉月经量较前更明显减少，用护垫即可，2 天净。伴经前乳房胀痛，腰酸乏力，纳食欠佳，寐可，二便自调。末次月经为 2015 年 2 月 20 日。舌淡红，苔薄白，脉弦细。妇科检查未见异常。尿早早孕检测阴性。辨证：肾虚肝郁脾虚，治以补肾健脾，养血疏肝调经。药用：女贞子 9g，黄精 15g，山萸肉 15g，枸杞子 15g，山药 12g，茯苓 10g，白术 9g，续断 15g，当归 9g，白芍 9g，香附 9g，鸡血藤 30g，怀牛膝 15g，甘草 3g，每日 1 剂，水煎服，分 2 次服。7 剂后，患者腰酸乏力明显改善。此后辨证加减用药随访 3 个月，患者月经量明显增多。

## 第十八节　谢德聪用逍遥散治疗月经病验案举隅

逍遥散出自《太平惠民和剂局方》，为疏肝解郁、养血健脾之代表方，主治肝郁血虚脾弱证，临床应用非常广泛。导师谢德聪教授善化裁古方治疗疑难杂症，其以逍遥散化裁治疗月经病，收效较满意，现将其治疗验案介绍如下。

## 一、月经后期

许某，女，23 岁，2014 年 4 月 14 日初诊。

病史：患者 13 岁月经初潮，之后月经开始不调，至今已近 10 年。常 40 天左右一行，甚则半年一行，经西药治疗无效，初始服激素有效，停药后疗效不佳，末次月经为 2014 年 3 月 7 日。时感小腹胀痛，呕逆，大便溏泻，心悸，烦躁、失眠、多梦，舌质淡暗，苔薄浊，脉弦滑。辨为肝郁乘脾，气滞血瘀，治宜疏肝健脾、行气化瘀，方用四逆散（《伤寒论》）合四君子汤（《太平惠民和剂局方》）加减。药物组成：柴胡 6g，枳实 9g，赤芍 9g，当归 9g，川芎 6g，白术 15g，茯苓 10g，元胡 9g，益母草 15g，党参 15g，香附 9g，炒枣仁 15g，炙甘草 3g，砂仁（后下）6g。3 剂，每日 1 剂，水煎服，分两次口服。

二诊：诸症大为改善，继续调理肝脾，方用丹栀逍遥散加减。药物组成：柴胡 6g，牡丹皮 9g，栀子 6g，当归 9g，白芍 9g，白术 9g，茯苓 10g，甘草 9g，泽兰 9g，益母草 15g，香附 9g，黄芩 6g，生姜（后下）3 片。3 剂，每日 1 剂，水煎服，分两次口服。

三诊：腹胀痛、心悸、呃逆较之二诊又有改善，其他诸症基本消失。守二诊方加丹参 9g，续服 3 剂。

四诊：服用三诊药物 3 剂后，于 4 月 27 号来经，来时感难于入眠，呕逆基本消失。方用八珍汤双补气血。

五诊：四诊方药 3 剂后，睡眠如常，以丹栀逍遥散加减治疗，5 剂。

六诊：药后诸症皆消，嘱服用逍遥丸 1 周巩固疗效。

七诊：5 月 31 日来经，色稍暗，量正常，黑块较少，大便稀溏。处以调理肝、脾、肾之方，5 剂善后。停药观察，6 月份经期正常。随访至今，每月经期基本正常。

**按语：**月经周期推迟 7 天以上，甚至 3～5 个月一行，并连续出现 2 个月经周期以上者，称为"月经后期"，亦称"经迟""经行后期"等。本病主要发病机制为精血不足或邪气阻滞，血海不能按时满溢，遂致月经后期。主要病因有肾虚、血虚、血寒、气滞和痰阻，临证所见，虚实错杂者居多。本例患者月经初潮，之后月经开始不调，至今已近 10 年，病程较久。综合脉证，辨为冲任不充，肝郁乘脾，气滞血瘀。肝气郁结，血为气滞，冲任气血运行不畅，血海不能按时满溢，故月经推迟。治宜疏肝健脾、行气化瘀、补肾养血，先以四逆散化裁疏肝解郁，疏通壅滞；再以逍遥散化裁疏肝健脾，养血和营；后用调理肝脾肾之剂巩固疗效，以收全功。

# 二、痛　经

汪某，女，22 岁，2014 年 7 月 8 日初诊。

病史：患者痛经 1 年，经前及经期两胁及小腹胀痛，卧立皆痛。平时情志不畅，近几个月心情忧郁，近 2 个月出现月经均推迟 10 天以上。月经量多，色暗，黑块多，四肢无力，头晕，体倦易疲，多梦，舌暗淡，脉弦。辨为肝郁脾虚，气滞血瘀，治宜疏肝健脾、行气活血，方用逍遥散化裁。药物组成：柴胡 6g，当归 9g，白芍 9g，白术 9g，茯苓 10g，炙甘草 3g，丹参 9g，川芎 6g，菟丝子 15g，益母草 15g，香附 9g，怀山药 12g。5 剂，每日 1 剂，水煎服，分两次口服。

二诊：服至第 5 剂时，第 2 天月经即来，心情亦不复抑郁。嘱于 8 月初守方续服 10 剂。

三诊：药后月经如期而至，痛经亦大为好转，唯来时仍感疼痛，头微晕。方用桃红四物汤加疏肝行气之味，服用数剂巩固疗效。随访至今，月经如期而至，痛经基本痊愈。

**按语：**肝郁气滞、壅滞冲任，气血运行不畅，经前经时，气血下注冲任，胞脉壅滞，不通则痛，故致痛经。冲任气滞血瘀，新血难安，故经行量多；瘀血内结，故色暗有黑块。肝气郁结，血为气滞，冲任气血运行不畅，血海不能按时满溢，故经期推迟。脾虚清阳不升，气血不能濡养头面，故头晕；脾虚则气血生化不足，故四肢无力，体倦易疲。患者因情志抑郁而致经期推迟，经行小腹胀痛，综合脉证，证属肝郁乘脾、气滞血瘀，治宜疏肝健脾、行气活血，兼以补肝肾，故用逍遥散疏肝解郁、健脾养血，复加香附理气止痛，川芎、益母草活血化瘀，菟丝子、怀山药补养脾肾，待气血畅通，冲任调和，则月经正常矣。

# 三、月经先后无定期

吴某，女，25 岁，2014 年 5 月 11 日初诊。

病史：月经不调 8 年。经期或迟或早，无有定时。大学以后经期基本推后，近 3 个月提前 10 天左右，经水量、色无异常，经中西医多方治疗无效。诊见：失眠、二便尚可，情志抑郁、心烦，咽喉时感如有物阻，舌尖红，苔薄黄，脉弦细。辨为肝郁脾虚，肝郁化火，方用逍遥散加减。药物组成：柴胡 6g，当归 9g，白芍 9g，白术 9g，茯苓 12g，甘草 3g，丹参 9g，牡丹皮 6g，栀子 6g，川芎 6g，益母草 15g，香附 9g。5 剂，每日 1 剂，水煎服，分两次口服。患者服 3 剂后失眠基本痊愈,诸症皆减,服 5 剂后停药观察。

2014 年 9 月 3 日复诊:服药 5 剂停药后,每月周期均正常。随访至今,月经按期而至。

**按语:** 月经先后无定期是妇科临床常见病之一,表现为月经周期或前或后均逾 7 天以上,并连续 3 个月经周期以上,又称"经水不定""经乱"。本病主要机制为冲任气血不调,血海蓄溢失常。常见分型有肾虚、脾虚、肝郁,犹以肝郁为多见。肝藏血,主疏泄,司血海;肝气条达,疏泄正常,血海按时满溢,则月经周期正常。若情志抑郁,或急怒伤肝,以致疏泄失调,血海蓄溢失常。如疏泄过度,则月经先期而至;疏泄不及,则月经后期而来,遂使月经先后无定期。本例患者因情志不畅,抑郁伤肝,疏泄失常,血海蓄溢失度,故而出现经行先后无定期,忽早忽迟。治宜疏肝解郁、清泄郁热、活血化瘀,故用逍遥散疏肝解郁、健脾养血,加栀子以清泻郁热,香附理气调经,丹参、益母草、川芎活血化瘀,诸药合力,庶可收功。

# 四、体 会

《素问·举痛论》云:"百病生于气,气机一为怫郁,则诸症蜂起。肝藏血,司疏泄,妇女月经应时而至,须赖肝气疏泄。若情志抑郁,或急怒伤肝,以致疏泄失调,则血海蓄溢失常。疏泄过度,则月经先期而至;疏泄不及,则月经错后而至;肝郁气滞,壅滞冲任,气血运行不畅,则致痛经……"可见,肝气郁结,可致月经后期、月经先后无定期、痛经等,虽表现形式不同,然其病机则一,故可异病同治。谢德聪教授常用逍遥散随证化裁,治疗其他月经病,亦收效满意。如以本方加牡丹皮、栀子、香附、泽兰,可治经行先期、量多、心烦梦多者;去茯苓,加香附、郁金、黄芩、栀子、牡丹皮,可治肝郁兼热,经前胁腹胀痛、性急易怒、头晕;去当归、甘草,加人参、炒蒲黄、血余炭、焦艾叶,可治郁怒伤肝,暴崩下血,或淋漓不断,色紫兼有血块。若兼见头痛、目涩,烦躁易怒,舌红苔少,脉象弦数者,去当归,加生地、玄参、牡蛎、牡丹皮、栀子以清热平肝;带下赤白,兼见稠黏臭秽,性情急躁,加车前子、黄柏等以除湿止带;气郁较甚加香附以疏肝,经量甚小加生地、玄参以养营;月经量多加地榆、黄芩、牡蛎、乌贼骨以清热止血等。总之,从肝论治月经病,随证加减,气血条畅,阴阳和谐,庶可见功。

## 第十九节 谢德聪应用八珍汤对月经病的经验

月经病是妇科临床最常见病证之一,其证候相当复杂多变,临床上的治疗以补肾、扶脾、疏肝、调和气血为主。导师谢德聪教授临床对月经病的诊治经验丰富,擅长用八珍汤治疗多种月经病,且疗效显著,现就其用八珍汤对月经病的治疗浅谈如下。

# 一、对月经病的认识

## (一)月经的产生

胞宫周期性出血,月月如期,经常不变称为"月经",又称为"月事""月信"等。月经的产生与心、肝、脾、肾、冲、任、督、带及天癸等都有着密切的关系。

《素问·上古天真论》曰:"二七,天癸至,任脉通,太冲脉盛,月事以时下,故有子……七七任脉虚,太冲脉衰少,天癸竭,地道不通,故形坏而无子也。"

《灵枢·逆顺肥瘦》曰："冲脉者，五脏六腑之海也，五脏六腑皆禀焉。"冲脉沟通十二经与五脏六腑，为血海，能调节血量。任脉主胞胎。只有当天癸至，冲任二脉经血充足，经水方能按时下注于胞宫而形成月经。

## （二）导致月经病的原因

凡月经的周期、经期和经量发生异常，以及伴随月经周期出现明显不适症状的疾病，称为"月经病"，月经病是妇科临床常见病证之一，其证候相当复杂而多变。月经病发生的主要机制是脏腑功能失调，气血不和，导致冲任二脉的损伤。

《灵枢·五音五味》曰："冲脉任脉皆起于胞中，上循背里为经络之海，其浮而外者循腹右上行会于咽喉，别而络唇口，血气盛则充肤热肉，血独盛则淡渗皮肤，生毫毛。今妇人之生，有余于气，不足于血，以其数脱血也，冲任之脉不荣口唇，故须不生焉。"

妇人以血为本，以血为用，经、孕、产、乳均需要血，故气血不足是导致月经病发生的主要原因之一。

《景岳全书·女人规》曰："经以月至，有常也。其来过与不及，皆谓之病。若荣血亏损，不能滋养百骸，则发落面黄，羸瘦燥热。"

《产宝方·序论》曰："女人以血为基本，苟能谨于望风披靡，则血气宣行。其神自清，月水如期，血凝成孕。若脾胃虚弱，不能饮食，营卫不足，月经不行，肌肤黄燥，面无光泽，寒热腹痛，难于子息，或带下崩漏。血不流行，则成瘕证。"

气血充盈是月经正常的基础。脾胃气虚，则不能正常生化血液及推动血液运行，则可见面黄肌瘦，月经不调，崩漏或痛经等。

# 二、八珍汤的临床使用

此方出自《正体类要》，功用补益气血，为临床治疗气血两虚之常用方。

方剂组成为：当归（酒拌）9g，川芎6g，白芍9g，熟地（酒拌）9g，人参3g，白术（炒）9g，茯苓10g，炙甘草5g。清水二盅，加生姜三片，大枣二枚，煎至八分，食前服。

本方在原书用治失血过多，以致气血皆虚诸证。肢体倦怠乏力，面色苍白无华，短气懒言，心悸怔忡。脉细虚，舌淡，苔白，皆为气血两亏，心脾不足所致。肝藏血，开窍于目，肝血亏，故头晕目眩，方中人参与熟地相配益气养血，共为君药。白术、茯苓健脾渗湿，助人参益气补脾；当归、白芍养血和营，助熟地滋养心肝，均为臣药。川芎为佐，活血行气，使地、归、芍补而不滞。炙甘草为使，益气和中，调和诸药。全方八药实为四君子汤和四物汤的复方。用法中加入姜、枣为引，调和脾胃，以资生化气血，亦为佐使之用。

# 三、八珍汤对月经病气血不足的治疗

谢德聪教授认为常见的月经病有月经不调、痛经、闭经、崩漏等。月经病的治疗原则重在治本以调经，主要有补肾、扶脾、疏肝、调理气血等。而临床使用八珍汤加减治疗月经病均有较显著疗效。

肾主藏精，主生长、发育、生殖。《傅青主女科》：经水出诸肾。《医贯》：冲任之本在肾，故调经之本在肾。虚而致月经病者多见腰膝酸软，头晕耳鸣，经量少，脉细等。可视情况在八珍汤基础上佐以枸杞子、龟板、菟丝子、续断等养肾之品或左归丸、右归丸等补肾之剂，调补肾气或肾精以调月经。在淫邪致病的情况下，邪祛之后也以补肾为宜。

脾为气血生化之源。扶脾在于益气血之源，以健脾升阳为主。脾胃健运，气血充盛，则源盛而流自畅。脾虚而致月经病者，患者多见神疲乏力，气短懒言，脘腹胀满，食少纳差，经色淡而质稀，脉弱无力等。在八珍汤的基础上可加黄芪、砂仁、葛根、升麻等以健脾理气，助脾运化。

肝主疏泄，藏血。疏肝在于通调气机，以开郁行气为主，佐以养肝之品，使肝气得疏，气血调畅，则经病可愈。肝郁者临床多见胸胁乳房少腹胀痛，精神郁闷，嗳气食少，经行不畅，色暗有块，脉弦等。可以在八珍汤基础上加柴胡、香附、枳壳等理气之药，或合逍遥丸、柴胡疏肝汤等方以疏肝理气。

调理气血当辨气病、血病，病在气者，治气为主，治血为佐。病在血者，治血为主，治气为佐。气血不和者，在八珍汤基础上加桃仁、红花等以活血化瘀，或生地、黄芩等以滋阴凉血，或月季、香附等以理气行血。

总之，用八珍汤益气养血，治疗月经病，应根据临床不同的需要灵活加减药物，以适应于不同的病情。

## 四、八珍汤使用的注意事项

（1）八珍汤为补益药，不适用于有实邪的病证，因能"闭门留寇"加重病情。
（2）八珍汤药性滋腻，易滋腻碍胃，导致气滞，宜与理气健脾药同用。
（3）脾胃虚弱者，应加健脾益胃药，同用增进脾胃功能，使虚者受补。
（4）此方禁止与藜芦同用。

## 第二十节　谢德聪治疗子宫内膜异位症经验

子宫内膜异位症（endometriosis，简称内异症）是指具有生长功能的子宫内膜组织在子宫腔被覆内膜及宫体肌层以外的其他部位出现，因其生长、浸润、反复出血而引发一系列症状的病症，是一种卵巢激素依赖性疾病。其病变广泛多样，虽是良性，却具有增生、浸润、转移及复发的恶性行为。它引起的痛经、下腹痛及性交痛，月经失调，盆腔包块，不孕等问题严重影响了妇女的身体健康和生活质量。近年来本病发病率呈明显上升趋势，是育龄期妇女常见病、多发病、疑难病之一。导师对子宫内膜异位症的诊治有独到见解，临床运用，每获显效。笔者有幸师承谢德聪教授，跟师临诊，亲聆教诲，获益匪浅，现就其治疗本病经验介绍如下。

## 一、病因病机

中医古文献中无"子宫内膜异位症"病名记载，但根据内异症的主要临床表现，可归属在"痛经""癥瘕""月经不调""不孕"等病证之中。隋代巢元方《诸病源候论》血瘕中描述："令人腰痛，不可以俯仰，横骨下有积气，牢如石，小腹里急苦痛，背脊痛，深达腰腹下挛，阴里若生风冷，子门僻，月水不时，乍来乍不来，此病令人无子。"《景岳全书·妇人规·血瘕》曰："瘀血留滞作癥，唯妇人有之。其证则由经期，或产后，或内伤生冷，或外受风寒，或恚怒伤肝，气逆而血留，或忧思伤脾，气虚而血滞，或积劳积弱，气弱而不行，总由血动之时，余血未净，而一有所逆则滞留，日积而渐以成癥矣。"导师谢德聪教授认为：子宫内膜异位症病因主要与情怀不畅、感受外邪、素体禀赋、经行前后特殊的生理环境等因素有关,或因房劳多产、剖宫产、人工流产等损伤冲任胞宫而发为本病。子宫内膜异位症基本病机为瘀血阻滞冲任、胞宫。由于具有生长功能的异位子宫内膜在雌、孕激素的影响下周期性脱落、出血,血液不能正常排出体外,产生局部异位病灶的出血与坏死,中医称为"离经之血",其不循常道,蓄积于冲任、胞宫,积聚而成瘀血,因此,子宫内膜异位症属瘀血病证。瘀血阻滞冲任、胞宫、胞脉、胞络,气血循行不畅,不通则痛而发为痛经;瘀血阻滞,新血不得归经,或瘀伤脉络,络伤血溢,而致月经失调,表现为月经过多、经期延长、甚则漏下不止;瘀阻冲任、胞宫,胞脉受阻,冲任不能相资,两精不能相搏,则艰于孕育而表现为不孕;瘀结胞中日久,则蕴积成癥。瘀阻为实,血瘀气滞,病程日久,瘀久可化热,可耗气伤血,出现正虚邪实、虚瘀同在、寒热错杂、因果相干的状态,变生临床诸多症候,致病情缠绵难愈。由于女性生理上有经、孕、产、乳的特点,且女子"以血为本,以血为用",若"血脉流通,病不得生","血气不和,百病乃变化而生"。故子宫内膜异位症的病理实质是血瘀,血瘀又可与气滞、肝郁、热结、寒凝等病理机制相互影响、互为因果,临证必须随症应变。

## 二、治 疗 大 法

谢德聪教授认为子宫内膜异位症以瘀血阻滞冲任、胞宫为主要病机,因此,活血化瘀为子宫内膜异位症的治疗大法。因多种原因可导致血瘀,如气滞、寒凝、热结、气虚、肾虚等,故临证可兼施以行气、散寒、清热、补虚等,以调理冲任、气血、阴阳,使瘀滞得去,虚者得补,胞脉得畅,诸症自除。瘀血为有形之邪,但久病多虚,临床上以虚实错杂多见。应根据疼痛发生的时间、性质、部位,月经的情况和胞中结块的大小、部位,以及体质和舌脉辨别寒热虚实。治疗时还须结合月经周期不同阶段,一般经前以调气祛瘀为主;经期以活血祛瘀、理气止痛为主;经后则以益气补肾、活血化瘀为主。同时注意辨病与辨证相结合,以痛经为主者重在祛瘀止痛;月经不调或不孕者要配合调经、助孕;癥瘕结块者要散结消癥。

## 三、辨 证 论 治

**1. 气滞血瘀证**　素性抑郁,或恚怒伤肝,气机不畅,血行迟滞,瘀血内阻冲任、胞宫而发病。临床证见经前、经期下腹胀痛、拒按,逐年加重。乳房或胸胁胀痛,经行不畅,色暗,有块,块下痛减,胞中积块,固定不移。舌暗或有瘀点、瘀斑,脉弦涩。治以理气行滞、化瘀止痛。方选膈下逐瘀汤。药用桃仁、红花、当归、川芎、赤芍、枳壳、香附、乌药、牡丹皮、元胡、五灵脂、甘草。方中枳壳、乌药、香附理气调肝;当归养血和血;川芎、赤芍、桃仁、红花、牡丹皮活血行瘀;元胡、五灵脂化瘀止痛;甘草缓急调和诸药。

**2. 寒凝血瘀证**　经期、产后胞脉空虚,摄生不慎,或感受寒邪,或冒雨涉水,或久居阴冷之地或为生冷所伤,寒凝血脉,瘀阻冲任、胞宫,或胞中结块而为病。临床证见经前或经期下腹冷痛,喜温畏冷,月经或推后,量少,色暗,有块,块下痛减,形寒肢冷,面色苍白,痛甚则呕恶。舌暗滞,苔白,脉弦紧。治以温经散寒,活血化瘀。方选少腹逐瘀汤,药用小茴香、元胡、川芎、当归、高良姜、肉桂、赤芍、蒲黄、五灵脂、桃仁、红花、香附。方中肉桂、小茴香、高良姜温经除湿;当归、川芎、赤芍养血活血行瘀;元胡、五灵脂、蒲黄化瘀止痛;桃仁、红花、香附行气活血。

**3. 肾虚血瘀证**　因禀赋不足,或房劳多产,肾气亏损,阳气不足,温煦失职,血脉凝滞而致病；或因手术损伤胞宫、胞脉，冲任损伤，瘀血阻滞冲任、胞宫。临床证见经行或经后小腹坠痛，腰脊酸楚，痛引下肢和阴户，头晕目眩，月经先后无定期，量或多或少，或有血块，不孕或屡孕屡堕。舌暗滞，或有瘀点，苔薄白，脉沉细而涩。治以益肾养血、活血化瘀。方选右归丸合桃红四物汤，药用肉桂、制附子（先煎）、鹿角片（先煎）、熟地、山茱萸、山药、枸杞子、菟丝子、杜仲、桃仁、红花、当归、川芎、牛膝。方中附子、肉桂、鹿角片温肾培阳；熟地、山茱萸、山药、枸杞子滋阴益肾、养肝健脾；菟丝子、杜仲补益肝肾，合桃仁、红花活血化瘀，当归、川芎养血和血行气；牛膝活血通经并引药下行。

**4. 气虚血瘀证**　素体脾虚，或因饮食、劳倦、思虑所伤，或大病久病耗气失血，气虚运血无力，血行迟滞，以致瘀阻冲任、胞宫；或脾虚失运，水湿内生，湿聚成痰，痰湿与瘀血相结，蕴积冲任、胞宫而发病。临床证见经期或经后腹痛，喜按喜温，月经色淡质薄，肛门坠胀，面色少华，神疲乏力，大便不实。舌淡胖，边有齿痕，脉细弦或涩。治疗以益气活血、祛瘀止痛为主。方选举元煎合桃红四物汤。药用党参、黄芪、白术、升麻、甘草、桃仁、红花、熟地、当归、川芎、赤芍。方中党参、黄芪、白术、甘草补气健脾；升麻升阳举陷，合桃仁、红花活血化瘀；熟地、当归滋阴养血调经；川芎、赤芍活血行气散瘀。全方以气旺则瘀血自去，而诸症自平收功。

**5. 热灼血瘀证**　素体阳盛，或肝郁化热，或外感热邪，或过食辛辣，或湿蕴化热，热灼胞脉，血溢脉外，浓黏凝聚质稠而致瘀，瘀阻冲任、胞宫而发病。临床证见经期或经前后发热，腹痛拒按，痛抵腰骶，伴口苦咽干，烦躁不宁，大便干结。舌质红，有瘀点瘀斑，苔薄黄，脉弦数。治以清热和营，活血祛瘀。方选清热调血汤。药用牡丹皮、黄连、生地、当归、白芍、川芎、红花、桃仁、莪术、香附、元胡。方中牡丹皮清热凉血化瘀；黄连清热解毒、燥湿；生地清热凉血；当归、白芍养血和血；川芎、红花、桃仁、莪术活血祛瘀；香附、元胡调气止痛。全方清热化瘀，理气调血。临证常加败酱草、红藤、薏苡仁以增强清热解毒、除湿消瘀之力。

# 四、典型案例

刘某，女，32岁，已婚。2014年10月25日初诊。

主诉：进行性痛经、无避孕未孕2年余。

平素月经规则，末次月经2014年10月10日。既往无痛经史，自2012年婚后不久呈渐进性痛经，以经前及经行第1、2天为甚，痛连腰骶，伴经前乳房、胸胁胀痛，经行不畅，色暗红，夹有血块，块下痛减，婚后2年余夫妇同居，性生活正常，无避孕至今未孕。舌暗红，苔薄白，脉弦。妇科检查：外阴、阴道正常，宫颈轻度糜烂，阴道后穹隆可触及一个黄豆大小触痛性结节，子宫后位，常大，活动欠佳，右侧附件区稍增厚，有压痛。CA125 48.67U/ml。妇科彩超提示：右侧附件区见一大小约4.0cm×3.0cm囊性肿块（考虑巧克力囊肿），子宫、左附件未见明显占位性病变。诊断：子宫内膜异位症。证属：气滞血瘀型。治则：活血化瘀，理气止痛。方选：内异止痛方（谢德聪经验方）。

药用：桃仁9g，当归12g，赤芍9g，牡丹皮6g，郁金6g，元胡9g，香附6g，红藤9g，山楂12g，水蛭6g，蒲黄9g，甘草3g。中药颗粒剂，每日2包，水冲服，共7剂。

11月10日二诊：末次月经为2014年11月8日。经量稍多，质中，色暗红，经行腹痛较前好转，舌暗红，苔薄白，脉弦。上方加五灵脂15g，酸枣仁15g。每日2包，水冲服，共7剂。

12月12日三诊：末次月经为2014年12月9日。经量中，色暗红，经行腹痛不明显，舌暗红，苔薄白，脉弦。上方去牡丹皮、红藤、山楂，加浙贝母6g、皂角刺12g、茯苓12g。每日2包，水冲服，共7剂。随症又加减治疗2个月经周期，诸症消失。复查盆腔B超示：右侧附件区见一大小约 3.0cm×2.0cm 囊性肿块，子宫、左附件未见明显占位性病变。CA125 28U/ml。

2015年3月25日来诊，诉月经过期15日未行。查尿HCG阳性。B超提示宫内早孕。嘱其注意休息，定期产检。

**按语：**"内异止痛方"是导师谢德聪教授针对气滞血瘀型子宫内膜异位症临床经验方，本方具有活血化瘀、理气止痛之功效。方中桃仁、水蛭破瘀消癥；当归、蒲黄、元胡、山楂活血化瘀止血，理气止痛；赤芍、牡丹皮、红藤凉血化瘀解毒；香附、郁金疏肝理气解郁；甘草调和诸药。诸药合用使瘀血得化，气血通畅，冲任调和，达到治疗之目的。

# 第二十一节　谢德聪治疗子宫内膜异位症痛经经验

谢德聪教授对子宫内膜异位症的诊治，在多年临床实践中总结出自己的一套诊治规律和验方，临床运用，每获显效。而子宫内膜异位症患者，多因痛经前来就诊，现将谢德聪教授治疗子宫内膜异位症痛经的经验介绍如下。

## 一、病　因　病　机

子宫内膜异位症为育龄妇女最常见的疾病之一，是由于具有生长功能的子宫内膜组织出现在子宫腔被覆内膜及宫体肌层以外的其他部位所致。其病变广泛多样，虽是良性，却具有增生、浸润、转移及复发的恶性行为。对于异位内膜的生成，谢德聪教授认为病因有三：一是经期产后房事不节，败精浊血混为一体；二是人工流产、剖宫产术后，损伤冲任及胞宫，瘀血留滞胞络、胞宫；三是邪毒侵袭稽留不去所致寒热湿瘀阻。子宫内膜异位症最典型的症状就是继发性痛经，且有进行性加重的特点。而继发性痛经的发生，与异位内膜的周期性出血相关，即"体内出血"，属中医理论之"离经之血"，此血及脱落之内膜不能排出体外或及时消化吸收，即成瘀血，不通则痛，故发生经行腹痛，渐行渐重。现子宫内膜异位症中医诊断标准为"血瘀证"。女子生理经、孕、产、乳，其特点是"以血为本，以血为用"，"血脉流通，病不得生"，若"血气不和，百病乃变化而生"。故子宫内膜异位症的病理实质是血瘀，其病理特点为"瘀血内停"。而血瘀又可与气滞、肝郁、热结、寒凝等病理机制相互影响、互为因果，临证必须随症应变。

## 二、治　疗　法　则

谢德聪教授认为，针对子宫内膜异位症血瘀的病机，瘀血内停而致继发性痛经，在数十年前即提出以"活血化瘀消癥"为基本治疗大法，具体再以"急则治其标，缓则治其本"的治则，结合谢德聪教授治疗妇科疾病的特色"周期疗法"，经行期间当控制症状，减轻痛经，治宜化瘀定痛；经净后拟消除病灶，缩小癥瘕，治宜化瘀散结。以此为治疗法则，再按患者的禀赋差异、受邪性质、病机转归、症状特点进行辨证施治。如兼气阴亏虚者，可以攻补兼施，扶正散结，加用滋阴和补气之剂，以宗前人"养正积自除"

之法；兼有寒凝者，加重温经散寒之剂，痛势多能缓解；兼有湿热者，加用清热解毒、利湿导滞之品。因此，在治疗上不能墨守成规，必须注意到整体辨证，结合病因治疗，才能提高效验。

# 三、临 证 验 方

谢德聪教授根据子宫内膜异位症的"血瘀证"的病理特点，针对子宫内膜异位症痛经及其癥瘕的本质属性，设立了化瘀定痛方及化瘀散结方。

**1. 化瘀定痛方** 炒当归 10g，川芎 6g，赤芍 10g，丹参 12g，牛膝 10g，制香附 10g，制没药 6g，元胡 12g，生蒲黄 12g，五灵脂 10g，血竭 3g。方中当归、川芎辛香走散，养血调经止痛；赤芍清瘀活血止痛；丹参祛瘀生新；牛膝引血下行，逐瘀破结；香附理气调经止痛；元胡、没药活血散瘀，理气止痛；生蒲黄、五灵脂通利血脉，行瘀止痛；血竭散瘀生新，活血止痛。全方活血化瘀、调经止痛。本方为治标，当在经前 1 周即须服用，否则瘀血既成，日渐增加，难收预期功效。如经量过少、排出困难者可加红花、三棱；经量过多者可加花蕊石，必要时吞服三七粉；腹痛胀甚者加乳香、乌药；痛甚呕吐者加吴茱萸；痛甚畏冷者加桂枝；每次经行伴有发热者可加牡丹皮，与赤芍配合同用；口干者加天花粉；便秘者加全瓜蒌。

**2. 化瘀散结方** 茯苓 12g，桂枝 6g，赤芍 10g，牡丹皮 10g，桃仁 10g，皂角刺 30g，石见穿 20g，穿山甲（代）9g，莪术 10g，水蛭 6g。本方为桂枝茯苓丸加味，桂枝茯苓丸治瘀阻，下癥块；皂角刺辛温锐利，直达病所，溃肿散结；石见穿活血消肿；穿山甲散血通络，消肿排脓；莪术行气破血，消积散结；水蛭逐恶血，破瘀散结。

全方化瘀散结，搜剔通络，当属治本。于经净后开始服用至经前 1 周结束。如需增强活血化瘀，可加三棱；平素兼有小腹疼痛者加没药；如痛而兼胀者增乳香；便秘者加全瓜蒌，便秘严重者加生大黄；平素脾虚者可配用白术，以为制约；如有肛门胀坠感者可加牛膝、鸡血藤。

# 四、辨 治 特 色

**1. 痛经论治，须辨虚实** 一般痛经辨证，痛在经前属实，痛在经后属虚；痛而拒按属实，痛而喜按属虚。子宫内膜异位症痛经不能以此作为绝对依据，部分患者反常态，经量虽多，依然腹痛，有时下瘀块后痛势略缓，少顷又剧，反复发作，甚至经血愈多腹痛愈甚。此系宿瘀内结，随化随下，经血虽畅，瘀仍未清，凝滞胞宫，是以经血虽下，疼痛不减。即使经行过多如注，在治法上不能从虚而治，仍当活血化瘀，从实证论治。药后常使痛势缓解，经血过多亦可相应减少，如果按常规辨证处理，用止血定痛之剂，则宿瘀未消，瘀蕴留滞，瘀久必致决口，非但不能达到止痛目的，相反其出血越止越多，谓瘀血不去，新血不生。若血不归经，势必造成崩漏，腹痛亦难消除，可谓形似通而实不通也。

**2. 求因为主，止痛为辅** 对于痛经的治疗，谢德聪教授向来主张辨证求因，不尚单纯止痛。要解决致痛病因，必须探本究源，以求根治。子宫内膜异位症之痛经为宿瘀内结，癥瘕为疾病之根本，按"血实宜决之"治则，当以化瘀散结方消癥散结。即使是在经前 1 周开始服用的化瘀定痛方，谢德聪教授也是遵循治病求本的原则，对于"离经之血"不专事祛瘀通下，采取促使瘀血融化内消之法，以达通畅之目的。

**3. 重视调养，保持平衡** 谢德聪教授认为影响本病疗效及疗程的因素是多方面的。倘若内伤七情，气机郁结，或房事不节，或受寒嗜冷，势必加重瘀血、凝滞。饮食不节，则损伤脾胃，运化失职，湿热与瘀浊交阻，症势加剧。有因恚怒愤郁造成症状反复加剧者，有因啖蟹过多而经行腹痛加重者，有因暑天贪凉嗜冷而致经痛反复缠绵者。故需要重视患者自身的调养，始终注意保持内外环境的统一和气血、阴阳的动态平衡。

# 五、典型病例

陈某，女，33岁。2014年2月23日初诊。

经行腹痛6个月。月经初潮13岁，周期28天，经期5天，2013年12月曾在省立医院行左侧卵巢巧克力囊肿抽液术，术后仍有经行腹痛，现B超复查提示左侧卵巢巧克力囊肿复发：3.3cm×3.2cm×3.8cm，疲惫乏力，脉略细弱，苔淡薄，边有齿印。诊断为子宫内膜异位症痛经。辨证为宿瘀内结，日久成积。治宜化瘀散结。处方：茯苓12g，桂枝6g，赤芍10g，牡丹皮10g，桃仁10g，皂角刺30g，石见穿20g，穿山甲（代）9g，莪术10g，水蛭6g，党参12g，炒白术9g。14剂。日1剂，水煎取汁300ml，分早、晚2次服。

2014年3月8日二诊：经行将届，腹痛堪虞，腰酸疲惫，脉略细数，苔薄，边有齿印。治宜化瘀止痛。处方：炒当归10g，川芎6g，赤芍10g，丹参12g，牛膝10g，制香附10g，制没药6g，元胡12g，生蒲黄12g，五灵脂10g，血竭3g，续断12g，杜仲12g。7剂。

2014年3月15日三诊：患者诉此次经行腹痛即减大半，经血通畅，血块减少。按此法服用3个月后，经行腹痛基本缓解，复查B超提示卵巢囊肿较前有缩小：2.1cm×2.2cm×1.8cm。再予以巩固调治。

# 第二十二节　谢德聪调治不孕症的经验

不孕症是妇科常见病之一，世医对此症的认识、治疗方法、处方用药，各有所异。谢老认为妇人不孕多为肝郁肾虚影响冲任、胞宫、气血功能，致月经异常，难以产生氤氲之时，而不能摄精成孕。而肝肾具有调节冲任、胞宫按时排泄月经和产生氤氲之时摄精受孕之能，故治疗上谢老采用经前以疏肝养血、和血调经为主，促其月经调顺；经后补益肝肾，调理冲任以滋养胞宫为主，促其产生氤氲摄精受孕之机。笔者有幸跟随谢老临床习医，见谢老在治疗妇人不孕症方面疗效卓著，其对妇人胎孕与不孕的生理及处方用药都具有独特见解之处，现将调治不孕症的经验总结如下。

## 一、肝肾与胎孕的关系

妇人以血为本。肝藏血，主疏泄，具有调节月经周期与血量之能。肾藏精，主生殖。冲为血海，任主胞胎。肝肾为冲任之本。胞宫为排泄月经与孕育胎儿的主要器官。谢老认为只有肝肾阴血旺盛，冲任胞宫功能才能协调，而按时排泄月经和产生氤氲（排卵）之时，若能顺时交媾多能摄精受孕得子。妇女受孕之后，月经即停止来潮。而肝肾之阴血即聚于胞宫以滋养胎儿。因此，谢老认为肝肾与妇人胎孕关系极为密切。

## 二、肝肾与不孕的关系

据谢老所收集的临床案例分析观察发现，患不孕症的妇人素体大多数肝郁肾虚，月经症状异常，尤其经前期肝郁肾虚，经后期肝肾亏虚症状表现较为突出。因这类患者多有禀赋不足，或情志抑郁，每逢经期将至，肝血下注胞宫，肝肾阴血益虚情况下极易出现经前期肝郁肾虚，经后期肝肾亏虚症状。又因肝郁肾虚，气血不和，冲任失调，月经异常，多难以产生氤氲（排卵）之时，而致难以摄精受孕得子。个别案例由于肝郁肾虚，影响脾的运化，血的生成运行，胞宫的温养，可并发痰湿内生，气血瘀滞，胞脉受阻，宫寒失养等现象，而致难以摄精受孕得子，此说明病情比上述更加严重复杂。因此，谢老认为妇人不孕与肝肾不调，气血不和关系密切。

## 三、调肝肾，理气血以助孕

根据不孕症患者体质和临床所出现经前多肝郁肾虚、气血不和、经行异常，经后期多肝肾亏虚、冲任失调、胞脉失养，或胞脉阻滞不畅，而致难以摄精受孕得子的特点，谢老主张经前疏肝解郁、调和气血，或兼以补益肝肾、调理冲任之法，以调治经病；经后重用滋肝肾、益精血、调冲任、养胞宫之法，促其产生氤氲（排卵）之时，以助摄精受孕得子。同时对兼有宫寒、血瘀、痰浊并发症而致胞脉受阻，胞宫失养者，可按上法佐加暖宫散寒，或活血化瘀，或化痰祛湿、疏通胞脉之法调治。谢老应用上法加减治疗妇人不孕症，多能获得较好效果。

## 四、经验处方与用药

处方一，疏肝养血调经方：香附、丹参、鸡血藤、当归、熟地、白芍、川芎。药用香附疏肝解郁；丹参活血祛瘀调经；鸡血藤补血行血调经；熟地、白芍滋养肝肾阴血；当归补血和血，川芎活血行滞。诸药合用具有疏肝解郁、补血活血、和血调经的作用，以治肝郁肾虚、气血不和、冲任不调所致月经不调、闭经、痛经、不孕症等病。随症加减：若兼气滞血瘀痛经者，加川楝子、元胡、五灵脂、蒲黄；经血暗黑、夹有血块、经行不畅者，加泽兰叶、益母草、月季花、怀牛膝；若寒凝胞宫、经前腹痛、喜温喜按、经闭不行者，加艾叶、桂枝、吴茱萸；若气虚月经先期者，加党参、白术、黄芪；血量过多者，去川芎、丹参，加仙鹤草、阿胶、茜草根、乌贼骨；若兼血热月经先期，或经血过多者，去当归、川芎、丹参，加牡丹皮、栀子、地榆炭；若血热伤阴者加旱莲草、女贞子、黑穞豆；若肾虚任脉不固，月经过多者，去川芎、丹参，加菟丝子、川续断、桑寄生、阿胶。此方经前 7 天服。

处方二，补益肝肾助孕方：菟丝子、川续断、桑寄生、巴戟天、怀山药、枸杞子、肉苁蓉、紫河车、鹿茸粉、当归、鸡血藤。本方具有补益肝肾、调理冲任、温通胞脉、滋养胞宫，促其产生氤氲（排卵）之时，以助摄精受孕得子的作用。随症加减：若兼有瘀血阻滞胞脉者，加丹参、王不留行；若兼有痰浊阻滞胞脉者，加茯苓、煮半夏、陈皮、桂枝；若兼有宫寒，胞脉失养者，加淫羊藿、仙茅、鹿角霜、紫石英。此方多在经净后 3 天始服。

## 五、典型案例

### 例 1　月经后期、痛经、不孕症

陈某，女，26 岁。2014 年 1 月 19 日初诊。

自诉：结婚已 3 年，夫妻同居，配偶健康，尚未生育。14 岁月经初潮。婚后月经周期多推迟 5～10 天，经量较前增多，但夹有血块，经来小腹剧痛，至经净后腹痛才消失。平日头晕眼花，胸闷太息，腰背酸痛。舌红苔薄，脉弦细。诊断：①月经后期；②痛经；③不孕症。此因素体肝血不足，肝气郁结，气血瘀滞，以致胞脉不畅，诸症众生。治宜养血疏肝，理气活血，调理胞脉。方用疏肝养血调经方（香附、丹参、鸡血藤、当归、熟地、白芍、川芎）去熟地，加川楝子、元胡、蒲黄、五灵脂、旱莲草、女贞子。药用香附 9g、川楝子 9g，疏肝解郁、调经止痛；丹参 12g、元胡 9g、蒲黄（布包）9g、五灵脂 15g，活血祛瘀、调经止痛；鸡血藤 15g，补血行血调经；旱莲草 15g、女贞子 9g、白芍 9g，滋养肝肾阴血；当归 6g，补血和血；川芎 6g，活血行滞。诸药合用具有疏肝解郁、补血活血、和血调经、祛瘀止痛的作用。取药 7 剂，每次经前 7 天始服药，每日 1 剂，水煎 2 次，连服 3 个月。2014 年 5 月 17 日复诊告知，服上药后，月经恢复正常，痛经消失，但本月月经已逾期 16 天，尚未来潮。神疲乏力，头晕眼花，纳呆恶呕，小腹闷痛。舌偏红苔薄，脉细滑。尿妊娠试验阳性。现喜孕在身，而见胃气不和、胎气阻滞之征，法转和胃理气安胎调治之。

### 例 2　月经后期、经量过少、不孕症

胡某，女，31 岁。2014 年 1 月 30 日初诊。

自诉：结婚 6 年，夫妻同居，配偶健康，久久不孕。16 岁月经初潮，周期多推迟 10 天，经量极少，经色暗黑，经行 3～4 天净，近 6～7 个月来月经量极少，点滴即净，末次月经 1 月 20 日。平日胸闷太息，两胁胀痛，乳胀不舒，每逢经来上述诸症加剧。经净后头晕眼花，腰背酸痛尤甚。舌红苔薄，脉弦细。诊断：①月经后期；②经量过少；③不孕症。辨证：经前肾虚肝郁，气血不和，冲任失调；经后肝肾不足，胞脉失养。治宜：经前以疏肝养血调经为主，方以疏肝养血调经方去熟地、川芎，加柴胡、郁金、泽兰叶、益母草、怀牛膝。药用柴胡 6g、郁金 9g、香附 9g，疏肝解郁；丹参 9g、泽兰叶 9g、益母草 15g、怀牛膝 9g，活血祛瘀调经；鸡血藤 15g，补血行血调经；当归 9g、白芍 9g，补血和血，合怀牛膝又能滋养肝肾阴血。诸药合用具有疏肝解郁、补血活血、和血调经作用。取药 7 剂，经前 7 天服药，每日 1 剂，连服 3 个月经周期，月经恢复正常，经前诸症消失。但经净后仍感轻度头晕眼花，腰膝酸软。舌红苔薄，脉弦细。此乃经后肝肾不足，胞脉失养之征。治续转经后补益肝肾，调理冲任，温通胞脉，滋养胞宫，促其产生氤氲（排卵）之时，以助摄精受孕得子。方用补益肝肾助孕方，药重用菟丝子 15g、川续断 12g、桑寄生 12g，以补益肝肾，滋壮肾精，壮腰益肾，调理冲任；配紫河车（研末冲服）9g、鹿茸粉（冲服）6g、怀山药 12g、枸杞子 15g、当归 9g，以增补肝肾之精血，滋养胞宫；配肉苁蓉 9g、巴戟天 9g、鸡血藤 15g，以增强滋养胞宫，温通胞脉，促其产生氤氲（排卵），摄精受孕作用。故全方诸药合用具有补益肝肾，调理冲任，温通胞脉，滋养胞宫，促其产生氤氲（排卵）之时，以助摄精受孕得子作用。取药 5 剂。嘱其每月经净 3 天后服药，每日 1 剂，水煎 2 次服。2014 年 6 月 6 日复诊告知，本次月经已超过 15 天未来潮，伴头晕腰酸，纳呆欲呕，四肢乏力。舌淡红苔薄，脉细滑。尿妊娠试验阳性。现腹中有子，法转健脾益肾，和胃安胎，以善其后。

总之，谢老根据肝肾具有调节月经、产生氤氲、摄精成孕的生理特点，认为妇人不孕原因多为肝肾不调，影响冲任、胞宫的功能，导致月经异常，难以产生氤氲（排卵）之时，而出现不能摄精受孕之征。谢老治疗不孕症采用月经周期疗法，经前以疏肝解郁、调理气血为主，调治经病；经后则重在补益肝肾，调理冲任，疏通胞脉，滋养胞宫，促其产生氤氲（排卵）之时，

以助摄精受孕得子为目的，收效甚佳。据临床实例观察，发现谢老所用疏肝解郁、调理气血和滋养肝肾、调理冲任之药，具有调理月经、消除经病、调整卵巢的功能，促进卵泡发育，诱发排卵，以助摄精受孕之能。

# 第二十三节　谢德聪临床应用寿胎丸经验

寿胎丸为近代名医张锡钝《医学衷中参西录》方，其由菟丝子、桑寄生、川续断、真阿胶组成，主治胎漏、胎动不安、滑胎等。吾随谢老侍诊，发现谢老临床上灵活应用寿胎丸加减治疗冲任胎产诸疾，疗效显著，现总结其经验如下。

谢老认为导致妇人月经先期、月经过多、崩漏、带下、胎动不安、胎漏、滑胎等诸症，虽原因较多，但相当一大部分与患者素体肝、脾、肾虚弱有关，尤其是与肝肾不足，脾肾两虚，冲任不固者关系极为密切。因此，谢老在治疗方面极为重视调理肝、脾、肾三脏功能，以固摄冲任二脉。谢老云：肝肾为冲任之本，同居下焦。肝存血，肾存精，精血互生，肝肾同源，调补肝肾，就是调补冲任。脾胃居中焦，冲脉隶属于阳明，脾胃乃生化气血之源。培土之源，即能益气生血统血。脾健胃和，精微充盛，气血充沛，则肝肾受益，冲任自固。

张锡纯创立寿胎丸，旨意在于补肾固冲安胎。其认为，胎在母腹，如果能吸其母之气，自无下坠之虞。男女生育，皆赖肾脏作强。又认为，保胎用药，注重于胎，以变化胎之性情气质，使之善吸其母之气化以自养。故张氏在寿胎丸方中重用菟丝子，以补肾固任，滋壮胎气；辅以桑寄生、川续断、真阿胶，以补肝肾，壮胎气，养血安胎。谢老认为，胎儿禀受父母先天之精气而成形，然胎动不安、胎漏、滑胎诸症，多为先天不足所致。今先天不足者，当以后天补之，方能救急。故谢老喜在张氏寿胎丸方中加入党参、黄芪、白术、甘草，以益气生血，统摄胎元，壮胎安胎。同时谢老又认为，妇人肝肾不足，脾肾两虚，冲任不固，还可出现月经失调诸症（如月经先期、月经过多、崩漏）及带下等，均可应用本方灵活加减治疗，能获得心应手之效。

谢老治疗脾肾两虚、经带胎孕诸疾，常以寿胎丸方中加入党参、黄芪、白术、甘草为基本方，进行加减应用。如证见月经先期、月经过多、崩漏、带下、胎动不安、胎漏、滑胎等，加升麻炭、仙鹤草、蕲艾炭；胎气阻滞，胎动不安者，加苏梗、砂仁、薤白；带下白色透明，如鸡蛋清样者，加莲子肉、怀山药、金樱子、芡实；跌仆损伤，而致月经过多、崩漏、胎动不安、胎漏等，加仙鹤草、蕲艾炭、苎麻根、乌贼骨；滑胎者，加巴戟天、枸杞子、沙苑子、紫河车、鹿角霜。但对肝肾阴虚，虚火迫入血分，或热入胞胎，而致冲任不固，产生经带胎孕诸疾者，谢老喜在张氏寿胎丸方中加入旱莲草、女贞子、黑稆豆、生白芍为基本方，进行加减应用，以加强滋养肝肾、清热凉血、固摄冲任、调经安胎作用。如见虚火迫入胞胎，而致胎动不安、胎漏等，加入黄芩、生地、苎麻根；虚火迫入血分，而致冲任不固，产生月经先期、月经过多、崩漏者，加牡丹皮、地骨皮、龟板甲、赤芍等，均可获得卓著疗效。

典型案例如下。

## 例1　胎动不安

刘某，女，25岁，已婚。2013年3月10日初诊。

主诉：停经2个月，下腹坠痛伴阴道少量出血1天。伴头晕腰酸，纳呆欲呕，嗜睡倦怠，大便稀溏；舌淡红苔薄白，脉细滑。查尿妊娠试验：阳性；B超提示：宫内早期妊娠。诊断：胎动不安。证属：脾肾两虚，胎气不固。治则：补益肝肾，固任安胎。方以寿胎丸中加入党参、黄芪、白术、陈皮、砂仁、苎麻根。药用：菟丝子15g，以重补肾气，滋壮胎气，固摄任脉；辅以桑寄生12g、川续断12g、阿胶（另烊）15g，以补肝肾，壮胎气，养血安胎；党参12g、黄芪12g、白术9g，以益气生血，统摄胎元，壮胎安胎；陈皮6g、砂仁6g、苎麻根9g，以理气和胃安胎。诸药合用，具有调补肝肾、益气生血、滋壮胎气、理气和胃、固摄胎元、壮胎安胎的作用。取药5剂，每日1剂，水煎服，每日2次，并嘱其卧床休息。

复诊告知，服上药后腹痛消失，阴道出血得止，余症均有好转，但心烦寐差，续按上方去陈皮，加黄芩9g，清胎火，平冲气以宁心，取药3剂，每日1剂，水煎服，每日2次。三诊告知，药后心烦得除，睡眠转安，但又感脘胀便溏，续按二诊原方去阿胶、黄芩，加怀山药12g、陈皮6g以增强健脾理气助运之能，取药3剂，每日1剂，水煎服，每日2次。四诊告知，药后脘胀消失，大便转软，余症已大有好转，嘱其续按上方再进3剂，诸症告愈。

### 例2 月经过多

张某，女，36岁，已婚。2013年5月10日初诊。

主诉：经量增多半年。患者平素月经规则，近半年来经量增多，尤其在行经的第2～3天经量多如注，色暗红夹有血块。周期、经期尚正常。末次月经2013年4月22日，5月2日净。平日头晕眼花，腰膝酸软，神疲乏力，心烦寐差，大便干结，经前诸症尤甚。舌淡红，苔薄白，脉细。妇科彩超检查提示子宫附件未见明显异常。诊断：月经过多。证属：肝肾不足，冲任不固。治宜：补益肝肾，固摄冲任。方药：以寿胎丸中加入牡丹皮、赤白芍（各）、旱莲草、黑稽豆、泽兰叶、酸枣仁、地榆炭。药用：菟丝子15g，以重补肾气，滋壮肾元，固摄任脉；寄生12g、续断12g、阿胶（另烊）12g、白芍9g、旱莲草15g、黑稽豆15g以增强补益肝肾，养血止血，固摄冲任；赤芍9g、泽兰叶9g、牡丹皮9g以凉血活血，得地榆炭15g、阿胶12g凉血活血不伤血，而地榆炭、阿胶得赤芍、泽兰叶、牡丹皮止血不留瘀；酸枣仁15g以宁心除烦。诸药合用，具有补益肝肾、养血止血、固摄冲任作用。嘱其取5剂，每日1剂，水煎服，每日服2次。复诊告知，头晕眼花、腰膝酸软、神疲乏力、心烦寐差等均有好转，又服3剂，月经5月25日来潮，经量较前明显减少，经色亦转红，血块明显减少，经行持续7天净。随后嘱其每月经前7天，取上药5剂，每日1剂，水煎服，每日服2次，续服2个月经周期，以善其后。

## 第二十四节 谢德聪治疗多囊卵巢综合征的经验

多囊卵巢综合征（polycystic ovary syndrome，PCOS）是一种发病多因性、临床表现多态性的综合征，是育龄妇女常见的内分泌紊乱性疾病，发病率为5%～10%。PCOS以高雄激素血症、胰岛素抵抗及高胰岛素血症、促性腺激素水平异常、月经紊乱、闭经、无排卵、多毛、肥胖、痤疮、黑棘皮征、不孕合并双侧卵巢多囊增大为特征。中医学中并无本病病名，根据其症状，将本病归为"月经后期""月经过少""闭经""崩漏""癥瘕""不孕"等范畴。PCOS不仅涉及生殖系统，而且是一种代谢综合征，常发生高胰岛素血症、高脂血症、糖尿病和心血管疾病，在治疗上涉及月经失调、生育问题、内膜增生、远期代谢合并症等多学科问题，引起了各界的关注。由于其发病的具体机制尚未完全阐明，治疗较棘手，使本病成为当今医学领域研究的热点与难点。谢德聪教授从事中医妇科临床、教学、科研工作40余年，对本病的诊治尤其擅长，她经常从宏观辨证入手，采用辨证与辨病相结合的方法进行治疗，取得了一定的疗效。笔者有幸师从谢老，现将其对PCOS的临证心得介绍如下。

# 一、病 因 病 机

本病的病因及发病机制尚无明确的认识。现多认为其发生主要是肾-天癸-冲任-胞宫轴之功能失调，肾、肝、脾三脏功能失常，而肾虚又是主要因素。肾虚天癸迟至，脾虚内生痰湿，阻塞冲任，气机不畅，血行瘀滞，虚、痰、瘀、热互结，虚实错杂，冲任不能相资，胞宫藏泄失职而发生本病。故临床常见PCOS的典型症状为月经不调、不孕。肾主生殖，经水出诸肾。因此本病的发生与肾的功能失调关系密切，其中又尤以肾虚血瘀和肾虚痰凝为主要病机。

**1. 肾虚血瘀** 肾虚血瘀证的发生机制主要是由于肾虚导致肾主生殖的功能失调，肾、天癸、冲任、胞宫生殖轴功能紊乱，阴阳气血失于平衡。而PCOS的核心病机是卵子发育延迟和排出障碍，符合肾虚血瘀的基本病理。同时PCOS患者卵巢基质中纤维蛋白溶酶原比皮质中明显增高，且不排卵≥10年者较<10年者更高，表明不排卵持续时间长及肥胖者卵巢纤维蛋白溶酶原浓度改变特征与卵泡增生过程加强及卵泡破裂障碍符合，从而认为卵巢局部卵泡闭锁、间质增生和卵巢增大等病变是在肾虚的基础上进一步引起的血瘀。患者多有月经迟后、腰膝酸软、子宫偏小等肾虚症状，与肾主生长发育和生殖是相一致的，故本病是以肾虚为主。而PCOS的病理是卵泡不能发育成熟，未成熟卵泡分泌雄激素；另一种情况是卵泡自然闭锁，长期不排卵，卵巢包膜表层增厚，卵泡偶尔成熟亦不能排卵。总之，上述为肾虚血瘀为患。

**2. 肾虚痰凝** 肾虚为生痰之本，月经的产生和调节以肾为主导，肾主水，对维持体内津液代谢的平衡，起着极为重要的调节作用。若肾虚气化失常，源源而来之五脏津精，不能蒸腾，则聚积为水湿，浸淫胞宫之脉络，占聚血海，致经血不行。脾不运湿而为痰，肾虚而脾阳不振，运化失司，则化生之源绝，有气虚血枯之变，脾主湿，脾土不运则湿动为痰。PCOS患者多形体丰盛，且认为即便形体正常，B超下亦多示双侧卵巢多囊性增大，卵巢包膜增厚表面硬化，因此辨证上认为与痰湿有关。且肾主生殖，为冲任之本，冲为血海，任主胞胎，从而认为此病乃肾虚痰凝所致。

**3. 脾肾阳虚** 此病病因病机可归纳为如下三个方面。首先，肾虚为生痰之本。肾虚气化失司，津精不能蒸腾，则聚积为水湿，浸淫胞宫之脉络，占聚血海，致经血不行。其次，脾不运湿而为痰，肾虚而脾阳不振，运化失司，一则化生之源绝，有气虚血枯之变；二则脾主湿，脾土不运则湿动为痰。即所谓痰之化无不在脾，而痰之本无不在肾。脾生之痰助肾中水湿为虐。痰凝血瘀经血不行。再次，痰为祸首，湿聚为痰，痰可随气升降流行，内居脏腑，外渗筋骨皮肉，因此病位广，病情缠绵复杂变化多端。痰邪阻滞脉络，气血运行受累，冲任脉经气不利，经水难下或闭而不行。

**4. 肝肾阴虚** 女子以肝为先天，且肝肾同源，加之病程日久，肾虚则肝失所养，失其条达之性。故临证肝肾同病的亦不少。随着社会节奏加快，年轻人工作压力增大，临床上因情志、工作、生活等因素引起的PCOS患者越来越多，且因此病治疗较棘手，病程较久，从而反过来亦影响患者的情绪，二者恶性循环。在肝肾阴虚的基础上多伴有肝郁之证。

# 二、治 则 治 法

针对PCOS主要病因病机，治疗上以补肾活血、补肾化痰、健脾益肾活血、清肝益肾等法为主。

**1. 补肾活血** 卵子是生殖之精，卵子的发育成熟与肾精充盛关系密切。卵子的正常排出又有赖于肾阳的鼓动以使冲任气血调畅。肾虚是排卵障碍的根本原因。肾虚常导致阴阳气血失常、气血瘀滞，使卵子难以排出、卵巢增大，故肾虚血瘀是 PCOS 的基本病机。因此治疗 PCOS 应以补肾活血为主。而补肾中药被认为具有内分泌激素样作用，能够对女性性腺轴具有双向调节作用，补肾基础上加活血药物又能改善卵巢局部的血液循环，增加卵巢血流量，从而促使卵泡发育、诱发排卵及促进黄体形成。

**2. 补肾化痰** 肾主生殖，经水出诸肾，在月经的产生和调节上具有重要的作用。肾虚不能化气行水，水湿内停，痰湿内生，壅阻冲任胞脉，故见闭经，月经稀发，量少。同时肾在痰湿形成过程中具有决定性作用，五脏之病，虽俱能生痰，然无由乎脾肾，盖脾主湿，湿动则为痰；肾主水，水泛亦为痰，故痰之化无不在脾，而痰之本无不在肾。所以治疗痰湿阻滞型闭经应注重补肾。现代研究证实，补肾可调节下丘脑-垂体-卵巢轴的功能，促进卵泡发育和排卵。痰之本、经之源皆为肾所主，故在治疗 PCOS 过程中，补肾为根本，兼以化痰。

**3. 健脾益肾活血** 胰岛素抵抗是 PCOS 的一个重要特征，40%～60%的本病患者存在胰岛素抵抗。胰岛素抵抗亦是导致 PCOS 卵巢无排卵和雄激素过多的关键。"脾虚不运，痰湿阻滞"是肥胖之根本，也是 PCOS 胰岛素抵抗所致能量代谢异常之根本。元代医学家朱丹溪言："若是肥盛妇人，禀受甚厚，恣于酒食之人，经水不调，不能成胎，谓之躯脂满腔，闭塞子宫。"首先，"强脾健胃"是治疗脾虚不运、痰湿阻滞的关键，也是治疗胰岛素抵抗所致代谢异常及内分泌紊乱的关键。其次，妇女的一生尤其是生殖功能的盛衰与"肾气的盈虚、天癸的至竭"紧密相关。现代研究表明，排卵障碍属于中医肾虚证。因此益肾法亦是治疗 PCOS 的重要法则。最后，尚须调气活血。

**4. 清肝益肾** PCOS 主要是肾-冲任-胞宫之间生克制约关系的失调，而肾虚是主要因素。经云："任脉通，太冲脉盛，月事以时下，故有子。"王冰解之为"冲任流通"。肾气充盛是"任通""冲盛"的基础。妇女以肝用为重，肝体阴而用阳，肝体得养则肝气条达而不郁，肝之疏泄功能正常，调畅气机、条达气血，冲任二脉得其所助，则二脉通畅，卵子得以顺利排出。治疗用补肾疏肝清热之法，能改善黄体功能，增加受孕率。

# 三、总 结

PCOS 因其发病率较高，远期并发症多，治疗棘手而成为医学界的一个难题。谢德聪教授在治疗 PCOS 上取得了一定的疗效，但她认为中医辨证治疗 PCOS 有较好疗效，可以改善临床症状，调经助孕且远期疗效显著，副作用少，但因其辨证分型缺少统一标准，疗效差异性较大，且中医是个性化、动态的医学，疗效缺少可重复性。兼之 PCOS 的病因病机尚不明确，其机制缺乏可论证性而难以取信于人。因此 PCOS 的证候证型的规范化研究是一个亟待解决的问题，而探讨 PCOS 各证型与实验室检查等的关联性以便能从微观上对 PCOS 进行辨证亦成为一个趋势。临床上，PCOS 患者多经西医治疗，或因多有不良反应，停药后容易复发，或因由 PCOS 造成的不孕、月经不调、痤疮等而就诊于中医。患者往往病程迁延较长，病机多见虚实夹杂，肾虚为基本病机，痰湿、瘀血为肾虚所致的病理产物，同时痰湿和瘀血又是致病因素，在治疗上应兼顾标本，攻补互寓。至于"寓攻于补"，还是"寓补于攻"需审证论治。

## 第二十五节 谢德聪从肾虚痰阻探讨多囊卵巢综合征

多囊卵巢综合征（polycystic ovary syndrome，PCOS）是青少年到生育年龄妇女发生高雄激素性无排卵现象中的最常见且较复杂的病种之一。本病往往开始于青春期,是一组表现为肥胖、多毛、不孕和卵巢多囊性改变。育龄妇女中 PCOS 的患病率为 5%~10%,妇科内分泌临床上占 20%~60%,闭经妇女中占 25%,无排卵妇女中约占 1/3……。PCOS 的远期并发症为子宫内膜癌、糖尿病和心血管疾病,这一影响女性一生的疾病已成为现代疾病谱中备受关注的问题。PCOS 属于中医学不孕、月经后期、闭经、崩漏、癥瘕、肥胖等范畴。导师谢德聪教授认为肾虚痰阻是 PCOS 发病的基本病机。而补肾化痰调周法是治疗 PCOS 的重要方法。现介绍如下。

## 一、肾虚痰阻与 PCOS 的关系

肾为先天之本,元气之根,主藏精气。肾有肾精和肾气两个方面。"肾者,主水,受五脏六腑之精而藏之"(《素问·上古天真论》)。肾既藏先天之精,又藏后天之精,为生殖发育之源。精能生血,血能化精,精血同源而相互资生,成为月经的物质基础。精又能化气,肾精所化之气为肾气,肾气的盛衰主宰着天癸的至与竭。《素问·上古天真论》云:"……二七而天癸至,任脉通,太冲脉盛,月事以时下,故有子,……"女子到了二七之年,肾气盛实,促使天癸成熟,导致任通冲盛,月事以时下。肾气包含肾阴和肾阳。肾之阴阳,既要充盛也要相对地平衡协调,才能维持机体的正常。肾阴,为人体阴液的根本,对脏腑起着濡润、滋养的作用;肾阳是人体阳气的根本,对脏腑起着温煦生化的作用。脾为后天之本,气血生化之源。脾主运化,主中气而统血。阳主动主化,脾之生理功能正常运行,全赖脾阳维持。而肾阳亏虚,命门火衰,不能上暖脾土,导致脾阳不振,引起运化失职,水液输布失常,停留体内,日久凝聚成痰。肾在痰湿形成过程中具有决定性作用。《景岳全书·痰饮》指出:"五脏之病,虽俱能生痰,然无由乎脾肾,盖脾主湿,湿动则为痰;肾主水,水泛亦为痰,故痰之化无不在脾,而痰之本无不在肾。"由此可见,痰浊的形成主要由脾、肾功能失调所致,肾虚是基本原因。

肾阳虚不能温煦脾阳,脾虚运化失职引起痰湿,证见肥胖;脾虚湿困,湿浊下注,白带量多质黏稠;痰湿内阻,升降适宜,清阳不升,故面色㿠白,头昏心悸,胸闷泛恶;痰湿内停,阻滞经络,与血相结,使气血运行不畅,血海不能按时满盈,故月经后期;痰湿凝聚胞中,结而成块,日久成癥,故卵巢增大,包膜增厚,卵子不能排出;痰郁化火,证见痤疮、多毛;痰湿阻滞气机,胞脉闭塞,不能摄精成孕,故婚久不孕。总之,肾虚为本,是本病的核心病机,而痰湿为标,是肾虚进一步发展的结果。临床上呈现本虚标实、虚实夹杂的脏腑功能失常和气血失调是本病的特征。

## 二、PCOS 的现代病理与肾虚痰阻的一致性

PCOS 的主要特征是:持续性无排卵、雄激素过多和胰岛素抵抗。由于垂体对 GnRH 敏感性增加,分泌过量 LH,刺激卵巢间质、卵泡膜细胞产生过量雄激素。卵巢内高雄激素抑制卵泡成熟,不能形成优势卵泡,但卵巢中的小卵泡仍能分泌相当于早卵泡期水平的雌二醇($E_2$),加之雄烯二酮在外周组织芳香化酶作用下转化为雌酮($E_2$),形成高雌酮血症。持续分泌的 $E_2$ 和一定水平的 $E_2$ 作用下丘脑及垂体,对 LH 分泌呈正反馈,使 LH 分泌幅度及频率加快,呈持续高水平,无周期性,不形成月经中期 LH 峰,故无排卵发生。LH 升高又促进卵巢分泌雄激素,形成雄激素过多、持续无排卵的恶性循环。胰岛素抵抗可增强 LH 释放

并促进卵巢和肾上腺分泌雄激素，并使游离睾酮增加，临床上表现为月经失调、多毛、痤疮、不孕、肥胖。

中医理论认为，肾虚可见女子经闭，或见崩漏、不孕。肾虚及脾，脾失健运，水湿不化，聚而成痰，痰阻胞络，结而成块，日久成瘕，故卵巢增大，包膜增厚，卵子不能排出。这与PCOS 的临床特征是一致的。

## 三、补肾化痰调周法是治疗 PCOS 的基本治法

PCOS 由于卵泡不能发育成熟以及卵泡壁过度增生不能破裂，从而导致排卵障碍。目前西医主要是采用雌炔醇环丙孕酮以调整内分泌，然后以氯米芬或氯米芬联合尿促性素诱发排卵，这样多卵泡发育、卵巢过度刺激综合征发生率很高，但妊娠率并不高，并有较高的自然流产率。《景岳全书·妇人规》曰："经候不调，病皆在肾经。""痰之本，经之源，为肾所主。"《医学正传》曰："月水全赖肾水施化，肾水既乏，则经血足以干涸。"肾阴充盈则化源充足，为卵泡发育提供物质基础，肾阳充沛则气化有力，为正常排卵提供原始动力，故在治疗过程中以补肾为根本，并贯穿始终。PCOS 患者的卵巢增大，包膜增厚渐之卵巢变硬，间质纤维化，这种病理改变类似于中医学中的痰湿，《女科切要》曰："肥自妇人，经闭而不通者，必是痰湿与脂膜壅塞之故也。"朱丹溪曰："经不行者，非无血也，为痰所碍而不化。"所以在治疗PCOS 的临床实践中必用化痰之法。

在正常生理情况下，月经周期的不同时期，机体脏腑阴阳的变化有着一定的规律。经前期，此期为阳气活动逐渐增长的时期，血海逐渐充盈，按中医辨证属于阳长的阶段，当助血海充盈，为行经、孕育做好准备。经期，此期子宫内膜脱落，阳转入阴，冲任相滋，胞宫气血下注，月经来潮。经后期，此时经血适净，血海空虚，胞宫"藏精气而不泄"，机体处于阴生阳长的状况，为精血的恢复和滋长奠定物质基础。排卵期，此期阴精充足，其生理特点是重阴，具有阴长达重的高水平，才能促使气血显著活动，形成氤氲状的排卵现象。所以在治疗时把握月经周期的不同时期，进行分期用药，并时刻顾护肾之阴阳，善于阴中求阳，阳中求阴。

综上，我们治疗 PCOS 时以补肾化痰调周法为基本大法，补肾化痰贯穿整个月经周期，经前期及经期化痰活血、行气调经，兼顾补肾。经后期益肾健脾、化痰调冲，以促使卵泡发育。排卵期化痰调冲、温肾促排卵，以促使卵泡破裂。经前期即黄体期，温肾化痰助阳充黄体，助孕安胎。总之，中药补肾化痰调周法治疗 PCOS 是一种值得探讨的方法。

## 第二十六节　谢德聪治疗多囊卵巢综合征验案举隅

张某，女，27 岁，2012 年 8 月 16 日初诊。

结婚 3 年未孕，形体肥胖，面部痤疮，多毛，平素多感胸闷泛恶，肢倦乏力，月经 3～4/30～50 天，末次月经为 7 月 2 日，量较少，色红，无血块，舌淡胖，苔厚腻，脉沉滑。查女性性激素：$E_2$ 243pg/ml；LH 21.3mU/ml；FSH 6.2mU/ml；T 1.02ng/ml；彩超提示"双侧卵巢增大，见 12 个 2～9mm 的卵泡围绕卵巢周围"。曾在外院予雌炔醇环丙孕酮治疗 3 个月，症状稍改善，但停药后又反复，而转诊我院，要求中医调理。

中医诊断：不孕症，月经后期。

西医诊断：原发不孕，多囊卵巢综合征。

证属：痰湿证。

治则：燥湿化痰，补肾调经。

方药：苍附导痰汤（《广嗣纪要》）加减。

苍术 9g，香附 9g，法半夏 9g，陈皮 6g，茯苓 10g，胆南星 6g，当归 9g，川芎 9g，淫羊藿 12g，菟丝子 12g，补骨脂 10g，甘草 6g。

在月经来潮前 6 天，服用桃红四物汤（《方剂学》），引经下行。用桃仁 9g，红花 6g，当归 9g，赤芍 10g，白术 12g，白芍 10g，川牛膝 15g，益母草 15g，泽兰 9g，香附 9g，郁金 6g，甘草 6g。

3 个月后面部痤疮消失，6 个月后复查女性性激素：$E_2$ 281pg/ml；LH 22.47mU/ml；FSH 12mU/ml；T 0.8ng/ml；B 超提示：子宫附件正常。2013 年 5 月停经 50 天，B 超提示：宫内早孕。

**按语：**谢德聪教授认为多囊卵巢综合征是多态性的内分泌综合征，以雄激素分泌过多和持续无排卵为临床主要特征，是导致生育期妇女月经紊乱和不孕最常见的原因之一，属祖国医学"月经后期""闭经""不孕"范畴，"肾主水""经水出诸肾"，月经的产生与肾密切相关。近年来众多学者的研究认为肾虚是本病的基本病因，肾虚不能调节肾-天癸-冲任-子宫轴的功能，因而出现一系列月经不调的病证，在此基础上还分别兼有血瘀、痰湿、肝郁等的不同。主要病机可概括为肾虚、痰湿、气滞血瘀、肝经湿热。肾气不足、肾精亏虚是多囊卵巢综合征月经异常的根本原因，肝郁脾虚是多囊卵巢综合征月经异常的重要病机，由此引起的血瘀、痰凝是不可忽视的病理产物。治疗以补肾为主，强调肾、肝、脾同治；注重补阳药的配伍应用；强调活血的重要性，活血法贯穿治疗的始终。补肾药可促进卵泡发育，活血行气药可促进血液循环，使补肾药直达病所，又能使卵巢包膜变薄，使卵巢恢复排卵功能。临证上常配合周期治疗，特别是经期后，血去阴亏予滋阴填精，药用六味地黄丸加减；卵泡期、黄体期要补肾益精，用菟丝子、仙茅、淫羊藿、枸杞子等药；痤疮剧者加生山楂、白花蛇舌草、连翘、防风、赤小豆等；连续服用 3～6 个月。本病患者系肾虚痰湿内蕴，致形体肥胖，多毛，面部痤疮，痰湿阻滞冲任，胞宫胞脉闭塞，以致冲任不调，经闭不行；瘀血阻滞，瘀久成癥，以致卵巢包膜增厚；肾藏精，主生殖，肾阳亏虚，命门火衰，不能摄精成孕而成不孕。方中苍术、法半夏、陈皮、胆南星燥湿化痰；香附疏肝理气；当归、川芎活血通经；淫羊藿、菟丝子、补骨脂温补命门之火。临床常配合中医周期疗法，如经前期服用桃红四物汤活血化瘀调经取得满意效果，方中桃仁、红花、赤芍、益母草、泽兰活血化瘀；白术、当归、白芍健脾养血柔肝，香附、郁金疏肝理气解郁；川牛膝引药下行；甘草调和诸药。

# 第二十七节　谢德聪用四物汤加减治疗妇科病验案

四物汤出自《仙授理伤续断秘方》，在宋代《太平惠民和剂局方》中用于治疗妇人诸症，由熟地、当归、白芍、川芎组成，主治营血虚滞证：心悸失眠，头晕目眩，面色无华，妇人月经不调，量少或经闭不行等。本方是补血的常用方，也是调经的基本方。妇女以血为主，治病必治血，用四物汤补血扶正，正胜邪除，其病自愈。故四物汤在妇科月经病、妊娠病、产后病方面得到了广泛应用。导师谢德聪教授运用此方治疗妇科多种疾病每获良效，现举验案如下。

## 一、月经后期

刘某，女，25 岁，未婚，2014 年 7 月 27 日初诊。

患者月经后期，2年余。月经40～50天一行，甚则2～3个月一行，量少，色淡红，末次月经为6月20日，至今未潮，伴头晕眼花，睡眠不佳，面色萎黄，神疲乏力，纳差，舌质淡红，苔薄白，脉细弱。B超：子宫附件未见异常。否认性生活史。中医诊断：月经后期（血虚证）。治以补血益气调经，方用四物汤加味。处方：当归12g，白芍10g，熟地9g，川芎6g，党参12g，茯苓10g，白术9g，菟丝子15g，续断15g，鸡血藤30g，炒枣仁15g，甘草3g。7剂，每日1剂，水煎服，早、晚分服。

二诊：服药第6天月经来潮，量较前增多，色淡红，头晕眼花，神疲乏力好转。嘱经净后服用上方去川芎、党参，加山药12g，山萸肉15g，7剂。上方加减治疗3个月告愈。

**按语：**《丹溪心法·妇人》云："过期而来，乃是血虚。"谢德聪教授认为本例患者脾气虚弱，化源不足，营血亏虚，冲任不充，血海不能按时满盈，遂月经后期而至。选用当归、白芍、熟地、川芎补血养血调经，党参、茯苓、白术、甘草健脾益气，菟丝子、续断补肾填精，鸡血藤养血调经，全方共奏补血益气调经之效。

# 二、痛　经

张某，女，29岁，未婚，2014年7月10日初诊。

痛经5年。末次月经为6月20日，患者月经周期尚规则，经行少腹疼痛拒按，经血量少，色紫暗有块，块下痛减，经前乳房作胀，舌质紫暗，苔薄白，脉细涩。B超：子宫附件未见异常。中医诊断：痛经（气滞血瘀）。治以行气活血、化瘀止痛，方用四物汤加减。处方：当归12g，赤芍9g，白芍9g，川芎6g，香附9g，元胡9g，乌药9g，桃仁9g，泽兰9g，枳壳9g，郁金6g，甘草3g。7剂，水煎服，嘱经前1周服，经来则停药。服药5剂，月经来潮，腹痛较前减轻，嘱经前连服半年，随证略有加减，痛经基本消除。

**按语：**谢德聪教授认为痛经一病，在年轻妇女较为多见，属现代医学的原发性痛经，中医按寒热虚实不同进行辨证论治，以实证居多。虚证较少，亦有证情复杂，实中有虚，虚实兼夹者，因病位在子宫、冲任，变化在气血，故治疗以调理子宫、冲任气血为主。本例属气滞血瘀之证，方中当归、川芎、桃仁、泽兰、赤芍活血化瘀；白芍、甘草柔肝缓急止痛；香附、乌药、郁金、枳壳理气行滞；元胡是有名的镇痛良药，中医称该药能"行血中之气滞，气中之血滞"，能治诸般痛经，故在临证中对于不同证型之痛经，元胡都作为首选药。全方共奏活血化瘀、行气止痛之效。

# 三、胎漏、胎动不安

王某，女，29岁，已婚，因停经52天，阴道少量出血3天，于2014年3月1日就医。

初诊时阴道少量出血，色淡红，无血块，伴腰膝酸软，小腹坠胀，头晕乏力，神疲肢倦，舌淡，苔薄白，脉细滑。B超：宫内早孕（可见胚芽及胎心闪动）。中医诊断：胎动不安，证属脾肾不足，气血亏虚，胎元不固。治法：补肾健脾，益气养血。方用四物汤加减。处方：菟丝子15g，桑寄生12g，续断12g，当归6g，熟地9g，白芍9g，地榆10g，白术9g，阿胶6g，艾叶6g。5剂，每日1剂，水煎服。

二诊：服药后阴道出血止，诸症改善，拟前方去地榆，加党参15g，继服20剂告愈。

**按语：**谢德聪教授认为妊娠后阴道少量出血为胎漏，伴腰酸腹痛下坠为胎动不安，本病既有单一的病机，又常有脏腑、气血、经络同病，虚实错杂的病机。本例患者为肾气不足，脾胃虚弱，气血生化不足，胎元失养不固所致，故用四物汤合寿胎丸加减治疗。方中菟丝子、桑寄生、川续断补益肝肾、养血安胎；当归、熟地、白芍、阿胶补血养血安胎；白术健脾调中以助生化之源，使气旺以载胎；地榆固冲止血。二诊血止，故去地榆加党参，以助健脾益气之效，使气旺胎固。

## 四、产后身痛

吴某，女，30 岁，2014 年 3 月 2 日初诊。

产后 45 天，周身关节酸痛 2 周。下肢尤甚，遇冷加重，伴头晕无力，腰背酸软，睡眠欠佳，乳汁量少，面色少华，舌淡苔白，脉沉细。中医诊断：产后身痛，证属血虚失养复感外邪。治以补肾养血、温经散寒，方用四物汤加减。处方：黄芪 15g，当归 12g，白芍 9g，熟地 9g，鸡血藤 15g，独活 9g，怀牛膝 15g，桂枝 6g，狗脊 15g，杜仲 15g，桑寄生 12g，威灵仙 12g，甘草 3g。7 剂，每日 1 剂，水煎服。

二诊：服药后关节疼痛减轻，头晕好转，仍觉疲劳乏力，舌淡苔薄，脉沉细。原方加党参 12g，健脾益气以助气血生化之源，7 剂，水煎服。

三诊：上方服后身痛已止，心悸寐差，腰背酸软，乳汁不多，舌脉如前。身痛已除，故原方去狗脊、威灵仙、桂枝，加续断、鹿角胶温养督脉以壮腰膝，服上方 7 剂后，诸症改善，乳汁增多。拟服上方半月以资巩固。

**按语：** 谢德聪教授认为产后身痛以内伤气血为主，而兼风寒湿瘀，故治疗当以养血益气补肾为主，兼活血通络、祛风止痛。本病与一般痹证不同，因产后气血俱虚，虽有外感之邪仍以调理气血为主。本例属产后气血虚弱，复感外邪所致，故方中用黄芪、当归、白芍、熟地、鸡血藤益气养血，荣养筋脉；杜仲、狗脊、桑寄生、怀牛膝补肝益肾、温养督脉以壮腰膝；桂枝、独活、威灵仙温通经脉，逐散风寒。全方共奏益气血、补肝肾、通经络、止痹痛之效。

四物汤被广泛应用于经、孕、产、乳的各个阶段，谢德聪教授认为，临证时必须在准确辨证的基础上随证加减。根据寒热虚实不同可按照如下大法加减应用。血虚证：因川芎辛温香窜易伤血耗血，故少用川芎；虚热证：去川芎，改用生地滋阴清血热；虚寒证：因当归能养能温，且补血之效强，故重用当归；气虚证：川芎辛温耗气，故少用川芎；气滞证：去地黄以免阻滞气机，重用川芎取其辛温通利走窜之功；血瘀证：去地黄，重用当归、川芎，以赤芍代替白芍，因当归温养血分兼活血，川芎辛温通利走窜，赤芍活血行滞；寒湿凝滞证：去地黄以免滞腻助湿，加重气机阻滞，重用川芎、当归。

## 第二十八节　谢德聪教授临床应用生化汤治疗产后病举隅

生化汤是家喻户晓的产后代表方，出自清代傅青主的《傅青主女科》，由当归、川芎、桃仁、炮姜、甘草组成，具有活血化瘀、温经止痛之功效。古人将生化汤称为"血块圣药"。谢德聪教授认为由于产后"多虚多瘀"的病机特点，易致气血运行不畅，出现产后腹痛、恶露不绝及产后发热诸病。治疗时既要扶助正气，促进机体的康复，又要活血化瘀。而生化汤能使瘀血去、新血生，促进气血恢复，加速子宫的收缩，有利于产后机体的康复。近年来药理试验研究表明，生化汤具有止血、镇痛、抗炎、收缩子宫的作用。谢老根据生化汤功能及组方特点，加减运用于产科临床，凡属瘀阻所致之各种病证，均获得了良好的效果，且其副作用小、药源丰富、价格低廉，值得推广应用。现举典型病例如下。

# 一、产后恶露不绝

患者，女，32 岁，2013 年 5 月初诊。2 个月前因"双胎妊娠"行剖宫产术，手术顺利，术后至今恶露持续未净，色紫暗有块，伴有臭秽气，小腹疼痛，舌质紫暗，苔薄白，脉弦涩。B 超检查示子宫内膜不规则液性暗区、宫腔内异常回声。血β-HCG 阴性，血象正常。治以活血化瘀止血，方用生化汤合失笑散加减：当归 9g，川芎 6g，桃仁 9g，炮姜 3g，益母草 15g，败酱草 15g，炒蒲黄 9g，五灵脂 15g，川牛膝 15g，炙甘草 6g。服用 3 剂后恶露量减少。臭秽气已除，腹痛减轻，再服 3 剂，腹痛消失，恶露已净，复查 B 超示子宫内膜回声均匀，未见明显异常回声。

**按语：** 产后恶露不绝又称"恶露不尽"或"恶露不止"。谢德聪教授认为，冲为血海，任主胞胎，恶露为血所化，若瘀血内阻，冲任失畅，血不归经而致恶露淋漓不尽。《胎产心法》中云"产后恶露不止……由于产时伤其经血，虚损不足，不能收摄，或恶血不尽，则好血难安，相并而下，日久不止"。故本病多由"虚损"或"内有瘀血"所致。现代医学多认为与产后子宫复旧不全有关。此患者系剖宫产术后，脉络损伤，瘀血内生，恶露不绝，诸证丛生。生化汤中当归补血活血、化瘀生新，为君；川芎活血行气祛风、桃仁活血祛瘀不留邪，为臣；炮姜温经散寒、止痛止血；益母草助桃仁荡涤胞宫、活血化瘀；败酱草清热解毒、活血行瘀；失笑散祛瘀止痛；川牛膝引血下行；炙甘草和中。诸药合用，能活血化瘀、调和冲任，使瘀血去新血生，冲任和而血归经。现代医学认为本方可改善微循环，促进子宫平滑肌的收缩，有助于子宫内膜的更新与炎症的消退，还可以使宫内残留的胎盘、胎膜自动排出，似药物刮宫之效。

# 二、产后腹痛

患者，女，25 岁，2012 年 10 月初诊。1 周前足月顺产一女婴，因小腹阵痛难忍 2 天就诊。患者产后情绪不畅，常感郁闷不舒，胸胁胀痛，喜叹息，且又不慎感寒，出现腹痛拒按，得热痛缓，恶露量少，涩滞不畅，色紫暗，有血块，伴面色青白，四肢不温，舌质紫暗，边有瘀点，脉弦紧。血常规及 B 超检查未见异常。四诊合参，证属寒凝血滞。恶露不下，以致产后腹痛，治以祛寒化瘀、温经止痛，方用生化汤加减：当归 15g，川芎 9g，桃仁 9g，炮姜 6g，益母草 15g，蒲黄 9g，五灵脂 15g，元胡 9g，川楝 9g，香附 6g，桂枝 6g，炙甘草 6g。每日 1 剂，水煎 2 次，早晚分服，共 3 剂。3 天后二诊，腹痛大减，恶露排出通畅，色与量基本正常。上方续服 2 剂病愈。

**按语：** 产妇在产褥期内，发生与分娩或产褥有关的小腹疼痛，称为"产后腹痛"。其中因瘀血引起者，称"儿枕痛"。谢德聪教授认为产后腹痛与产褥期气血运行不畅有关，根据产后多虚多瘀的特点，治疗以补虚化瘀为主。《景岳全书·妇人规》论产后腹痛"最当辨查虚实"，"血有留瘀而痛者，实痛也；无血而痛者，虚痛也"。此患者乃产后情怀不畅，肝失疏泄，气滞血瘀，加之产后百脉空虚，血室正开，感受寒邪，血为寒凝，瘀血内停，阻滞冲任、胞宫，不通则痛。生化汤养血温中、祛寒化瘀止痛、补虚化瘀，寓攻于补之中，化瘀血，生新血，血行流畅，通而不痛；加益母草、失笑散、金铃子散增强化瘀理气止痛之功；加桂枝温经散寒；加香附疏肝理气。临证须注意畅情志，慎起居，避风寒，使气血流畅，有利疼痛减轻。现代医学认为本方可改变血液流变学状态，缓解子宫平滑肌痉挛而达到止痛目的。

# 三、产后发热

患者，女，30岁，2013年3月20日初诊。3月6日孕36$^{+2}$周顺娩一男婴，过程顺利。今产后2周，患者寒热时作，体温波动在37.5～37.8℃。无咳嗽、咽痛，无呕吐、腹泻，无尿频、尿急、尿痛，无乳房红肿、热痛等。曾在私人诊所静脉滴注消炎药2天，症状无明显改善，恶露不下或甚少，色紫暗有块，小腹疼痛拒按，口干不欲饮，舌紫暗或有瘀点，脉弦涩。查会阴伤口愈合良好，无红肿、热痛、流脓等。血常规示白细胞计数12×10$^9$/L，中性粒细胞0.7。治宜补虚化瘀，和营退热。方用生化汤加减：当归15g，川芎9g，桃仁9g，丹参15g，益母草15g，牡丹皮9g，牛膝15g，蒲黄9g，五灵脂9g，甘草3g。2剂后身热渐退，腹痛减轻，阴道流出大量黑色血块，嘱其续服3剂，热除痛止而愈。

**按语**：产后发热指产褥期内出现的发热持续不退，或突然高热寒战，并伴有其他症状，为产后常见病之一。常见的证型有感染邪毒、外感发热、血瘀发热、血虚发热。《医宗金鉴》云："产后发热之故，非止一端。……感受风寒，则为外感发热。若恶露不去，瘀血停留，则为瘀血发热。若去血过多，阴血不足，则为血虚发热。"其发病机制与产后"正气易虚，易感病邪，易生瘀滞"的特殊生理状态密切相关。谢德聪教授认为该患者为产后血虚，因虚致瘀，瘀血内阻，营卫失调，以致发热。生化汤加减治疗多用于血瘀发热或瘀热互结者。治疗关键在于活血化瘀，使新血生，瘀血去则热可自除。基本方重用当归补血活血、化瘀生新，为君药；川芎活血行气、桃仁活血祛瘀，均为臣药；炮姜、甘草温化和中，此方是一个通滞和营、补血消瘀的良方。血瘀显著者加用丹参、牡丹皮、益母草以加强化瘀清热之力，瘀去则热自除。

# 第二十九节　谢德聪临床应用当归芍药散体会

当归芍药散出自东汉张仲景《金匮要略·妇人妊娠病脉证并治》，原文说："妇人怀妊，腹中绞痛，当归芍药散主之。"该方是治疗妇人腹中痛的主方，原方由当归、芍药、川芎、茯苓、白术、泽泻六味药组成，方中当归、芍药、川芎养血柔肝，疏土中之壅；茯苓、白术、泽泻健脾化湿，渗木中之湿。妇科疾病凡病因病机均为肝失疏泄、脾失健运、肝脾不和，以当归芍药散加减，调和肝脾、化瘀利水。方中六味相伍，使木条达，土气畅，木土无忤，肝脾气升，胆胃气降，腹痛即可消除。因此，该方被仲景用作治疗妊娠腹痛和妇人诸疾腹痛的良方。谢德聪教授在临床上以当归芍药散为主，根据病情，灵活加减变通，用于脾虚湿困而为肝木所乘之不孕症、月经不调、盆腔炎等，均能收到满意的效果，现举例如下。

刘某，女，32岁，2012年11月13日初诊。人工流产后无避孕未孕2年。2年前因"胚胎停育"行人工流产术，术后无避孕至今未孕，伴月经量减少，色淡红，经后少腹绵绵作痛，平素脾气烦躁，经前常感乳房胀痛，并有眩晕耳鸣，肢体麻木，舌淡红，苔薄白，脉弦细。输卵管碘油造影提示双侧输卵管通畅。诊断：继发性不孕症。辨证：肝郁血虚，脾失健运。治当疏肝健脾养血。组方：当归9g，白芍9g，川芎6g，茯苓10g，泽泻9g，白术9g，桑寄生15g，陈皮6g，谷芽15g，柴胡6g，香附6g，郁金6g。7剂，1天1剂，水煎，分2次温服。因患者平素多忧思抑郁，导致肝郁脾虚，女子常有余于气而不足于血，所以加重疏肝之药，以达疏肝健脾之效。患者药后复诊，诉少腹绵绵作痛减轻，脾气也有好转。故原方随症加减用之，直至怀孕。

**按语**：明代万全《万氏妇人科》指出调经的重要性，"女子无子，多因经候不调，药饵之辅，尤不可缓。"认为禀赋体质不同，调经之法也应不同。谢德聪教授认为中医历来重视情志因素对受孕的影响，由于孕育知识的缺乏，加之求孕心切导致的焦虑和家庭及周围环境的压力，均可导致肝郁气滞、阴阳失衡、气血不调、脏腑功能失调而不孕。本例患者人工流产后日久不孕、精神紧张，导致肝郁脾虚之证，经用当归芍药散疏肝健脾理气，再辅以心理疏导而获效。

谢德聪教授认为仲景之当归芍药散方虽六味，但组方严谨，六味药各司其职。临床应用须掌握以下两点：一是面唇少华，眩晕耳鸣，爪甲不荣，肢体麻木，腹痛绵绵或拘急而痛，或月经量少、色淡，甚则闭经，脉弦细等肝虚血少症；二是纳呆食少，带下清稀，面浮肢肿，泄泻或小便不利脾虚湿停等。然古人遣方用药之妙在药量的调节，临床运用时如以血虚为主者，三味水药量宜小；血滞者三味血药量宜大；湿盛浮肿者，三味水药应重用，以达药专力宏之效。临床上当归芍药散与薏苡附子败酱散、防己黄芪汤等方合用治疗盆腔炎、水肿等，相得益彰，也为临床治疗提供了一些有效可行的思路。当归芍药散其临床应用已突破了妇人腹痛的范畴，内、外各科，凡病由肝脾不和、水湿血瘀所致腹痛者均获显著效果。随着临床经验的不断积累，诊疗手段的不断进步，相信今后该方的应用前景将更加广阔。

## 第三十节　谢德聪临床应用《伤寒论》方举隅

《伤寒论》中直接提及妇人病的只有辨少阳病脉证并治中的"热入血室"，导师谢德聪教授在临床实践中，通过辨证论治，灵活运用《伤寒论》诸方治疗妇科疾病，每每效果显著，现列举临床常用之经验方如下，以飨同道。

# 一、小柴胡汤

**1. 主治经期感冒**　《伤寒论》第144条曰："妇人中风，七八日续得寒热，发作有时，经水适断者，此为热入血室。其血必结，故使如疟状，发作有时，小柴胡汤主之。"谢老认为，妇人外感风邪，初起有恶寒发热之表证，而适逢月经来潮，使邪热内传。瘀血与邪热相搏，血室瘀阻，正邪相争，故寒热如疟。予以小柴胡汤和解枢机，通调三焦，以助正达邪，因势利导，祛邪外出。例如，患者刘某，女，43岁，适逢经期第3天，下班途中淋雨感寒，夜间起恶寒发热，鼻塞流涕，第2日头痛、寒热往来，骨节不舒，经水将尽，纳谷不佳，二便尚调，舌质红，苔薄黄，脉细弦。遂予以小柴胡汤加减。药用：柴胡9g，黄芩9g，赤白芍（各）9g，法半夏9g，炙甘草3g，生地9g，茜草9g，茯苓10g，炒丹皮9g。每日服1剂，连服3日后，热解病除。

**2. 主治围绝经期综合征**　《伤寒论》第101条曰："伤寒中风，有柴胡证，但见一证便是，不必悉具……"谢老认为围绝经期妇女，由于卵巢功能逐渐衰退，气血阴阳及脏腑功能失调，常见烘热与恶寒交替，面赤汗出，甚则心烦易怒。夜寐失眠，口苦咽干，头晕目眩，此乃邪犯少阳、枢机不利所致。可予小柴胡汤以和解少阳。例如，患者张某，女，53岁，绝经3年。近1年来，渐见头面烘热与恶寒交作，日行3～5次，双上肢有蚁行感，头晕目眩，夜寐多梦，口苦咽干，胸胁苦满，甚至急躁易怒，纳谷欠佳，大便干结，二日一行，舌质红，苔薄黄，脉弦细。治宜和解少阳，佐以宁心安神，予以小柴胡汤加减。药用：柴胡9g，黄芩9g，炒白芍9g，生地9g，肉苁蓉9g，莲子心6g，山萸肉9g，茯苓10g，夜交藤30g，炒丹皮9g，炙甘草3g，紫石英（先下）30g。每日服1剂，连服14剂。症状基本缓解，后改为小柴胡冲剂调理，每日服 2 次，每次 1 包，又续服 10 日，诸症均除。

## 二、吴茱萸汤——主治妊娠恶阻

《伤寒论》第 243 条曰："食谷欲呕，属阳明也。吴茱萸汤主之。"结合第 378 条"干呕吐涎沫，头痛者，吴茱萸汤主之"便知，吴茱萸汤主治脾胃虚寒、肝气犯胃、浊阴上逆之干呕、或纳谷即吐、或吐清水涎沫诸症。谢老认为妇人妊娠后，阴血下聚养胎，肝失濡养，肝气偏旺，若素体脾胃虚弱，又遇情志失畅，则肝气横逆犯胃，夹胃中浊阴上逆，出现干呕，或纳谷即吐，或吐清水涎沫诸症。当用吴茱萸汤温肝暖胃，降逆止呕，使气顺寒化，则呕吐自止。例如，患者吴某，女，27 岁，停经 45 天，恶心呕吐，甚则食入即吐 5 天，吐出清水，手足发凉，腹部及胃脘喜暖，神疲乏力，面色无华，进食少。大便 3 日未解，小便短少，舌质淡，苔白腻，脉细滑。证属素体脾胃虚寒，孕后阴血下聚养胎，肝失所养，肝气偏旺，肝气夹胃中阴浊之气上逆。治拟温中降逆之法，予以吴茱萸汤加减治之。药用：吴茱萸 3g，干姜 3g，炒党参 15g，炒白术 10g，怀山药 15g，姜半夏 6g，陈皮 6g，菟丝子 15g，香砂仁（后下）3g，大枣 3 枚。每日服 1 剂，连服 7 剂，诸症渐除。

## 三、茯苓桂枝白术甘草汤——主治经行浮肿

《伤寒论》第 67 条曰："伤寒，若吐，若下后，心下逆满，气上冲胸，起则头眩，脉沉紧，发汗则动经，身为振振摇者，茯苓桂枝白术甘草汤主之。"谢老认为茯苓桂枝白术甘草汤主治太阳伤寒，本应用汗解，但误用吐、下之法，损伤脾胃之阳，脾胃阳虚，运化失职，不能制水，则水饮上冲之证。临床常用于脾阳素虚，复因经期，阴血下聚，脾阳益虚，运化失职，不能制水，水湿泛溢，而致之经行水肿。例如，患者姜某，女，42 岁，近半年来，每至经前 1 天起，面目四肢浮肿，按之凹陷难起。经行量多，色淡质偏稀。神疲肢软，纳谷不佳，经行便溏，日行 2 次，舌质淡，苔白腻，脉沉缓。治宜温阳健脾利水，予以茯苓桂枝白术甘草汤加减，药用茯苓 10g，桂枝 9g，苍白术（各）10g，泽泻 9g，党参 9g，薏苡仁 15g，砂仁（后下）3g，山药 12g，陈皮 6g，炙甘草 3g。经行前 3 日始服，每日 1 剂，连服 7 日，诸症均除。

## 四、真武汤——主治子肿

《伤寒论》第 316 条曰："少阴病，二三日不已，至四五日，腹痛，小便不利，四肢沉重疼痛，自下利者，此为有水气。其人或咳，或小便利，或下利，或呕者，真武汤主之。"从上述原文可知，真武汤治少阴病二三日不已，至四五日，邪气递深，肾阳日衰，阳虚寒盛，水气不化，泛溢为患之证。谢老认为本方临床应用范围甚广，无论呼吸系统、消化系统、循环系统，还是妇科妊娠水肿、带下等，只要符合心肾阳虚、水气泛溢的病机，皆能采用。例如，患者张某，女，28 岁。妊娠 8 个月，近半个月来，面目浮肿，四肢尤以下肢为甚，按之凹陷难起，腰酸膝冷，神疲乏力，小便不利，纳谷不旺，有时便溏，舌质淡，苔白润，脉迟沉。治宜温阳补肾、化气行水，予以真武汤加减治疗。药用：制附子 3g，干姜 6g，茯苓 10g，白术 9g，白芍 9g，党参 15g，砂仁（后下）3g，泽泻 9g，桑寄生 15g，续断 15g。每日服 1 剂，连服 14 剂，诸症渐除。

## 五、桂枝汤——主治妊娠身痒

《伤寒论·辨太阳病脉证并治》，桂枝汤证共有 11 条原文，但诸证均反映了太阳中风证营卫不调、卫强营弱的病机，采用桂枝汤解肌祛风、调和营卫。谢老认为临床不必拘泥是否有外感症状，只要属于营卫不和、卫强营弱之证，均可用桂枝汤。临床上常见之妊娠身痒，即是由于素体肝肾不足，冲任亏虚，孕后冲任养胎，因孕重虚，冲为血海，任主胞胎，冲任不调，营卫不和，肌肤失养发为身痒。故采用桂枝汤合养血之品治疗，以调和营卫、补益冲任，每获良效。例如，患者林某，女，28 岁，孕 8 个月余，近日身痒，以腹部及大腿内侧瘙痒为主，夜间尤甚，常抓破皮肤，皮肤较干燥，有抓痕，腰酸膝软，舌质暗，苔薄白，脉细滑，治宜调和营卫、补益冲任。予以桂枝汤加减治疗。药用：桂枝 6g，白芍 9g，生地 9g，当归 9g，川芎 6g，地肤子 9g，桑寄生 15g，制首乌 15g，炙甘草 3g，大枣 3 枚。每日服 1 剂，连服 14 剂取效。

## 第三十一节　《妇人大全良方》妇科疾病诊治特色体会

陈自明（1190—1270 年），字良甫，宋代临川人，三世为医，曾任建康府明道书院医谕（教授），怀有济世活人志向。深得《内经》要旨，博览历代医家著述，遍行东南各地，汲取诸家之长，并继承家传良方，因而医术高明。他尤精于妇、外两科，撰有《妇人大全良方》和《外科精义》二书，在中医妇科和中医外科的发展史上占有重要的地位。

南宋以前曾有《经效产宝》《产论》《十产论》等妇产科专著，但内容比较简略，论述多散漫无统，流传也少。因此，陈自明采各家之善，结合临证经验和家传验方，在嘉熙元年（1237年）整理撰成《妇人大全良方》。该书计 24 卷，分调经、众疾、求嗣、胎教、妊娠、坐月、产难、产后 8 门。每门列述若干病证，分述各病的病因证治，论后附方及治验，总结、归纳了妇女一生在各个时期中的各类疾病特征。按妇女自然之生理、病理特点，分门列病，按证缕析，先论后方，使"纲领节目，粲然可观"。此书深受历代医家的重视而不断被引用、重订、重刻或编次。《妇人大全良方》内容丰富，涉及面广，可谓集宋以前妇产科学之大成。陈氏将《内经》《诸病源候论》《三因极一病证方论》所阐明的病因病机理论，运用到妇产科领域。对各种妇产科病证，按照外感六淫、七情所伤、饮食不调、房室不节等致病因素进行分析，并着重用气血、冲任二脉和脏腑理论解释病变机制，还创有不少行之有效的方剂。从而较完整体现审证求因、辨证论治的学术思想，构成理法方药的证治体系，对中医妇产科学的发展作出了重大的贡献。现将其诊治特色体会概括如下。

## 一、提出妇科疾病的诊治纲领

在《妇人大全良方》一书中，陈氏对气血关系做了精辟论述："夫人之生以气血为本，人之病，未有其不先伤其气血者。"又认为："气血者，人之神也，然妇人以血为基本，苟能谨于调护则血气宜行，其神自清，月水如期，血凝成孕。"若脏腑调和，则血气充实、精神健旺。故在治疗上，强调"男子调其气，女子调其血"。这些论述无疑对指导妇科疾病的诊治非常有意义。

同时，陈氏把妇人的生理病理按三个阶段（即室女、已婚、七七天癸数尽之后）论述。例如，月经不调乃"伤冲任之脉，损手太阳、少阴之经"，"伤损肝脾"；而室女经闭尤重心脾，即所谓"积想在心，思虑过度"；如七七数尽而月经下者，多为肝肾虚热。故提出妇人病的纲领，即论其经在于冲任，归于本脏则着重在肝脾。"以冲为血海，任主胞胎，二脉流通，经血渐盈，应时而下"。肝藏血，脾统血，强调"妇人以血为本"之理。至于心、脾、肝、肾病变，皆易致妇人病。病因上，大多是劳伤气血、感受风冷；病理上为气血逆乱，月水不循常道，而诸病蜂起；五脏不能相生，生化之源耗竭皆易引起妇科疾病。而荣血亏损、冲任失养和肝气上逆，是妇人病理变化中的关键。此外，妇人妊娠生产，多易郁怒，重伤气血，所以"妇人以血为本"。

## 二、辨月经病和五色带下

关于月经病症，陈氏指出：其太过与不及，皆为之病。对月经的产生，在《内经》"肾气盛""任脉通，太冲脉盛，月事以时下"的基础上，强调女子经行，"皆饮食五味之实秀也"。这样，从先、后天两方面对月经的来源、病症有较全面的认识。把月经病症分为月水不调、经闭、月水行止腹痛（指痛经）、暴崩、崩中漏血等。为了预防月经病的发生，陈氏首先提出经期卫生的主张。他说："若遇经行，最易谨慎，否则与产后症相类。若被惊怒劳役，则气血错乱，经脉不行，多致劳瘵等疾。"强调妇女在月经期间，精神不宜过度紧张，身体不宜过度疲劳，否则会引起月经病。

陈氏把妇人带下病分为五类，以为"妇人带下其名有五，因经行产后，风邪入胞门，传入脏腑而致之"。认为带下的病因不仅是风邪客入胞门，而且与人体脏腑、经络有关。并根据带下的五色与五脏之关系，认为："若伤足厥阴肝经，色如青泥；伤手少阴经，色如红津；伤手太阴肺经，色如白涕；伤足太阴脾经，黄如烂瓜；伤足少阴肾经，黑如虾血。人有带脉，横于腰间，如束带之状，病生于此，故名为带。"这种对妇人带下病证从颜色来辨的方法，使陈氏成为后世诊断妇女带下病的先驱。

## 三、立胎产生育注意事项

陈氏在求嗣、胎教、坐月、产难、产后门中详述了妇人怀孕、妊娠、产褥期等一系列养胎、护理、防病的知识。妇人分娩是天然之理，所以陈氏指出："迨产时，不可多人喧哄怆惶……"产妇务要"熟忍"，宜"用力存养调停"，或食软饭或粥少许，勿使产妇无力困乏，以保证有足够的体力以待正常分娩。还将各种难产证候归因为坐卧太过、临产受惊、坐草太早、稳婆手拙、妄行针药或乱服汤药等，指出此大多系人为造成，应产前先安胎，产后先补虚，这也是陈自明数十年产科经验的总结。并认为：产后气血虚竭，脏腑劳伤，是以将养补虚为产妇的当务之急，补虚须适中而不得过。对于产母，陈氏亦强调：首先，若未满月，不宜多语、嬉笑、惊恐、忧惶、哭泣、思虑、恚怒、强起离床行动，久坐或做针线，恣食生冷、黏硬果菜、肥腻鱼肉之物，及不避风寒、脱衣洗浴、或冷水洗濯，若不加注意，则满月之后即成褥劳。其次，对因产后护理不当而致出血、胞衣不出、血晕血逆、风虚劳羸以及产后乳泣、妒乳等，提出了比较正确的处理方法。

陈氏对不孕症的原因也有较正确的认识。他说："凡欲求子，当先察夫妇有无劳伤痼疾，而依方调治，使内外平和，则有子矣。"也就是说，只有夫妇双方健康无疾，方可生育子女；如有劳伤痼疾，则影响生育，须依方调治。同时，陈氏又提出妇人无子的原因是："或劳伤气血，或月经闭涩，或崩漏带下，右尺浮则为阳绝，或尺微涩，或少阴脉浮紧，或尺寸俱微弱者，皆致绝产。""若调摄失宜，饮食不节，乘风袭冷，结于子脏，亦令无子也。"这些论述在今天看来也是正确的。

提倡晚婚，反对多产。早在《礼记》就有"男三十而有室，女二十而嫁"的论述。陈氏对晚婚年龄，从人体生理功能上予以解释，并对《内经》之说提出新的独特见解。《素问·上古天真论》指出："丈夫二八，肾气盛，天癸至，精气溢泻，阴阳和，故能有子。""女子二七而天癸至，任脉通，太冲脉盛，月事以时下，故有子。"而陈氏却认为："男虽十六而精通，必三十而娶，女虽十四而天癸至，必二十而嫁，皆欲阴阳完实，然后交而孕，孕而育，育而子坚壮强寿。"故陈氏特别强调"合男女必当其年"。同时，对妇女多孕多产指出："虚人产众，则血枯杀人。"又说："若产育过多……血气已伤。"患病"尤难治"。为了减少生育，还撰有《难产方论》，谓"妇人有临产艰难，或生育不已，而欲断之，故录验方以备所用"。并反对用峻烈和毒副作用较大的药物堕胎，认为"若服水银、虻虫、水蛭之类，不怀孕不复怀，且祸在反掌"。这在当今社会也有一定的现实意义。陈氏首次提出妇女乳痈、乳岩之鉴别，并对乳岩症的特征有较详细的论述。

# 四、治疗尤重冲、任二脉

陈氏明确指出：冲任二脉皆起于胞中，为经络之海。手太阳小肠经、手少阴心经互为表里，上为乳汁，下为月水。又说：肾气全盛，冲任流通，经血既盈，应时而下，否则不通。倘若"妇人月水不利者"则是"伤于冲任之脉故也"。又云："妇人冲任二脉，为经脉之海，外循经络，内荣脏腑，若阴阳和平，经下依时。若劳伤不能制约，则忽然暴下，甚则昏闷。"所以："妇人病有三十六种，皆由冲任劳损而致。"冲脉为总领诸经气血之要冲，能调节十二经之气血，而任脉具有妊育胎儿的作用。冲任二脉气血不足，就易出现月经不调，经闭或不孕等，其调经重在冲任肝脾，将冲任二脉置于非常重要的地位。又因脾胃为后天之本，气血生化之源，所以无论是月经病、妊娠病，还是产后诸病，陈氏均强调以理脾胃为主，而兼及心、肺、肾诸脏。

# 五、用药经验

陈氏根据"同病异治，异病同治"的思想，提出通用方治疗妇女疾病，颇有特色。指出："夫通用方者，盖产前、产后皆可用也。或一方治数十证，不可入于专门。"认为"妇人以血为基本"，故治疗上强调"调其血"，主张以"加减四物汤，治血虚月经不调，腰腹作痛，崩中漏下，半产后，恶露内停，或去血过多而痛"。这些论述，对后世治疗妇科疾病很有临床指导意义。

陈氏对很多妇科疾病也有独特的经验。例如，伤寒之证，一般不分男女皆可使用汗、吐、下法，但妊娠用药宜清凉，不可妄用桂枝、半夏、桃仁、朴硝等。凡用药，病稍退则止，不可尽剂，此为大法。又如"妊娠胎动，或饮食起居，或冲任风寒，或跌仆击触，或怒伤肝火，或脾气虚弱，当各推其因而治之，若因母病而胎动，但治其母，若因胎动而母病，唯当安其胎"。并在妊娠禁忌歌诀中指出：牛膝、三棱、牛黄、大戟、斑蝥、巴豆、芒硝、牵牛子、芫花、桃仁、藜芦等药对胎儿都有不利影响，有可能引起早产或流产。

《妇人大全良方·催生方论》收载四首催生方，第四首为"催生丹"，药仅四味，由兔脑髓、乳香、母丁香、麝香组成，除兔脑髓外，其他三味药味芳香，性善走窜，具有行气止痛、活血通经、催生等作用，是古代催生方中的常用药物。陈氏在前人经验的基础上，结合自己的临床经验，以兔脑髓为主药佐以芳香类药物制成"催生丹"，其催生效果较好。现代药理研究已证实，牛、羊、兔等脑髓中的脑垂体后叶主要含有两种能溶于水的激素，即催产素和加压素，有促进和加强子宫收缩的作用。丁香、乳香、麝香也均有不同程度地收缩子宫的作用，尤以麝香更为显著。诸药配合其收缩子宫与血管的力度更强，可用于宫缩无力或经日久产等难产病症，为后世产科医家所推崇。

综上所述，《妇人大全良方》集宋以前妇产医学之大成，系统总结了宋以前妇科方面的理论和治疗经验，为我国妇产科学的发展奠定了基础。

# 第三十二节 《妇人大全良方》调经特点

《妇人大全良方》一书为南宋著名医家陈自明所著。原书 24 卷，8 门，260 余论，1118 方。书中首列"调经""众疾""求嗣"三门专论妇科，其中"调经"门专门论述月经病，并指出"凡医妇人，先须调经"，"经脉不调，众疾生焉"。在调经门中陈氏认为月经病的形成主要是由气血亏损、肝脾失调、冲任二脉失养所致，故其治疗以气血为主，同时着重调理肝、脾、冲任。笔者今就书中调经门的学习，谈谈调经门的特点，与同道交流。

## 一、月经病总论

陈自明在《妇人大全良方》中尊崇《内经》"女子二七而天癸至，任脉通，太冲脉盛，月事以时下"的学术观点，关于月经的周期性问题，作了比较科学的表述，"月者，以月至，经者，有常也。""常以三旬一见"。如果超过了或者不到三旬，他认为是一种病理现象，"其来过与不及，皆谓之病"。又将月经病分为月水不调、经闭、月水行止腹痛（指痛经）、暴崩、崩中漏血等。为了预防月经病的产生，陈自明首先提出经期卫生的主张，他说："若遇经行，最宜谨慎，否则与产后症相类，若被惊怒劳役，则血气错乱，经脉不行，多致劳瘵等疾。"也就是说，女子在月经期间，精神不宜过度紧张，身体不宜过于疲劳，不然会引起月经病。

## 二、月经病治则

**1. 以血为本，气血并治** 在《妇人大全良方》中，陈氏对气血关系作了精辟论述："夫人之生以气血为本，人之病，未有其不先伤其气血者。"又认为"气血者，人之神也，然妇人以血为基本，苟能谨于调护，则血气宜行，其神自清，月水如期"。若脏腑调和，则血气充实，精神健旺。因此，调理气血，成为临床上治疗月经病的重要准则。故在治疗上，强调"男子调其气，女子调其血"。

**2. 重肝脾，以滋化源** 《妇人大全良方》十分强调肝、脾二脏在月经病临证中的地位，尤其是对闭经的妇女，认为"妇人月水不通，或因醉饱入房，或因劳役过度，或因吐血失血，但滋其化源，其经自通"。又指出"若妇人脾胃久虚，以致气血俱衰，遂而月经不行"。说明妇女以血为本，血生化于脾胃，藏受于肝，肝、脾二脏是月经的化源。故陈氏以肝、脾为主要环节，治疗上亦以调治肝、脾为重点。

**3. 重奇经，以冲任为要** 陈氏认为，"冲为血海，任主胞胎。二脉流通，经血渐盈，应时而下，常以三旬一见，以象月盈则亏也"；"冲任二脉皆起于胞中，为经络之海。上为乳汁，下为月水"。说明冲、任二脉之功能与妇女的月经生理特点息息相关。又说"肾气全盛，冲任流通，经血既盈，应时而下，否则不通"。倘若"妇人月水不利者"则是"伤于冲任之脉故也"。又云："妇人冲任二脉，为经脉之海，外循经络，内荣脏腑，若阴阳和平，经下依时。"所以"妇人病有三十六种，皆由冲任劳损而致。"冲脉为总领诸经气血之要冲，能调节十二经之气血，故调经将冲、任二脉置于非常重要的地位。

综上所述，《妇人大全良方》调经门在妇女月经病的理论上和实践上形成完整的体系，辨治上独树一帜，其气血并治，以冲任为先，重视肝脾的治疗原则为后世临床医家所推崇，为促进中医妇科学的发展作出了重要贡献。

# 第三十三节　读《傅青主女科》体会

在医学古籍中，《傅青主女科》堪称女科中的经典。无论是从辨证论治、理法方药方面而言，还是从其学术实践价值而论，都不失为当今业医者尤其是从事妇科的业医者潜心研究的一部佳作，其具体价值及特色大体归纳为以下几点。

## 一、临床实用价值高

傅氏所创制的一些方剂及辨治理论，颇能结合临床实际，至今对临床实践有很大的指导意义。

**1. 所创方剂对后世临床实践的指导作用**

（1）完带汤为女科第一方，被后世推崇为带下门的一首名方。临床用此方加减主要治疗脾虚型带下病，每获佳效；治疗慢性盆腔炎肝郁脾虚及脾肾不足、水湿内停型。此外用完带汤加减亦可治疗外阴白色病变、慢性子宫颈炎、经前期综合征等数种常见妇科病症。

（2）两地汤主要用于治疗阴虚血热而致的月经先期。今人用其方加减治疗妇科手术后出血、经间期出血、功血等妇科常见疾病。

（3）其他诸方，如清肝止淋汤、清经散、养精种玉汤等傅氏所创制的方剂均为临床所广泛应用，亦每获佳效。

**2. 傅氏的辨治理论对后世临床实践的指导作用**

（1）带下辨治理论：傅氏自创五带病因说，认为带下病主要病机为"俱是湿症"，并依带下色质、气味分别辨证论治，其辨证体现了脏腑、经络、病机在妇科中的灵活应用，具体症状具体分析，分别立法，合理配伍立方，后世治五带的方药多以其方为首选。

（2）血崩辨治理论：傅氏依据妇女不同时期、不同病因，将崩漏详分7类，并立法治方8首，后列详尽方论，立意新颖独到，易懂实用，对临床具有极大的指导价值。

（3）调经辨治理论：傅氏全面详尽地对月经不调进行分型，其中，"年老经水复行"、"经水先后不定期"这些均是傅氏首先提出的，并且明确指出其病机及用药，至今中医妇科教科书中关于月经病仍多采用其分型。

（4）产后病辨治理论：傅氏治疗产后病，以"必大补气血为先"的理论为产后治疗之要领，此主张为后世医家所推崇。依据产后多瘀、化瘀为先的原则，傅氏对产后病的治疗多以生化汤加减化裁，近世诸医家遵傅氏之旨，用此方加减治疗产后血瘀所致的恶露不尽、产后腹痛、产后发热、堕胎小产等病，均获满意疗效。

## 二、内容新颖，体例创新

傅氏立论多从实际出发，多有自己的独特见解：如黄带一证，历来医家从脾经湿热下注而论，唯傅氏分析精辟，认为"黄带乃任脉之湿热"，黄带专主任脉为病，此理论至今仍为临床辨治所推崇。赤带一证，前人论之主湿主热、主虚主实，属心、肝、脾、肾，议论纷纭，莫衷一是，唯青主独辟众议，斥世人以赤带属心火之燥，提出病属肝脾之说，且侧重肝经。

## 三、傅氏制方，师古而不泥古

傅氏用方独具一格，不落俗套，极少选用前人之方，即使选用亦必经辨证加减化裁，正如祈尔诚所云："此书为傅青主徵君手著，其居心与仲景同，而立方与仲景异……徵君此书，谈证不落古人窠臼。制方不失古人准绳……较仲景之伤寒论，方虽不同，而济世之功则一也。"如生化汤，为傅氏产后常用方，于前人原方中去腻滞之熟地，加减化裁而成，产后46病中，24方以生化汤加减应用，灵活多变，变而不离其旨：加味生化汤，治疗产后昏晕；加参生化汤，治疗产后厥症、气短似喘；安神生化汤治疗产后虚人妄言，等等。四物汤为妇科常用方，因其补而不滞，调而不峻，补养阴血而调冲任，故其常用本方加减治疗妇科诸疾：加白术、黑荆芥穗、山茱萸、川续断、甘草，名为加减四物汤以治疗血虚精枯的月经过多；去辛窜之性的川芎，加凉血润燥之品，引血下行，归于血海，名为治逆经方；加白术、牡丹皮、元胡、甘草、柴胡名为加味四物汤，治疗肝郁血虚的月经忽来忽断，时痛时止；去升窜之川芎，而更以开肝郁之香附，加清泄相火、通淋补肾之品，而成清肝止淋汤；去川芎加牡丹皮、黄芩、沙参、黑荆芥穗为顺经汤，治疗经前腹痛吐血；去川芎为养精种玉汤，治疗血虚水亏的身瘦不孕。

## 四、辨治以脏腑气血并结合冲任为中心

**1. 治病求本**　傅氏治病必求其根本，如胸满少食不受孕条中，病由脾胃虚寒所致，而其根本病因为心肾无火暖之故，正如傅氏所云："治法可不急温补其脾胃乎？然脾之母，原在肾之命门；胃之母，原在心之包络，欲温补脾胃，必须补二经之火。"经前泄水条中，病因为脾虚失于统血而湿气乘之，对于此证，傅氏认为："调经之法，不在先治其水，而在先治其血，亦不在先治其血，而在先补其气，盖气旺即血自能生，抑气旺而湿自能除，且气旺而经自能调矣。"

**2. 主调气血**　女子以血为本，以气为用，气血充盈则百病无生，傅氏提倡治疗妇科病以补为主，少妇血崩条采用固气汤；老年血崩条用当归补血汤，方中黄芪重用至30g，重在调气摄血；难产之证，傅氏认为："夫胎之成，成于肾脏之精；而胎之养，养于五脏六腑之血。故血旺则子易生，血衰则子难产。"傅氏重视调补气血的理论在其用药频率上亦足以体现，全书用药105味，位居前7位的依次为当归、白术、人参、地黄、芍药、甘草、茯苓，即为八珍汤的组成。

**3. 重调肝、脾、肾**　肝主藏血；脾胃为气血生化之源，后天之本；经水出诸于肾，肾与天癸的形成有密切关系。气血的生成和正常运行与肝、脾、肾关系最为密切。傅氏认为此三脏又分别为冲脉、带脉、任脉之本，故其在妇科病治法上重调肝、脾、肾。据统计，全书77条中与肾有关的条文有46条，与脾胃有关的条文有38条，而对于肝郁致病的论述约占全书的1/3。全书105味药中居前14位的，除上7味外，依次为山茱萸、牡丹皮、黄芪、山药、川芎、柴

胡、黑荆芥。综观傅氏用药不难看出，傅氏在治法上重调肝脾肾之旨。

**4. 强调冲、任、带三脉在妇女经、带、胎、产中的重要作用** 冲为血海，十二经之海，五脏六腑之海；任主胞胎，为阴脉之海；带脉能约束纵行诸脉，三经又与肝、脾、肾有密切联系，且月经不调，不论在气、在血，属肝、属脾，只有导致冲任损伤，才会出现。故傅氏在辨治中亦多强调此三经与妇科疾病的密切关系，治疗上强调调补冲、任、带三经。白带条中："夫带下俱是湿症，而以带名者因带脉不能约束……盖带脉通于任督，任督病而带脉即病。"黄带条中："黄带乃任脉之湿热。"并指出治宜补肾脉之虚，而清肾脉之火。赤带条中"肝不藏血而渗于带脉之内……"。青带条中认为其病因为肝经湿热迫于带脉下注而致。少妇急迫不孕条中指出病因为带脉之急，治宜宽其带脉之急。用药方面，书中首次提出山药、莲子可固冲脉，白果可固任脉。

# 五、用 药 特 点

**1. 以补药为主，时刻不忘固护精血** 如上所述，傅氏在辨治过程中，总以气血为本，重调肝、脾、肾，故其用药亦大抵以疏肝养血、健脾益气、补肾填精之品为主，性味以甘、温润居多。全书用药 105 味，上篇 38 证，用药 78 味，居前 8 位的依次是白术、当归、地黄、芍药、人参、茯苓、牡丹皮、甘草；下篇 39 证，用药 79 味，居前 8 位的依次是当归、人参、白术、地黄、山茱萸、芍药、甘草、黄芪，由此可知无论月经病，还是产后病，傅氏用药均以补药为主，重调肝、脾、肾，时刻顾护气、血、津液。

**2. 主次分明，轻重悬殊** 傅氏用药主药常可至数两，次药则常可以分为计，甚至数粒，正如傅氏所云："倘畏药味之重而减半，则力薄而不能止。"故其多重用补益扶正之品，因其性缓，急用之时非大量不能取效，而次药多为佐使之用。如白带条中，治法宜大补脾胃之气，稍佐疏肝之品，故完带汤中重用白术、山药各 1 两，而稍佐柴胡 6 分、黑荆芥 5 分，取其气味清芬，疏肝达郁，升提肺气；经水后期而来多者条中，因属血寒有余，治宜补中温散之，其所用温经摄血汤中重用大熟地、白芍各 1 两，大补肝肾脾之精血，稍佐以肉桂 2 分以散其寒，柴胡 2 分以解其郁，五味子 3 分以收摄精血；少腹急迫不孕条，宽带汤中重用白术（土炒）1 两，大补脾胃之气，稍佐五味子 3 分以生肾水而益带脉；妊娠子鸣条，扶气止鸣汤中重用黄芪、麦冬各 1 两，大补肺气，稍佐以橘红 5 分，取其芳香，善旁通经络。

**3. 用药纯和，其方平易** 傅氏云："不损天然之气血，便是调经之大法。"正如祈尔诚所云："用药纯和，无一峻品，辨证详明，一目了然。"书中用药以平补肝、脾、肾之品为主，无大辛大燥之品，平补之中以达奇效，即使祛邪亦以扶正为先，故取所用之药平易而少峻，稍烈之品能不用则不用，全书 105 药中，黄连仅用 1 次；黄芩、黄柏、大黄亦不过 4 次；雷丸、木通、石膏、知母之类亦仅用 1 次；其他峻品，未曾使用。正可谓：善医者，只用纯和之品而大病尽除，不善医者立异惊奇，不唯无效，反致百病丛生。

**4. 立方用药精简** 通观全书，方中用药少则 1～2 味，最多 16 味，7～9 味者居多，组方遣药恰到好处，如赤带条，清肝止淋汤中 1 味芍药足以疏肝平肝，使其不克伐脾土，即平肝扶土之意，又何以加人参、白术之品，以致累事哉！

综上所述，《傅青主女科》的价值不言而喻，然而，缺点亦在所难免，在此不必深究，应以"扬弃"的思维去学习和应用，使之能更好地应用于临床。

# 第三十四节  《傅青主女科》学术特点

清代傅山所撰《傅青主女科》约成书于公元 17 世纪，该书共四卷，详细论述了妇女经、带、胎、产诸证，是一部实用价值较高的妇科临床专著。综观其临证论治，主要学术特点有三，分别介绍如下。

## 一、抓主因主证，辨证精要

《傅青主女科》中每论一病一证必探其病因，别其异同，述证不言脉，而又每每言简意赅，扼要得当，便于临床掌握。如论妇人带下首言"夫带下俱是湿症"，一语中的进而以显而易见的带下颜色为根据，区别为白带、青带、黄带、黑带、赤带五种，并分析白带属湿盛而火衰，肝郁而气弱，脾土受伤湿土之气下陷而成，治以大补脾胃之气，稍佐疏肝之品的完带汤；青带属肝经湿热，治以解肝木之火，利膀胱之水的加减逍遥散；黄带属任脉之湿热，治以补任脉之气而清肾火之炎的易黄汤；黑带属火热之极，治以泻火为主佐以利湿的利火汤；赤带属肝经郁火，下克脾土，火重于湿，治以清肝火扶脾气的清肝止淋汤。又如书中之经水先期，不拘于世人所传先期而来血热之极之说，详审病因，指出"先期而来多者，火热而水有余也"，"先期而来少者，火热而水不足也"。并分列清经散及两地汤以求同病异治。傅山每一证论，叙证简略，一般只列举主症一两个，而且主要着墨于主证的特点。主证往往反映病证的主要病机。病机为病证本质之所在，而病证本质则是论治的依据。如"妇人有每行人道，经水即来，一如血崩"，傅氏谓之"血海太热血崩"，并进行深入分析，认为"夫子宫即在胞胎之下，而血海又在胞胎之上，血海者冲脉也"。说明以子宫、胞胎、血海（冲脉）的解剖关系，作为确定病位的根据；"冲脉太寒而血即亏，冲脉太热而血即沸，血崩之为病，正冲脉之太热也"，指出其血崩的直接原因为冲脉（血海）太热。随之又对"既由冲脉之热，则应常崩而无有止时，何以行人道而始来"进行了深入地剖析：指出未入房时君相二火不动，肝脾藏摄功能正常，冲脉虽独热而血不至外驰，及入房时人道之感使君相火动，血海泛滥，肝不能藏，脾不能摄，故而经水随交感而至。紧接着抓住"行人道而始来"这一特点进一步阐述其血崩的发生经过、各种相关因素及其作用与相互关系。通过多层次的分析全面揭示了血崩的本质，使论治具有可靠的依据。再如其论不孕症，详列 10 种之多，而每一种症型只要抓住一两个主证就能识别。如谓身瘦者为血虚、阴虚；胸满不思食者，为肾气不足；下部冰冷者为胞宫寒；胸满少食，多食则作呕者为脾胃虚寒；少腹之间自觉有紧迫之状急而不舒者为脾胃气弱；带脉拘急心怀狭隘易生嫉妒者为肝气郁结；体胖痰多者为湿盛；骨蒸潮热者为骨髓内热；腰酸背楚、胸满腹胀、倦怠嗜卧者为任督受困；小便艰涩，腹胀脚肿都为膀胱气化不利证候。如此复杂，寥寥数语即剖析清楚。判然而别，要言不烦，形成了傅氏辨证的一个重要特点。

## 二、治本为主，善用补法

急则治其标，缓则治其本，标本并重则标本同治。后世医家对此无不遵循，而傅氏则更立足于治本，重视人体正气，善用补法取效，特别善于调理脾、肾二脏。补后天培土生气，益先天滋肾固元。

**1. 病笃标急亦主治本**　临床血崩诸证出血为标，其出血对患者生命构成不同程度的威胁，按照"急则治其标"的原则应以止血为要，傅氏则不然，针对本病而治，只稍事止血，甚至"全不去止血"，在论治虚火炽盛动血所致的血崩昏暗时还批评了妄用止血的做法："世人一见血崩往往用止涩之品，虽亦能取效于一时，但不用补阴之药则虚火易于冲击，恐随止随发，以致经年累月不能痊愈者有之。"指出"止崩之药不可独用，必须于补阴之中行止崩之法"。所用方中仅用黑姜两钱引血归经以止血，而大剂量的是补血补气之品等。在论治血海太热血崩时又提出"倘不揣其本而齐其末，徒以发灰、白矾、黄连炭、五倍子等药末以外治其幽隐之处，则恐愈涩而愈流，终必至于败亡也。可不慎与!"

**2. 邪实亦主扶正**　"经水忽来忽断时痛时止"是行经之际，风寒乘袭使肝气不疏所致，纯属实证，通常治以疏散风寒。傅氏则认为"治风先治血，血和风自灭"。用加味四物汤补肝中之血为主，补以和之。方中四物以滋脾胃之阴血，加入柴胡、牡丹皮以通肝郁。白术、甘草和中，元胡止痛，以提高肝的本体及经脉的抗病与复康能力而收功。

**3. 善用补法重补气血**　傅氏以妇女经、孕、产、乳，累耗于血，继伤于气，进而脏腑受损，为冲任督带失调之故，认为治妇科病每重于补养而慎于攻伐。且傅氏之补贯于气血互求或于补气中顾血或于益血中护气，二者兼顾得宜。如治疗经水后期的温经摄血汤中用白术；治疗年老经水复行的安老汤中用人参、黄芪、白术；治疗经前大便下血的顺经两安汤中用人参、白术。其旨均在于益气以生血，"气足自能生血而摄血"。妇人经、带、胎、产各种病症无不与气血有关。傅氏常以常山、白术配伍治白带；经前泄水、肥胖不孕、少妇血崩等均以补益为主。对于郁证的治疗则另辟蹊径以益阴血为主，而疏肝理气药用量很轻。然傅氏又不全然用补，妙在善用补法，如温经摄血汤中加肉桂以祛寒，柴胡以解郁，是补中有散，散不耗气，补中有泻，泻不损阴，补而益之，温而收之，深得补法之妙。又如安老汤中同为补益肝脾之气，尤重大补肾水，水足可涵肝木，使肝气舒，肝舒则脾自得养，肝脾藏统之功恢复，血崩自收。可见其运用补法时审证求因，明辨脏腑各有侧重。

# 三、方重法度，药重炮制

《傅青主女科》中所用方剂多系傅氏自创组方，立法谨严，恰当用药，醇和平稳，配伍主次分明。仅以"调经"为例，共制15方。15方中用药最多11味，一般6～8味。白芍、当归、熟地、白术等药的使用频率最高。调肝以白芍为主养血和血，必予当归滋肾，首选熟地，健脾不少白术。虽然傅氏根据需要选用了疏泄行气清热及通利等药物，但无一峻品，而且都是在大队扶正药中少少参与之。完带汤、易黄汤、清肝止淋汤加减、当归补血汤、清海丸、两地汤、清经散、顺经汤、加减生化汤等方剂广泛流传。凡著妇科者莫不采用。

该书诸方主治病证明确药物用量，轻重悬殊突出主药，一方之中君臣药可重用至数两，而佐使药则轻到几分。如治白带的完带汤中白术、山药均为一两，而陈皮、荆芥穗、柴胡只用五六分；治郁结血崩的平肝开郁止血汤中白芍、白术、当归皆为一两，而柴胡仅用一钱；治胸满不思饮食不孕的并提汤中熟地、巴戟天、白术都用一两，而柴胡不过五分。制方用药变化之巧妙确是独具风格，再以"调经"15方为例，傅氏对15方中的几乎每一味药物都有或炒、或蒸、或浸、或洗、或碎等炮制要求，如白芍、元胡、香附、黄芩、菟丝子均以酒炒，川芎、当归均以酒洗酒制，能使这些药物借酒行药势通达表里而直达病所。并使元胡、香附、白芍、当归、川芎等药调和气血的作用得到增强。再如白术土炒，郁金醋炒，阿胶蛤粉炒或白面炒，荆芥穗、杜仲炒黑，以及炒山药捣白果酒蒸，熟地盐水浸，巴戟天和黄柏等经过这些特定的炮制，能使白术的健脾益气、山药的健脾益肾、熟地的滋肾养血、郁金的活血止痛作用变得更加突出，使荆芥穗专于引血归经，使杜仲之温缓和，使白果的有效成分易于溶出，使阿胶易于烊化，使巴戟天、黄柏随咸下行直入于肾，使黄柏的泻火之力加强。

# 四、总　　结

《傅青主女科》一书理法方药独树一帜，书中论病求因，善抓主证，重视脏腑经络辨证，师于古而不拘于古，言简意赅；标本缓急，立足治本；善用补法，多有创新；制方用药，法度谨严，不失古人准绳，纯和无一峻品，注重炮制，显效神速。自该书问世以来，广为流传，百经历练，深为广大医家推崇，其中理法方药特色，值得我们深入研究。

# 第三十五节　《傅青主女科》治疗带下病五方的学习心得

《傅青主女科》带下五方即完带汤、加减逍遥散、易黄汤、利火汤、清肝止淋汤，乃是治疗带下的经典方剂。完带汤主要适用于白带属于脾虚湿盛，肝郁不舒者；加减逍遥散主要适用于湿热下注，肝郁气滞者；易黄汤主要用于任脉虚湿热乘之而下注者；利火汤主要用于湿热火毒之邪郁阻下焦血分所致者；清肝止淋汤为治疗赤带的首选方剂。笔者今就书中带下五方的学习，谈谈个人的应用心得体会，与同道交流。

# 一、完　带　汤

**1. 方证分析**　完带汤是据"白带乃湿盛而火衰，肝郁而气弱，则脾土受伤，湿土之气下陷，是以脾精不守，不能化荣血以为经水，反变成白滑之物"的基本病机而立，故"大补脾胃之气，稍佐以疏肝之品，使风木不闭塞于地中，则地气自升腾于天上，脾气健而湿气消，自无白带之患矣"。从方剂的组成看，主药白术、山药用量均为一两，补益脾胃，阴阳兼顾，山药又可补肾而固带脉，二药皆炒用以增强健脾燥湿止带之力；辅药用量为二钱至五钱，人参补中益气，苍术燥湿健脾，白芍柔肝缓急，车前子利湿行水；佐以陈皮理气而疏导脾经之滞，柴胡升提肝木之气，黑芥穗收涩止带并引血归经，三药用量极小，为五分至六分；甘草调和诸药为使药，用量为一钱。全方"寓补于散之中，寄消于升之内"。君、臣、佐、使，配伍精到。所以已故著名中医学家、名老中医岳美中称赞说："傅氏用药，十分大胆，方剂组合，尤其巧妙。用药多者恒多，动辄以两，少者恒少，仅用几分。这种轻重悬殊合于一方的用药法，实是匠心独运。"

**2. 应用体会**　①准确把握本方的适应证。《傅青主女科》叙证从简，但病机明确，本方所治的白带属于脾虚湿盛、肝郁不舒者。其特征是带下色白，清稀如涕，绵绵不断，无臭味，精神疲倦，郁闷不舒，面色萎黄或㿠白，纳少便溏。书中没有说舌象、脉象，结合临床所见，多为舌质淡苔白腻，脉缓或弱。白带证属单纯寒湿内停，以及湿盛火衰等又当别论。②由于个体差异，禀赋不同，同是脾虚湿盛的白带，或从阳化热，或从阴寒化。所以，临证还要根据具体症候表现而随症加减。若腹痛较甚，带下清冷，属寒湿内盛，宜加艾叶、香附、干姜、吴茱萸等辛温之药；带下兼见黄色，黏稠有味，属湿从热化，宜加黄柏、土茯苓、败酱草等清热利湿药；腰部酸困疼痛，属肾亏任脉虚，宜加杜仲、续断、狗脊等补肾温养奇脉之药；带下日久不止，可加乌贼骨、桑螵蛸、生龙骨、生牡蛎等固涩收敛之药。③本方临床用于治疗慢性盆腔炎、慢性宫颈炎等病辨证属脾虚湿盛者效果明显。

## 二、加减逍遥散

**1. 方证分析**　本方即逍遥散减去当归、白术、薄荷、生姜四药，加陈皮、茵陈、炒栀子三味药而成。方中以白芍、茯苓为主药，均用五钱，主旨疏肝、渗湿。辅以柴胡一钱，助白芍疏肝之力；茵陈三钱，助茯苓渗湿之效；甘草用量五钱，泻火、缓急，助白芍缓腹痛、调和肝脾；佐用陈皮理气开郁，栀子宣泄郁火、清利湿中之热；甘草调和诸药，兼为使药。全方具有疏肝解郁、清热利湿的功效。本方所主之青带证属肝经湿热证，因肝属木，其色青，肝气郁滞失于条达则不能疏土制脾，而脾湿土之气反来侮之。肝郁化火，脾湿相侵，湿热互结，中焦升降失司，累及任、带二脉而发为青带。加减逍遥散疏肝解郁与清热利湿兼顾，故其疗效显著。

**2. 应用体会**　①本方临床用于急性与亚急性盆腔炎、慢性盆腔炎急性发作、急性输卵管炎、卵巢炎、盆腔腹膜炎等病证，证见带下色青，甚则如绿豆汁，稠黏不断，气味腥臭，少腹作痛，伴有口苦、咽干、目眩、胸胁不畅、小便短赤、尿道灼热涩痛、舌质红苔黄腻、脉弦滑者，效果明显。②应用本方时，如患者表证突出，寒热明显，可重用柴胡，并酌加荆芥、防风；高热、热毒重，可合用五味消毒饮；腹部有炎性包块形成，可加三棱、莪术、连翘、夏枯草等，小便短赤涩痛，可加竹叶、车前子、赤茯苓等；大便秘结，可加大黄、玄明粉等。

## 三、易　黄　汤

**1. 方证分析**　易黄汤重用山药、芡实，补任脉之虚，又健脾化湿，固涩止带为主药；辅以黄柏清热利湿，清下焦湿热、肾中之火；佐以车前子利水，以助清热除湿；白果可收涩止带，又能引诸药入于任脉之中为使药。全方具有健脾清热祛湿、补任脉、止带下的功效。本方所主之证，属于任脉虚而湿热乘之而下注。"湿者土之气，实水之侵；热者火之气，实木之生"，湿热合化，而成黄带。故治宜补任脉之虚，清肾火之炎，则湿去热清而黄带可除。

**2. 应用体会**　①本方临床常用于治疗慢性盆腔炎、宫颈糜烂、阴道炎、外阴瘙痒等病证，证见带下色黄如浓茶汁，气味腥臭，腰酸神疲，食少便溏，舌淡苔黄腻，脉濡滑。临床应用较多。所治病证亦多，故本方原方后注谓"此不独治黄带方也，凡有带病者，均可治之，而治带之黄者，功更奇也"。故本方亦可视作治带下证的通用方，只要辨证属脾虚湿热者，皆可应用。②已故著名中医学家，原上海中医学院首任院长程门雪论带下病谓："湿热宜通不宜止，苦坚燥湿及淡渗。"即指治疗湿热带下用药的大法，"苦寒以坚阴，如黄柏、黄连、黄芩等一类是也。湿秽宜燥湿，如苍术、白术、陈皮、厚朴之类是也。淡以渗湿热，如茯苓、泽泻、滑石、薏苡仁、猪茯苓等是也。温燥、苦坚、淡渗乃治湿热三大法"。言简意赅，具有指导临证的意义，应用易黄汤时，可作参考。如黄带黏稠，味腥臭者，可加炒栀子、茵陈、赤茯苓等以增强清利湿热之力；黄带而质清稀，味不重者，可加乌贼骨、生龙骨、生牡蛎等收敛固涩之药；腰部酸困明显者，可加菟丝子、续断、狗脊等补肾之品；口苦心烦，尿赤阴痒者，可加柴胡、黄芩、龙胆草、地肤子等清泻肝经湿热之药。

## 四、利　火　汤

**1. 方证分析**　利火汤中以石膏、知母清热泻火为主药，辅以黄连、栀子清泻三焦湿热；佐以王不留行、刘寄奴活血祛瘀利水，白术健脾除湿，车前子、茯苓利水渗湿；大黄荡涤热毒瘀滞，且可领诸药迅速救火之焚，则又有使药的意义。诸药配伍，全方共奏清热泻火、利湿化瘀之功。所治带下色黑，属火热之极，为湿热火毒之邪郁阻下焦血分所致，故书中谓"此胃火太旺，与命门、膀胱、三焦之火合而熬煎"。"是火结于下"，故其治以泻火为主，火热退而湿自除。

**2. 应用体会**　①本方临床可用于急性盆腔炎、盆腔脓肿、生殖器官感染等急性炎症病变，证见带下色黑，甚则如黑豆汁，其气腥臭，腹中刺痛，发热面赤，口渴饮冷，阴痒肿痛，小便短赤不利，大便秘结，舌红苔黄厚腻，脉滑数有力。②应用本方时，如患者热毒症状显著，高热不退，可加金银花、连翘、败酱草等以增强清热解毒之力；腹痛较剧，可加元胡、川楝子、乳香、没药等活血化瘀止痛之药；盆腔有脓肿形成，可加薏苡仁、冬瓜仁、桃仁、皂角刺等解毒排脓之品；热毒伤及气阴者，可加黄芪、太子参、生地等益气养阴之药。

# 五、清肝止淋汤

**1. 方证分析**　清肝止淋汤中主药为白芍、当归，皆重用至一两，白芍平肝益阴，当归补血以制火之炎；以生地、牡丹皮、黄柏凉血清热泻火为辅药；佐以阿胶滋阴养血并引血归经，黑豆、大枣益气养血补脾，黑豆又能活血利水解毒，牛膝引火下行；香附酒炒，疏肝调经为使药。诸药配伍，全方共奏滋阴平肝、补益脾气、清火止带之功。"此方之妙，妙在纯于治血，少加清火之味"，以治"妇人忧思伤脾，又加郁怒伤肝，于是肝经之郁火内炽，下克脾土，脾土不能运化，致湿热之气蕴于带脉之间，而肝不藏血亦渗于带脉之内，皆由脾气受伤运化无力，湿热之气随气下陷，同血俱下"之赤带。

**2. 应用体会**　①本方临床用于宫颈糜烂接触性出血、经间期出血等妇科病症，证见带下色赤，似血非血，或白带中带血丝，淋漓不断，伴有口苦咽干，心烦易怒，身有低热，手足心发热，纳呆便溏，舌质红苔少，脉弦细而数，效果甚佳，治愈病例较多。②应用本方时，如患者带下色赤如血，量多者，可加黑荆芥穗、生地榆等引血归经而止赤带；接触性出血，白带中常有血丝者，可加山药、黄柏（加至三钱）、茯苓、黑荆芥穗等补脾肾，泻阴火，止赤带；低热、手足心热者，可加知母（盐水浸）、地骨皮、炒栀子等以滋阴清热除烦；心烦、睡眠不安者，可加炒酸枣仁、茯神、远志等以安神养心。

带下为妇科常见病、多发病，《傅青主女科》把它列于首篇，足见重视程度。因带下初起尚无大的妨碍，往往为医者所忽，患者所隐，而成为隐患，必须重视。《傅青主女科》关于带下病的论述简明扼要，提纲挈领。论病因病机谓"夫带下俱是湿症，而以带名者，因带脉不能约束"，究其病因，责之"脾气之虚，肝气之郁，湿气之侵，热气之逼"。辨证论治以五色分类为据，便于临证掌握。从临床实践看，带下病以白带与黄带最为多见，带下病多见于现代医学的妇科生殖器官炎症性疾患，如盆腔炎、子宫内膜炎、附件炎、宫颈炎、阴道炎等，以及子宫肌瘤、妇科恶性肿瘤。所以，临床首先要注意从诊断方面加以鉴别，明确诊断，避免因误诊误治而延误病情。其次，对于带下病，除分辨五色外，还要结合问诊、闻诊、切诊所得，四诊合参，《傅青主女科》书中重在辨症状，很少论及舌象、脉象，这在临证中是要加以注意的。再者，带下病在辨五色的基础上，还应进一步辨其虚实寒热。以白带为例，如单纯脾虚湿盛，虚中夹实，治当燥脾渗湿，可用五味异功散加扁豆、薏苡仁、山药之类；如伴见少腹胀痛，体质壮实，脉见沉迟，病属初起，证为寒湿内停之实证，治当苦温辛燥逐其寒湿，宜通不宜补，可用《医宗金鉴》吴茱萸汤加减；如白带时下，寒湿困脾伤阳，脾虚气弱，阳陷入阴者，又宜升阳举陷，可用东垣升阳益胃汤治之；如寒湿甚而命门火衰，宜用桂附类壮其火，《金匮要略》

肾气丸最为对证；如带下日久，任脉空虚，肾失封藏，摄纳无权者，又当治用封藏固涩之法，方如水陆二仙丹、茯菟丸之类；而脾虚湿盛，肝郁不舒的白带，以完带汤最宜。所以，程门雪先生讲："治带下大法，第一分虚实，实者有余之证，虚者不足之形，可于脉象形色，问病经过辨之也。虚实既得，再分虚寒、虚热、实热、实寒，方可按证施治也。"此外，《傅青主女科》带下五方，目前临床应用渐广，已不限于治疗带下，只要病机相同，即可以考虑异病同治。这是古方新用、名方广用的思路，值得探索，其要点在"谨守病机，各司其属"。总而言之，《傅青主女科》自刊行以来，广为流传，历久不衰，为临床医生所熟知，可谓脍炙人口。其中所载方剂以其实用有效而著称。许多名医大家都给以极高的评价。岳美中先生曾说过："读傅氏书，须知最大创造发明处就在他的方剂。这是他几十年研究医学，经过实践总结出来的经验，万勿忽略。"我们一定要珍视这些宝贵的经验，真正学习好、应用好，进一步深入研究、发扬光大，为防治疾病、造福人民服务。

## 第三十六节 《傅青主女科》血崩论治特色探析

清代名医傅山精于医学医术，其代表作《傅青主女科》（以下称《女科》），分为上、下两卷，列带下、血崩、调经、种子、难产、产后等十门。该书立论见解独特，制方不失古人准绳。用药纯和无一峻品，辨证详明，一目了然，是一本比较切合妇科临床的专著。尤其对血崩的论述更为透彻，至今仍有重要的临床价值。笔者试就其论治血崩的特色作一浅析。

### 一、房事不节，病由中生

妇科疾患乃生殖系统之病变，自然与性生活相关。傅山之伦理观反对封建礼教，追求人性解放，主张人欲自然合理。对经、带、产、乳之病，傅氏认为与不恰当的性生活有一定的关系。此思想充分体现在《女科》血崩一门中。如论年老血崩："妇人有年老血崩者，人以为老妇之虚耳，谁知是不慎房帏之故乎! 夫妇人至五十岁之外，天癸匮乏，原宜闭关守寨，不宜出阵战争。……倘兴酣浪战，亦如少年之好合，鲜不血室大开，崩决而坠矣。"傅氏认识到此症乃阴精亏虚，房事不慎而致崩决，治疗宜滋肾阴而兼敛血，"方用加减当归补血汤"。此方虽有奇效，然必须断欲长期滋补，方能根治，故傅氏强调，"必须断欲始除根。若再犯色欲，未有不重病者也"。又如"少妇血崩"条中："有少妇甫娠三月，即便血崩而胎亦随堕，人以为挫闪受伤而致，谁知是行房不慎之过哉。夫少妇行房，亦事之常耳，何便血崩? 盖因元气衰弱，事难两顾，一经行房泄精，则妊娠无所依养，遂致崩而且堕。"可见傅氏认识到少妇血崩堕胎，乃因元气虚弱，行房不慎所致。"治法自当以补气为主，而少佐以补血之品，方用固气汤。"后批曰："妊娠宜避房事，不避者纵幸不至崩，往往堕胎，即不堕胎，生子亦难养。慎之! 戒之!"傅氏重视妊娠保健由此可窥见一斑。再如，论妇人交感血出。傅氏谓："妇人有一交合则流血不止者……此等之病，成于经水正来之时交合，精冲血管也。……倘经水正旺，彼欲涌出而精射之，则欲出之血反退而缩入，既不能受精而成胎，势必至集精而化血。交感之际，淫气触动其旧日之精，则两相感召，旧精欲出而血亦随之而出。"治宜通其胞胎之气，夙精外出，更益之补气补精之药，方用引精止血汤。精气旺而管通，夙精引出则愈矣。又嘱"服此药必须慎房帏三月"。故经期不善于调摄，是招致外邪，产生疾病的重要原因。综上，《女科》在辨证说理方面，多用孟子笔法，先从反面提出问题，使之与正面相对立，然后从正反两方面对脏腑气血、寒热虚实畅辨之，使读者在病因、病理上能有明确的认识，其阐扬《内经》奥旨，深入浅出，辨证明确，庶可得心应手。更值得一提的是，傅氏劝慰血崩症患者宜绝欲避房，无欲无求，不妄作劳，则可形与神俱，病无从生，否则病必复作，久则成劳。以上论述，既完善了崩漏的辨证内容，又强调了房事有节的重要意义。

## 二、求因为主，止血为辅

傅氏认为，血崩的调治，止血相对容易，关键在于辨证求因，从因而治。傅氏治病重视治本，他认为，"本固而标自立矣……不揣其本，而齐其末，山未见有能济者也"。综观血崩诸病的立法，皆为针对病因而立，且在继承和完善前人理论经验的基础上，提出了新的见解。如傅氏治疗妇女忧郁而血崩，"人皆以火治之，时而效，时而不效，其故何也?是不识为肝气之郁结也"。肝主藏血，主疏泄，喜条达，恶抑郁，其体为血，其用为气，而妇人血气为患尤甚。"肝之性急，气结则其急更甚，更急则血不能藏，故崩不免也"。傅氏治之宜平肝开郁而兼止血，方用平肝开郁止血汤。"若徒开其郁，而不知平肝，则肝气大开，肝火更炽，而血亦不能止矣"。又如"闪跌血崩"条中，"妇人有升高坠落，或闪挫受伤，以致恶血下流，有如血崩之状者，若以崩治，非徒无益而又害之也"。傅氏一针见血指出世人一见血崩，往往用止涩之品，虽然能取一时之效，但会随止随发，不能痊愈。此病"乃是瘀血作祟，并非血崩可比。……治法须行血以去瘀，活血以止疼，则血自止而愈矣。方用逐瘀止血汤"。逐瘀如扫，止血如神也。如若不解其瘀而用止涩之品，则瘀血内攻，疼无时止，反导致新血不生，旧血不去，血不止也。此类血崩如不辨证因，单纯固涩，往往得不到预期效果，甚至崩愈甚，漏愈久，缠绵不愈。由此可见傅氏立法之妙。再者傅氏提出妇人交感血崩，是因为子宫、血海有热，交感之时，君相二火齐动而致，治疗宜针对病因，滋阴降火，以清血海而和子宫，方用清海丸。

傅氏认为治疗血崩还须分辨年龄的老少，重视脾胃的强弱。不同年龄阶段的妇女，治疗侧重点亦有不同。如治疗妇女年老血崩，傅氏考虑到妇人阴精既亏，当归补血汤补精之味太少，故嘱服四剂后，再增加白术、熟地等，尽除崩漏之根也。治疗少妇妊娠血崩，其本为元气虚弱，而致外邪侵袭，应以补脾胃为主，方用固气汤，大补脾胃，以振元气。傅氏的理论，大大丰富了崩漏的治疗经验，对后世研究崩漏亦具有重要的意义。

## 三、组方精要，燮理阴阳

《女科》全书共立85方，约86味药，方中药味精，药量集中，配伍明确，在血崩篇尤为明显。用药十分大胆。方剂组合尤其巧妙。如固本止崩汤方中人参、黄芪、白术甘温益气振奋脾阳，生血摄血；以味苦辛热之黑姜补火生阳，阳回则气固，姜炭为治寒崩之要药，姜炒炭后去其辛味，加上炒黑有止血涩血之功；以甘微温之熟地纯静救阴；以甘温之当归行血补血。因为"单补气则血又不易生，单补血而不补火，则血又必凝滞，而不能随气而速生"。故药，虽6味，却融益气、补火、救阴、化瘀诸法为一方，共奏甘温助阳、固本止崩之功。由于证药贴切，历验不衰，故流传至今，广为应用。傅氏以肝郁为其论治特色，血崩篇中亦有体现。妇女郁结血崩治以平肝开郁止血汤，方用白芍一两、白术一两、当归一两、丹皮三钱、三七根三钱、生地三钱、芥穗二钱、柴胡一钱，共八味。本方治在肝脾，因肝藏血而主疏泄，脾统血而司运化，肝脾郁结则土木失调，故以白芍、柴胡苦酸以疏肝；白术、甘草甘温以和脾；当归、生地养血；丹皮、荆芥清散郁热、凉血止血；用三七根者，于补血之中以行止血之法。诸药合用，郁热得解，而血崩可止也。可见傅氏立方，在精通药性及辨证准确的基础上，极尽药量之变化，君臣佐使、轻重缓急、升降浮沉，随病而施。

# 四、选药有法，机杼自出

**1. 善用当归，亦可止崩** 不少医家认为治崩漏出血不宜用当归，反使出血更多。张山雷在《沈氏女科辑要笺正》中云：“当归一药，富有脂液，气味俱厚……其气最雄，走而不守，苟其阴不涵阳而为失血，则辛温助阳，实为大禁。”傅氏对此观点颇有异议，其治疗崩漏，不论是需要四物化裁者，或适于补中加减者，或应投脾以及当归补血者，其中当归一向照用，而并不影响疗效。血崩篇7方，有5方运用当归，用量最重至一两，最轻为三钱。可见当归在傅氏止崩方中占有相当重要的位置，临证于养阴止血及凉血止血方中常用。尤其是傅青主治老年妇女血崩之当归补血汤，用生黄芪、当归各一两，桑叶十四片，三七粉三钱，历用甚效。方中当归养血温通，借以避免瘀滞，并可制约寒凉药性。瘀血所致血崩，傅氏用当归尾，以增强其活血化瘀作用；郁结所致血崩，傅氏用当归一两，于补血之中行止血之法，自然郁结散而血崩止也。用药之精练，体会之深刻，对后学者确有启发。

**2. 善用贯众炭，凉血止血** 炭剂是治疗崩漏之常用品。傅氏治疗崩漏，用药味简力专，尤善用贯众炭。据现代药理学研究，贯众有收缩子宫的作用，适宜于多种出血，是一味良好的止血之品。《本草纲目》云：“治下血崩中。”其收敛中兼有疏导之力，止血而不留瘀。张山雷《本草正义》亦云：“苦寒沉降之质，故主邪热而能止血，并治血痢下血，甚有捷效。”贯众炒炭可以增强止血化瘀的作用。全篇7方中，用贯众炭者有3首，约占二分之一强，剂量均用三钱。炭药用之不慎，不但不能止血，更有恶化之虞。傅氏认为一定之病有一定不移之剂量，量变则方变法亦变，治病亦变。这种轻重合于诸方的用药法，实是匠心独运。

# 五、结　　语

综上所述，《傅青主女科》关于血崩的辨治方法多有创见，诚如祁尔诚序《傅青主女科》云“谈症不落古人窠臼”：论治强调求因为主，止血为辅，重在辨证求因，从因而治，极大地丰富了崩漏的治法；遣方用药遵古而不泥古，通常更能达变，药味少而用量精当，力专效宏；配伍则刚柔相济，消补兼施，选药平和，慎辛燥。这些可贵经验，对于充实和发展崩漏学说，提高临床辨证论治水平，具有重要意义。

## 第三十七节　蜂花合剂治疗人工流产后阴道出血验案举隅

张某，女，35岁，2013年5月27日初诊。

人工流产术后20天，阴道仍留少量褐色血。患者平素月经规则，末次月经为2013年3月16日，停经40天自测尿早早孕阳性，曾在我院行妇科B超检查，提示宫内早孕（子宫74mm×46mm×65mm，宫内妊囊19mm×12mm×16mm），停经51天在我院行人工流产术，现术后20天，阴道仍持续少量出血，色褐，无发热、腹痛等，纳可，寐安，二便自调。舌淡暗，苔薄白，脉缓。既往体健，否认过敏史。月经史：13 5/30天，量中，色暗红，无痛经。

查尿妊娠试验弱阳性。血β-HCG 48.36mol/L。在我院行妇科 B 超检查，提示内膜厚 8.3mm，回声欠均匀。今日就诊我院，要求中医调理。

中医诊断：产后恶露不绝；西医诊断：人工流产术后。

证属：气滞血瘀型。

治则：活血化瘀止血。

方药：蜂花合剂。

蜂房 6g，花蕊石 15g，当归 10g，川芎 6g，泽兰 10g，山楂炭 10g，紫草 10g，蒲黄 9g，车前子 12g。5 剂。

2013 年 6 月 1 日二诊：服用蜂花合剂 5 剂后，患者阴道出血已止，但时感头晕乏力，纳可，寐安，二便自调。舌淡暗，苔薄白，脉缓。继予调经四物汤 5 剂，以养血活血调经，上述诸症明显改善。

2013 年 6 月 14 日三诊：此次月经为 2013 年 6 月 7 日，经量如常，色暗红，5 天净，余无明显不适。复查血β-HCG 3.09 mol/L。

**按语**：蜂花合剂是谢德聪教授临床用于药物流产、人工流产后及产后恶露不绝等常用经验方，疗效特别显著。方中蜂房、花蕊石为君药，蜂房性平、味甘，具有消肿解毒之功效；花蕊石性平、味酸涩，《本草纲目》谓"治一切失血，伤损内漏"，功专止血，具有化瘀止血、收敛固涩之功效。蒲黄性凉、味辛甘，凉血活血止血。当归、川芎补血活血，祛瘀生新，川芎又为血中气药，又能行气活血；当归补血和血，取意"若欲通之，必先充之"。气为血之帅，失血易伤气，二药合用益气养血，补虚生新。泽兰活血化瘀；山楂炭活血散瘀，止血止痛，《本草纲目》谓其可消化积滞，止上下诸血，为妇人崩中、带下、胎前、产后之良药；紫草能清热解毒，凉血活血杀胚；车前子利水渗湿，滑利下胎。谢老认为本方补血与活血，活血与止血，行气与活血，祛瘀与止痛，动与静相结合，配伍极为巧妙。临床实践观察本方不但具有促进产后子宫恢复、减少子宫收缩引起腹部疼痛的作用，还有促使残留胚胎组织排出的作用，大大缩短了阴道出血时间。

# 第六章 病案举隅

## 第一节 月 经 病

## 一、月 经 先 期

案 1

沈某，女，42岁，已婚，农民。2015年6月3日初诊。

主诉：月经先期，一月二潮，历时半年余。

现病史：近6~7个月来，月经周期多提前7~10天，近2个月都提前到15天，一月二潮，经量偏少，色红质稠，经行4~5天净。末次月经2015年5月25日来潮，6月1日净，经量极少，色红质稠，经行5天净，平时常感头晕眼花，腰膝酸软，心烦易怒，夜寐难眠，心悸不安，口干咽燥，面色潮红，五心烦热，舌红少苔，脉细数。

诊断：月经先期。

证属：阴虚血热。

治法：滋阴清热，凉血止血。

方药：虚热先期饮加黑稆豆、赤白芍（各）、牡丹皮。

麦冬10g，生地24g，旱莲草24g，女贞子24g，黑稆豆15g，赤白芍（各）10g，牡丹皮10g，龟板甲（先煎）24g，白薇10g，地骨皮10g。取5剂，每日1剂，水煎服。

6月23日二诊告知，服上药后，诸症好转，又自取15剂服之，睡眠转正常，余症均明显好转，月经未潮，小腹闷痛。舌红苔薄，脉细。现阴血渐复，虚热得清，治续按上方去白薇、地骨皮，加制香附10g、益母草24g、怀牛膝12g，佐以理气活血调经，取5剂，每日1剂，水煎服。

7月3日三诊告知，服上药3剂时（6月25日）月经来潮，经量较前增多，续将药服完，经行6天净。现只感轻微头晕、腰酸不舒，余症消失，舌淡红，苔薄白，脉细。治续滋补肝肾，以充冲任，药续按初诊方加减，药以旱莲草24g，女贞子24g，黑稆豆15g，赤白芍（各）10g，山萸肉10g，生地24g，牡丹皮10g，光泽泻10g，白茯苓12g，怀山药15g，龟板甲（先煎）24g。取10剂，每日1剂，水煎服。

8月10日因感冒来诊告知，服上药后，月经已正常准时来潮，经量亦多，色红质中，经行5天净。

**按语**：谢德聪教授认为本案例为肝肾阴虚，内热偏盛，热入血分，下迫冲任，而致冲任不调，热盛则经行先期，阴血虚则经量偏少。治疗阴虚血热之月经先期贵在滋阴清热，凉血止血，调理冲任。滋阴乃是滋补其阴血，清热乃是泻其有余之虚热。阴虚当补，阴血足则经血量自增。虚热当清，热去血凉，虚热退则先期自愈。冲任充盛，阴阳平衡，则经水自调。

**案** 2

曾某，女，14 岁，学生，未婚。2016 年 4 月 27 日初诊。

主诉：月经先期，经血量多，历时 1 年余。

现病史：12 岁月经初潮，一年来月经周期均紊乱，一月二潮，量多色暗红，夹有血块，末次月经为 2016 年 4 月 18 日，至今未净。平时心烦易怒，口苦咽干，夜难入寐，大便干结，小便短赤。舌红带刺苔薄，脉弦细。

诊断：月经先期，经期延长。

治法：清热凉血，活血止血，和血调经。

方药：实热先期饮加白芍、干藕节、光泽泻。

牡丹皮 9g，生栀子 15g，生地 24g，赤白芍（各）9g，枯黄芩 9g，旱莲草 24g，生地榆 15g，茜草根 9g，干藕节 15g，光泽泻 9g。

**按语**：此证属肝经血热，冲脉失控，而致经行先期，经量增多，离经之血易聚成瘀，新血难归，故而经血断断续续，淋漓不净。又肝藏血与胆相表里共主魂魄，肝血热不但会使月经失控，还会使人心烦易怒。心主血主神，血热则心神不宁，夜寐难眠。热易耗伤阴血，则口干咽燥，便秘溲赤。实热先期饮具有清热凉血、活血止血、和血调经的作用。它为治疗血热月经妄行的主方，除了具有清热凉血的作用之外，牡丹皮、生栀子、枯黄芩、赤芍、光泽泻，还能清泻肝经血分之热。而旱莲草、生地榆、茜草根又能协同牡丹皮、生地、干藕节、赤芍药而达到凉血止血作用，使月经周期、血量及行经日数恢复正常。而牡丹皮、赤芍药、茜草根又能活血化瘀，既能达到控制血量使月经恢复正常，又有不留瘀之功。又因血热必耗阴血，生地、旱莲草、生白芍不但能清热凉血止血，又能滋养阴血。药仅 11 味，由于配伍得当，故能面面照顾，其全方含义又不离开清热凉血范围。嘱禁食辛燥之物，取药 5 剂，每日 1 剂，水煎服。

2016 年 5 月 10 日二诊告知，服上药 5 剂后，经血即止，又照上方自取 5 剂服之，未再出血，余症亦均见明显好转。细察其舌偏红苔薄，脉细弦。治续守上法以清热凉血、活血止血、和血调经为主，按上方去茜草根、枯黄芩、生地榆，加真阿胶 10g、菟丝子 10g，方药如下：

牡丹皮 9g，生栀子 15g，光泽泻 9g，干藕节 15g，赤白芍（各）9g，生地 24g，旱莲草 24g，真阿胶 10g，菟丝子 10g。

本方有增强滋补肝肾、固摄冲任的作用，可以调节月经周期，控制血量，促使月经恢复正常。嘱其续取药 7 剂，每日 1 剂，水煎服。

2016 年 6 月 10 日三诊告知，月经于 2016 年 5 月 20 日来潮，量中色红，经行 5 天净。余症已愈，二便正常。舌红苔薄，脉细。嘱其续守上方，取药 7 剂，隔日 1 剂，水煎服，以巩固疗效。时隔 5 个月之后，随访获知，其月经已正常来潮。

**案** 3

林某，女，34 岁，已婚。2016 年 12 月 16 日初诊。

主诉：月经先期 2 年余。患者结婚 2 年多，婚前月经正常，婚后月经常提前 5～7 天来潮，经量较以前增多一倍，经色暗红、有血块。胸闷胁痛、心烦口苦、恶心呕吐、纳差便结、头晕腰酸、心悸寐差，诸证经前尤著。末次月经为 2016 年 11 月 25 日。舌质淡红，苔薄黄，脉弦细。

诊断：月经先期。

证属：肝郁血热。

治法：疏肝清热，凉血化瘀，佐以养阴。

方药：丹栀逍遥散加减（《内科摘要》）。

毛柴胡 6g，牡丹皮 6g，黑栀 9g，赤白芍（各）9g，川楝子 9g，元胡 9g，泽兰 9g，女贞子 12g，旱莲草 12g，当归 6g，5 剂。

2016 年 12 月 24 日二诊：患者诉月经于 12 月 18 日来潮，量中等，持续 6 天净，经前小腹痛减轻，他证亦减。原方去泽兰、赤芍，3 剂后诸症续减。

2016 年 12 月 27 日三诊：因寐差，便结，加枣仁、菟丝子、枳壳、瓜蒌，服 3 剂。

**按语：**谢德聪教授认为肝藏血，司血海，主疏泄。怒动肝火，或气郁化热，迫入血海，轻则可致月经先期、月经过多，或二者并见；甚则可致崩中漏下。热不去，血难安，血去阴伤，反增内热，郁热久羁，亦必伤阴。又肝肾同居下焦，为母子之缘，肝热阴伤，必及于肾。治宜疏肝气、清肝火、养肝肾。但临证之时，又须分清"郁"与"热"之孰轻孰重。以热为著，治疗必须着重清热凉血止血，而不用柴胡之辈疏肝理气。以其辛燥易竭肝阴，若于经前治疗则在所必用，以其疏肝解郁，郁行热解，治病求本，经前有胸闷胁痛之气郁症状、经期还伴小腹胀痛、经色黑而有块之气滞血瘀之象，非取柴胡、川楝子、泽兰不可。牡丹皮、黑栀、赤芍清肝凉血，宁静血海，又以女贞子、旱莲草、白芍、当归滋水养肝，异病同治。

### 案 4

张某，女，18 岁，未婚。2017 年 2 月 2 日初诊。

主诉：月经一月二行半年。患者诉月经初潮 2 年余，始见月经先后无定期，量中，色暗红，偶夹血块。1 年后则多提前 8～11 天一行，近半年一月二行，现经行第二天，经量多，色深红，质黏稠，夹血块，伴口干，神疲乏力，大便干结。舌质红，苔薄黄，脉细滑。

诊断：月经先期。

治法：清热凉血调经。

方药：实热先期饮加减。

旱莲草 12g，党参 12g，生地 10g，阿胶 6g，赤白芍（各）10g，牡丹皮 9g，茜草根 9g，黄芩 9g，栀子 6g，5 剂。

二诊：服药后经血已净，仍神疲乏力，口干。舌质红，苔薄黄。以上方加减，7 剂，后未再来诊。

**按语：**谢老认为患者为素体阳盛，或过食辛辣刺激之品，血海蕴热，血热经血妄行，故见月经先期，邪热煎熬，故经血色暗红，偶夹血块。口干，大便干结，舌质红，苔薄黄均为血热之征。故用实热先期饮以清热凉血调经。方中加入党参既可健脾益气以摄血，又可资气血生化之源。生地、白芍益气养阴，牡丹皮、赤芍清热化瘀，全方用药标本兼顾。

### 案 5

罗某，女，37 岁，已婚。2017 年 9 月 20 日初诊。

近半年来月经不调，经来提前 5～8 天。患者 16 岁月经初潮，周期为 27～30 天，量中，色正常，经行无腹痛，持续 5～6 天净。近半年来月经周期为 18～23 天，经来第 1～2 天量多，以后量少淋漓，可持续 8～12 天净，血色红，有块，块色紫黑，伴有少腹胀痛，头晕目眩，心烦易怒，纳少，睡眠欠佳。末次月经 2017 年 9 月 11 日来潮，至今未净。查体：形体消瘦，面色潮红，唇红，舌质红，苔薄黄，舌尖及根部无苔，脉弦细而数。

诊断：月经先期、经期延长。

证属：肝郁肾虚。

治法：补肾调肝。

方药：调经汤加味。

女贞子 20g，旱莲草 15g，生地 12g，山药 15g，侧柏炭 20g，白芍 10g，乌梅 9g，芥穗炭 15g，黄芩 9g，麦冬 15g，五味子 6g，甘草 10g。予上方 3 剂后，阴道出血已止，嘱患者继续用原方 2 个月后而痊愈。以后随访月经正常。

**按语：**谢老认为患者系心营肾水不足，木郁不达，郁而化热，疏泄于下而致月经超前，经来淋漓不尽，治以调经汤加味调整月经。清肝必补肾，水足火易清。方中重用女贞子、旱莲草、生地、山药、侧柏炭等以滋肾养阴、封藏肾精，白芍、乌梅等酸敛肝阴，黄芩苦寒清泻肝火，针对肝郁，疏泄不畅，少佐以芥穗炭等以升发肝阳发散郁火，方中虽不止血而血自止，火清水足则肝自疏，病自愈。

# 二、月 经 后 期

案 1

郑某，女，28 岁，已婚，农民。2015 年 5 月 14 日初诊。

主诉：月经后期、经行量少半年余。

现病史：近半年多来月经周期多推迟 10～15 天，经量极少，经色多为淡红或暗红，质稠时夹有血块，经行 2～3 天即净，近 2～3 个月来月经点滴，当天即净，经净后小腹隐痛，且见头晕眼花，腰膝酸软。末次月经 2015 年 4 月 2 日，现逾期 12 天，尚未来潮。舌质红，苔少，脉弦细。

诊断：月经后期、月经过少。

证属：肝肾阴血不足。

治法：滋养肝肾，和血调经。

方药：滋阴养血汤加减。

女贞子 15g，黑穞豆 15g，枸杞子 10g，全当归 10g，何首乌 10g，赤白芍（各）10g，酒川芎 10g，益母草 24g，泽兰叶 10g，怀牛膝 10g。

方中女贞子、黑穞豆、枸杞子、怀牛膝滋养肾阴；白芍、全当归、何首乌、酒川芎补血养肝，肝肾阴血充足，冲任二脉旺盛，月经自调；赤芍、全当归、酒川芎又能活血和血，合益母草、怀牛膝能增强活血和血调经的作用，且怀牛膝既能滋养肝肾，又能引血下行，疗效益彰。故诸药合用，具有滋养肾阴、补血养肝、活血调经、促使月经恢复正常的作用。取药 5 剂，每日 1 剂，水煎服。

5 月 20 日二诊告知，药后诸症得减，但小腹闷胀痛，经水未潮，舌脉同前。治续按原方加制香附 12g，泽兰叶 9g，取药 5 剂，每日 1 剂，水煎服。

6 月 10 日三诊喜告，服药第 3 剂后经水就来潮，色红量多，经行 5 天净。头晕腰酸已明显好转，舌淡红苔薄，脉细。治续滋补肝肾阴血，以充冲任。方续按原方去制香附、酒川芎、益母草、泽兰叶、赤芍，加旱莲草 24g、熟地 24g、山萸肉 10g、菟丝子 10g，助全当归、生炒芍、生地、女贞子、黑穞豆，滋补肝肾阴血，以充冲任；白茯苓、怀山药，健脾益肾，以资阴血生化之源，肝肾阴血充足，生化之源旺盛，冲任通调，经水自正常。

全当归 9g，生炒芍（各）9g，生熟地（各）24g，女贞子 24g，旱莲草 24g，黑穞豆 15g，白茯苓 15g，怀山药 15g，山萸肉 10g，菟丝子 10g，怀牛膝 10g。

服上方 5 剂后，随访自告月经正常，诸症已愈。

**案 2**

王某，女，27 岁，已婚（结婚 1 年、尚未生育），职员。2015 年 7 月 12 日初诊。

主诉：经闭 4 个月未潮。

现病史：患者平素月经规则，月经末期为 2015 年 3 月 12 日，至今 4 个月未潮。平时头晕眼花，神疲乏力，心悸怔忡，夜寐多梦，食欲不振，面色萎黄，腰膝酸软，大便稀溏。舌淡嫩苔薄，脉细弱。

诊断：月经后期。

证属：血虚气弱，经闭不行。

治法：补血益气，调理冲任。

方药：补血调经汤加减。

全当归 9g，炒白芍 9g，熟地 15g，川芎 6g，炙黄芪 30g，炒白术 12g，党参 15g，炙甘草 5g，制陈皮 6g，远志肉 9g，五味子 4.5g，鸡血藤 30g，益母草 15g，怀牛膝 9g。5 剂，每日 1 剂，水煎服。

方中用全当归、炒白芍、熟地以补血养肝，重用炙黄芪、党参、炒白术、炙甘草健脾益气以资源生血。气血足则冲任得充，月事自调；加鸡血藤、怀牛膝、益母草、川芎以和血调经，效果益彰；中气旺则营血充，心神得以养则神安，而佐加远志肉、五味子以宁心敛神，缓解标症；制陈皮能健胃理气，防熟地之腻性碍脾健运。诸药合用，具有补血益气、调理冲任、宁心安神、促进月经恢复正常的作用。

二诊告知，患者进药 5 剂后，7 月 18 日经来量中，色红夹少许血块，经行 6 天净，余症均有好转，治续按上方去鸡血藤、益母草、怀牛膝，加麦谷芽（各）30g 以助生化之源，续服 15 剂，并嘱其 8 月 12 日复诊。

三诊喜告，食欲大增，精神愉快，诸症消失，但现经期迫届，恐经不潮。详察其舌淡红苔薄，脉细。治再以补血益气，和血调经之法，按初诊原方去远志肉、五味子，加制香附 9g、郁金 6g，续取 5 剂，每日 1 剂，水煎服。

四诊告知，月经于 10 月 18 日准时来潮，量中色红，无夹血块，经行 5 天净。详察其舌淡红，苔薄白，脉细。治再予以补血益气为主，调理冲任，促其排卵。续按三诊方去益母草、怀牛膝，加紫河车 10g（研末装胶囊分服）、鹿茸粉 5g（分冲服）、菟丝子 15g，每月取 15 剂，经后 3 天服，每日 1 剂，水煎服二次。

五诊告知，近 3 个月，月经均正常，末次月经为 2016 年 1 月 20 日，现已逾期 15 天，神疲乏力，食欲不振，头晕腰酸。详察其舌淡红，苔薄，脉细带滑。尿妊娠试验阳性。诊断：早孕。法乃以补血益气，益肾固冲安胎，以善其后。

**案 3**

黄某，女，27 岁，已婚。2016 年 9 月 17 日初诊。

主诉：月经后期 10 年，结婚 2 年未孕。患者月经 17 岁初潮，周期一贯延后，常 40～90 天行经 1 次，量少，色淡红或暗红，伴小腹闷痛。平常时感头晕耳鸣、神倦乏力、腰酸、口干喜饮。舌淡红，苔薄白，脉细缓。患者结婚 2 年未孕，曾行西药人工周期治疗，现停药 4 个月，病情依然。末次月经为 2016 年 8 月 7 日。妇科检查未见异常。妇科彩超子宫、附件未见明显占位性病变。

诊断：月经后期、不孕症。

证属：肝肾不足。

治法：滋肾养血，调经助孕。

方药：四物汤加减（《太平惠民和剂局方》）。

熟地12g，当归9g，白芍10g，川芎6g，丹参9g，香附9g，菟丝子10g，续断10g，稆豆12g。

上药服4剂后，又守上方随证选加鸡血藤、女贞子、旱莲草、寄生、沙苑、泽泻等药。共服药11剂，于2016年10月12日月经来潮，量少，色淡红，持续4天净。但见腰酸耳鸣、口苦口干、带下色白或淡黄、舌苔薄黄，脉细弱。治疗已初见成效，守上方。10月22日（月经周期第10天），宫颈黏液见羊齿状结晶（+），前方再进3剂。10月25日复查宫颈黏液，羊齿状结晶（++），带下减少，脉由细转滑，再服上方4剂后停药，月经逾期未行。于11月22日查小便尿妊娠试验阳性，提示早孕。患者感腰酸口干。遂予益肾安胎药3剂善后。

**按语**：谢德聪教授认为肝肾为冲任之本，肝肾阴血不足则冲任脉虚少，不仅影响血海蓄溢，精血虚少，还可致不孕。本例患者月经异常始于初潮，期、量、色异常俱见，生育功能亦受影响，且初潮较迟。说明其肝肾阴血虚与先天不足、天癸不充密切相关。方用四物汤加稆豆补肝肾阴血，又合丹参、香附调血活血；以菟丝子、续断强腰益肾助冲任。肝肾得补，精血渐盈，任通冲盛，气血调和，经候如期，且经调之后即得身孕。在治疗过程中，宫颈黏液羊齿状结晶随药物的应用而增加，这再次提示了滋补肝肾药有促使卵泡发育、诱发排卵、调整卵巢功能的作用。肝肾阴血虚与气血两虚偏于血虚，都能影响血海的蓄溢，故其表现的月经证候大致相同。但肝肾阴血虚所致者，病在肝肾；气血俱虚偏血虚者，其病在脾。因此，它们所伴随的全身证候迥然有别，月经之色、质也不相同。再者，阴虚易生内热，气血两虚偏血虚者，往往有外寒的现象。同时其病情发展的趋向亦有差异。治法上阴血虚者宜滋补，血虚者宜温补。

**案4**

刘某，女，30岁，未婚。2018年2月15日初诊。

月经后期4个月余未行。月经末期为2017年10月10日，至今月经未来。平素伴经前乳房胀痛，纳可，寐安，二便自调。舌淡红，苔薄白，脉弦细。1个月前B超提示双侧卵巢多个小卵泡。

诊断：月经后期。

证属：肝肾不足。

治法：补肝肾，养精血，调冲任。

方药：贞精合剂加减。

女贞子10g，黄精15g，当归9g，川芎9g，枳壳9g，郁金9g，鸡血藤15g，牛膝15g，续断15g，白芍10g，阿胶9g，桃仁6g。每日1剂，水煎，分2次服，连服7剂。

2018年3月1日二诊：诉服药后月经来潮，量少，色淡红，无血块，无痛经，7天净，经前乳房胀痛明显减轻。守上方去桃仁、枳壳、生牛膝，共7剂。

**按语**：谢老认为月经的产生是脏腑、天癸、气血、冲任共同协调作用于胞宫的结果。任何一个环节发生功能失调都会导致血海不能按时满溢而出现月经后期，甚至闭经。月经后期的病机有虚有实。虚者补而通之，或补益肝肾，或调养气血；实者泻而通之，或活血化瘀，或理气行滞，或化痰调经。切不可不分虚实，滥用攻破通经之方药，如《景岳全书·妇人规》所云：

"欲其不枯，无如养营，欲以通之，无如充之。"治疗原则是根据辨证，虚者补之，实者泻之，寒者温之，痰者化之，滞者行之，疏通经脉以调经。肝肾不足，营血亏乏，冲任不充，血海不能按期满盈，则经行错后，经血量少，质稀色淡；舌淡，苔薄白，脉弦细为肝肾不足、血虚之象。故以补肝肾、养精血、调冲任为主，达到治疗效果。

**案 5**

洪某，女，25 岁，未婚。2014 年 12 月 29 日初诊。

主诉：月经后期 3 个月。

平素月经规则，近 3 个月来无明显诱因出现月经延后十余日不行。上个月月经延后 14 日未行，经服药于 11 月 15 日来潮，本月月经至今未行。现患者自觉神疲乏力，纳食不馨，形体消瘦，大便欠通，舌质偏红，苔薄白，脉细。

诊断：月经后期。

证属：血虚。

治法：养血调经。

方选：四物汤加减（《太平惠民和剂局方》）。

当归 9g，川芎 6g，白芍 9g，熟地 12g，乌贼骨 15g，土牛膝 9g，丹参 9g，香附 9g，3 剂。

2015 年 1 月 3 日二诊：诉上药服完，月经于昨日来潮，量中等，色红，有少许血块，无腹痛。予归脾丸 60g，每日早晚各服 10g。并嘱于 1 月 28 日再服前方 4 剂。嗣后随访，月经按期来潮。

**按语：**谢德聪教授认为血虚，血海不足，月经逾期不来，应根据"虚者补之"原则，治疗当以补血为主，血足经自来。但欲使经行，养血之中必佐以活血调经，以增强养血的功能。养血以四物汤为主，活血调经常以丹参、香附合当归、川芎补而行之。又以牛膝因势利导，引血下行。经行之后，再根据血虚原因进行调治。脾为气血生化之源，患者自觉神倦乏力、纳食不馨，可知血少乃生化乏源，故可以归脾丸、八珍汤健脾益气、补血生血。血虚月经后期，临床还可见到一些复杂的兼证，如本例之经色红，有少许血块，舌质亦偏红，此为血虚兼阴虚血滞。此外，血虚兼血热、血瘀亦为临床所常见，必须认真辨证。

# 三、月经先后不定期

**案 1**

江某，女，26 岁，教师，未婚。2016 年 2 月 18 日初诊。

主诉：月经先后无定期，经量时多时少，时历 1 年余。

现病史：近 1 年多来因情绪不舒，而出现月经先后无定期，时或提前 7～10 天，或一月二潮，或推迟半月方来潮，经量时多时少，行经日数时长时短，亦无法定数，经行不畅，经前小腹胀痛，经色多暗红，夹有血块，末次月经 2016 年 1 月 10 日，现又逾期 8 天，尚未来潮。平时胸胁胀闷不舒，时喜太息，乳房胀痛。舌淡红苔薄，脉弦。

诊断：月经先后不定期。

证属：肝郁气滞。

治法：疏肝理气，活血调经。

方药：疏肝调经汤加鸡血藤、泽兰叶、益母草、怀牛膝。

软柴胡 6g，广郁金 9g，制香附 9g，绿枳壳 9g，京丹参 12g，全当归 9g，赤白芍（各）9g，酒川芎 9g，鸡血藤 24g，泽兰叶 9g，益母草 24g，怀牛膝 9g，生甘草 4.5g。

**按语**：本证属肝郁气滞，气机不利，冲任失调，血海蓄溢失常导致月经先后无定期。方中软柴胡、广郁金、制香附、绿枳壳疏肝理气；京丹参、全当归、赤白芍（各）、酒川芎养血和血；鸡血藤、泽兰叶、益母草、怀牛膝活血化瘀，调畅经血；生甘草调和诸药。诸药合用，具有疏肝理气，养血和血，活血化瘀，调畅经血的作用。嘱其取 5 剂，每日 1 剂，水煎服。

2016 年 2 月 28 日复诊告知，服上药 3 剂后（2 月 21 日上午）月经即来，续将药服完，经来量多，色红夹少许血块，经行 5 天净。现神疲乏力，纳谷不香，余症亦均见好转，舌淡红，苔薄，脉弦细。治续疏肝理气、养血和血，佐以健脾助运。续用上方去酒川芎、鸡血藤、泽兰叶、益母草、怀牛膝，加入潞党参 15g、漂白术 9g、白茯苓 12g，麦谷芽（各）30g，健脾助运，以益生化之源。嘱其取 7 剂，每日 1 剂，水煎服。同时嘱其要注意调整情绪，多参加户外有氧活动。

2016 年 3 月 15 日三诊告知，服上药后，诸症消失，现月经迫届，舌淡红，苔薄，脉弦细。治续按初诊之法，嘱其续按初诊方，续取 5 剂，经前 5 天，每日 1 剂，水服。

时隔 1 年，因他病来诊告知，服上药后，月经已正常。

**案 2**

陈某，女，20 岁，未婚。2017 年 1 月 26 日初诊。

**主诉**：月经先后无定期 4 年余。患者诉 16 岁月经初潮后，月经先后无定期，有时几个月一行，有时十九日一行，量中，经色暗淡，质稀，夹血块，经行 7～12 天干净。辰下：月经 3 个月余未行，末次月经为 2016 年 10 月 20 日。形瘦，面色晦暗，舌淡红，苔薄白，脉细弱。

**诊断**：月经先后无定期。

**证属**：肝肾不足。

**治法**：补肾健脾调经。

**方药**：补肾调经汤加减。

党参 15g，白术 10g，茯苓 10g，当归 9g，白芍 9g，续断 15g，菟丝子 15g，丹参 9g，益母草 12g，香附 9g，鸡血藤 15g，牛膝 10g。3 剂。

**复诊**：诉服药后 5 天月经来潮，经量较多，色暗红，夹血块，经行 7 天净。续予中药治疗。

**按语**：谢老认为患者为素体脾胃虚弱，肾气不足，闭藏失职，冲任失调，血海蓄溢失常，故月经先后无定期。精亏不能化髓以生血，故经量少，色暗淡，质稀。面色晦暗，舌淡红，苔薄白，脉细弱为肾虚之征。故用补肾调经汤以调节冲任两脉，使经期恢复正常，全方具有补中调经之效。

# 四、经间期出血

曾某，女，28 岁，未婚。2018 年 1 月 25 日初诊。

**主诉**：经间期出血 5 年。14 岁初潮，月经周期 30 天，经期 7 天。末次月经为 2018 年 1 月 4 日，经间期出血，由来 5 年，略感疲惫。舌红，苔薄黄，边尖赤，脉细。

**诊断**：经间期出血。

**证属**：营阴不足。

**治法**：滋养肾阴，调理冲任。

方药：补肾调冲汤。

云茯苓 12g，生地 10g，川石斛 10g，炙龟甲 10g，麦冬 12g，女贞子 12g，淫羊藿 12g，旱莲草 12g，肉苁蓉 10g，赤白芍（各）10g。7 剂，水煎服，每日 1 剂。嘱经净后服。

二诊：末次月经为 2 月 4 日，中期将届，仍感疲惫，余无所苦，脉细，舌质红，再拟育肾调理。

云茯苓 12g，生熟地（各）10g，制香附 10g，炙龟甲 10g，鹿角霜 10g，女贞子 10g，旱莲草 12g，淫羊藿 12g，麦冬 12g，泽泻 10g，肉苁蓉 10g。7 剂，水煎服，每日 1 剂。

三诊：服 12 剂药后，中期未下红，经期将届，量偏少，腰微酸，疲惫乏力，脉略细，苔薄黄，边尖赤，拟调冲任。

炒潞党参 12g，制黄精 12g，炒当归 10g，生熟地（各）10g，白茯苓 12g，炒怀牛膝 10g，川芎 10g，白芍 10g，炒杜仲 10g，川续断 10g，制香附 10g，女贞子 10g。7 剂，水煎服，每日 1 剂。上法继续治疗 1 个月后，中期出血已除，基础体温上升略迟，经行疲惫，嘱继续调理。

**按语**：谢老认为妇女以血为本，月经以血为用，经血乃阴精所化，冲任所主，排卵期经血已净，血海空虚，冲任虚损，尔后经气渐积，血海渐充，因此在排卵期，正是由虚至盛、由阴转阳、阴阳交接之转折期，若本为阴血不足之体，则蕴结之阴不及阳，阳气内动，损伤阴络而出血；或因体虚血不足，久虚致瘀，瘀阻胞络，阳动瘀血，损伤胞络而出血。经间期血海的固藏本弱，受此扰动，影响固摄，或阴虚火旺迫血妄行，导致出血。治宜育肾、调理冲任。方中生地、川石斛、炙龟甲、麦冬、女贞子、旱莲草培补肾阴；淫羊藿、肉苁蓉温补肾阳，俾阳中求阴；赤白芍祛瘀通络，调理冲任；云茯苓健脾益气；全方共奏补肾调冲之功。

# 五、月经过少

### 案1

刘某，女，33 岁，已婚。2014 年 11 月 15 日初诊。

月经过少 1 年余。近 1 年多来月经过少，经量仅为原来的 1/3，经色暗红，夹有小血块，2～3 天净，伴经前乳房胀痛，胸闷烦躁，偏头痛，夜寐不安，口苦口干。形体较瘦，面色少华。末次月经为 2014 年 10 月 25 日。育 1-0-3-1。舌质淡红，舌苔微黄，脉细弦。

诊断：月经过少。

证属：气滞血瘀。

治法：疏肝清热，化瘀调经。

方药：丹栀逍遥散加减（《内科摘要》）。

牡丹皮 9g，黑栀子 9g，血柴胡 6g，赤芍 9g，白芍 10g，当归 9g，川芎 5g，薄荷 3g，郁金 10g，泽泻 6g，泽兰 10g，怀牛膝 10，桃仁 6g。7 剂。

二诊：月经 11 月 23 日来潮，经量仍少，经色暗红，未见血块。经前头痛、烦躁口苦减轻，现经净 4 天，仅感夜寐多梦，口和便畅。经后治以滋阴养血柔肝，方以六味地黄汤加减。

生地 9g，全当归 9g，白芍 10g，山茱萸 15g，甘枸杞 12g，白茯苓 10g，牡丹皮 9g，怀山药 10g，茜草根 6g，苏郁金 6g。7 剂。

因考虑其来诊路途较远，遂嘱其经前 7 天按初诊（11 月 15 日）方连服 7 剂，经净后再服本方 7 剂。以观后效。

三诊：2015 年 2 月 15 日。托人问药，经上治疗月经量有增多，经前诸证亦减轻，询问上药能否续用？药已中病，嘱其再按以上周期用药 2 个月以善后。此后未再来诊。

**按语：**谢老认为患者流产多次，脉络受损，瘀阻冲任，气血运行不畅，以致经来量少；经前血海壅滞，瘀阻气滞，肝气不疏，日久化热，则致经前胸闷烦躁，口苦口干，偏头作痛等。气行则血行，故经前主以疏肝理气、活血化瘀，本应主用血府逐瘀汤，何以用丹栀逍遥散加减？只因肝郁化热，郁火上犯，经前诸症明显，不清肝热，气郁难解，故用此方疏肝清热、调理气机，再加郁金、桃仁、泽兰以理气活血化瘀。以茯苓、泽泻、怀牛膝引热、引血下行。经后血海空虚，又因肝体阴用阳，故经后以养血柔肝为主，"肝肾同源，乙癸同治"，故用六味地黄汤滋水养肝，再加当归、白芍养血柔肝，以茜草、郁金调和气血。谢老根据经前后生理特点，周期用药，"药"半功倍。

案 2

李某，女，29 岁，已婚。2016 年 3 月 20 日初诊。

清宫术后 2 个月，月经过少。患者今年 1 月孕 3 个月自然流产并行清宫术，手术顺利。术后 1 个月余，在 2 月 13 日阴道极少量出血，1 天即净，至今月经未来潮。现白带不多，无乳胀，食纳正常，大便调。既往月经 2/40 天，量少，色暗，无腹痛。患者分别于 2011 年、2012 年及 2016 年均因孕 3 个月胚胎停育而行清宫术。舌质淡暗，苔薄白，脉细弱。

诊断：月经过少。

证属：肝肾不足，冲任虚衰。

治法：养血通经。

方药：四物汤加味（《太平惠民和剂局方》）。

党参 30g，当归 30g，川芎 10g，莪术 10g，熟地 10g，首乌 20g，香附 10g，生川牛膝 15g，白芍 15g，益母草 20g。7 剂，水煎服，每日 1 剂。

二诊：服药后，3 月 27 日月经来潮，月经量较上次多，色暗，无腹痛，自觉腰酸，脉细滑无力。考虑月经第 3 天，脉细滑无力，说明宫内尚有积血，根据患者体质及目前宫内瘀血，证属气虚血瘀，以生黄芪、当归、三七粉益气化瘀止血，益母草、白术、枳壳助宫缩。

三诊：末次月经为 4 月 27 日～5 月 4 日，经量较前增多，月经期长。上月基础体温双相，但高温相波动，升降幅度较大。现自觉困倦，饮食二便正常，脉细弱。今丈夫查精液常规正常。考虑习惯性流产主要为黄体不健所致，治以补肝肾、调冲任。

淫羊藿 10g，仙茅 10g，巴戟天 10g，女贞子 20g，沙苑子 20g，枸杞子 20g，菟丝子 30g，紫河车 10g，首乌 20g，川续断 30g，香附 10g，益母草 10g。

**按语：**谢老认为患者肝肾不足，不能固摄胎元，故多次自然流产；肝肾不足，冲任不充，加之多次手术，损伤冲任，血海不能按时满盈，故月经量少，错后；白带量少，脉细均为肝肾不足，冲任不充之候。故平时以调补肝肾为主，经期养血通经。治疗半年后，月经量正常，基础体温典型双相。本案体现以下几点辨证用药特点：其一补肝肾，以五子衍宗为基础，并加淫羊藿、仙茅、巴戟天温补肾阳，使其阳升阴长；紫河车、首乌加强滋补肝肾之力；女贞子、川断相配有促排卵作用；香附、益母草理气活血可使滋补药运化吸收，免其滋腻碍胃。其二出血期辨证以脉象为主，尤其是脉力和脉形，而症状和舌象只应作为参考。一般来讲，脉细数有力或细滑者，属血热证；脉数而无力，细滑无力，脉来沉微者，属气虚证。本案经期根据患者体质及脉细滑无力，以气虚血瘀辨证。

**案 3**

刘某，女，33 岁，已婚。2017 年 6 月 6 日初诊。

主诉：月经过少 1 年余。患者诉近 1 年多来月经过少，经量仅原来的 1/2，经色暗红，夹有血块，2~4 天净，伴经前乳房胀痛，胸闷烦躁，夜寐不安，口苦口干。形体较瘦，面色少华。末次月经为 2017 年 5 月 13 日。育 1-0-1-0。舌质淡红，舌苔微黄，脉细弦。

诊断：月经过少。

证属：肝郁气滞。

治法：疏肝清热，化瘀调经。

方药：丹栀逍遥散加减（《内科摘要》）。

牡丹皮 9g，黑栀子 9g，柴胡 6g，赤芍 9g，白芍 10g，当归 9g，川芎 5g，郁金 10g，泽泻 6g，泽兰 10g，怀牛膝 10g。7 剂。

二诊：月经 6 月 13 日来潮，经量仍少，经色暗红，未见血块。经前烦躁口苦减轻，现经净 3 天。经后治以滋阴养血柔肝，方以六味地黄汤加减。

生地 9g，当归 9g，白芍 10g，山茱萸 15g，枸杞子 12g，茯苓 10g，牡丹皮 9g，山药 10g，茜草 6g，郁金 6g。7 剂。

三诊：患者诉经上治疗月经量有增多，经前诸证亦减轻，嘱其再按以上周期用药 2 个月以善后。此后未再来诊。

**按语**：谢老认为患者曾人工流产使脉络受损，瘀阻冲任，气血运行不畅，以致经来量少；经前血海壅滞，瘀阻气滞，肝气不舒，日久化热，则致经前胸闷烦躁，口苦咽干。气行则血行，故经前主以疏肝理气、活血化瘀。患者因肝郁化热，郁火上犯，经前诸证明显，故用丹栀逍遥散加减以疏肝清热、调理气机，再加郁金、泽兰以理气活血化瘀。以泽泻、怀牛膝引热、引血下行。经后血海空虚，故以养血柔肝为主，肝肾同源，故用六味地黄汤滋水养肝，再加当归、白芍养血柔肝，以茜草、郁金调和气血。谢老根据经前后生理特点，周期用药，"药"半功倍。

# 六、月 经 过 多

**案 1**

王某，女，26 岁，未婚。2017 年 4 月 14 日初诊。

主诉：经量多如崩 2 天。患者诉月经周期尚准，一月一行，经量多，色红，质稠，无夹血块，经行 5 天净。本次月经来潮 2 天，量多如崩，半天换 5 片卫生巾，全湿透，经色鲜红，质稠，无夹血块，伴口干，面色少华。舌质红，苔薄黄，脉滑数。

诊断：月经过多。

证属：血热证。

治法：清热凉血。

方药：实热先期饮加减。

旱莲草 10g，党参 12g，生地 10g，女贞子 20g，阿胶（烊化）6g，赤芍 10g，牡丹皮 9g，白芍 10g，地榆炭 12g，黄芩 9g，栀子 6g。3 剂。

二诊：服药后月经量减少，现经血已净。嘱其下次月经来潮须来就诊，续予中药调养。

**按语**：谢老认为患者为素体阳盛，或过食辛辣刺激之品，血海蕴热，血热经血妄行，故见月经量多，色鲜红，质稠。舌质红，苔薄黄，脉滑数均为血热之征。故用实热先期饮。方中加入旱莲草以清热，地榆炭凉血止血，党参既可健脾益气以摄血，又可资气血生化之源，生地、白芍益气养阴，牡丹皮、赤芍清热化瘀，女贞子滋补肝肾，全方具有清热凉血之效。

**案 2**

谢某，女，32 岁，已婚。2017 年 8 月 9 日初诊。

主诉：月经量多半年。患者诉既往月经规则，量中，色红，偶夹血块。近半年每月月经常提前 5～6 天来潮，周期尚准，经量多，较以前增多 1 倍，色暗红，夹血块，经行 6～7 天净。伴经前小腹胀痛，恶心呕吐。平素自感胸闷胁痛，心烦，口干口苦。舌淡红，苔薄黄，脉弦细。末次月经为 2017 年 7 月 2 日。

诊断：月经过多。

证属：肝郁化热。

治法：疏肝清热，凉血养阴。

柴胡 6g，牡丹皮 6g，栀子 9g，赤芍 9g，白芍 9g，川楝子 9g，元胡 9g，泽兰 9g，女贞子 12g，旱莲草 12g，当归 6g。4 剂。

**按语**：肝藏血，司血海，主疏泄。怒动肝火或气郁化热，迫入血海，热迫血下行，故月经过多。肝经郁热，日久阴血耗伤，故口干口苦。谢老认为患者为肝经郁热下迫血海，经血妄行，日久阴血耗伤。故用柴胡、牡丹皮、栀子、白芍疏肝清热，川楝子、元胡、泽兰理气行血止血，气血畅行，郁热自解，全方共奏疏肝清热、凉血养阴之功。

**案 3**

吴某，女，25 岁，已婚。2017 年 10 月 18 日初诊。

主诉：经来量多如崩 1 天。平素月经一般一月一行，经量偏多，7 天净，无痛经；昨日月经来潮，量多如崩，色红，质稠，伴神疲乏力，面色少华，身体瘦弱。舌质红，舌苔薄黄，脉细滑。

诊断：月经过多。

证属：血热。

治法：清热凉血。

方药：实热先期饮。

生地 10g，牡丹皮 9g，赤芍 10g，白芍 10g，女贞子 15g，陈阿胶 6g，地榆炭 15g，旱莲草 10g，桔黄芩 9g。3 剂。

二诊：药后月经量稍减但仍偏多，经色鲜红，质稠，面色少华，舌质淡，苔薄白，脉细。拟气虚冲任不固，改用益气固冲汤。

炙黄芪 20g，潞党参 20g，焦白术 10g，炙甘草 3g，陈阿胶 6g，艾叶炭 10g，酸枣仁 10g。3 剂。

三诊：药后经量减半，经色淡红。舌质淡红，舌苔薄白，脉细缓。药已中病，效不更方，上方续进 3 剂。

四诊：经血已净，唯神疲乏力，舌质淡红，舌苔薄白，脉细弱。予归脾丸善候。

**按语**：患者经来量多，经色鲜红，舌苔薄黄，脉滑，与血热证十分相似，但清热凉血无效，显然辨证有误。后根据经质稀，神疲乏力，面色少华，以益气摄血收功。谢老感慨一念之差，告诉我们气虚证，经量多时经色多鲜红，只有在经量少时才可见色淡红，本例即是明证。本案口干、苔薄黄乃因血去阴伤，脉滑为经期脉。临证一定要根据月经的量、色、质，结合形气舌脉，辨证方能不误。

# 七、绝经前后诸证

**案 1**

王某，女，48 岁，已婚，无业。2016 年 3 月 18 日初诊。

主诉：月经紊乱伴烘热、汗出半年。

现病史：患者平素月经规律，末次月经为 2016 年 2 月 8 日。近半年来月经紊乱，周期 30～50 天，经期 7～10 天，经量多少不定，时伴烘热、汗出，头晕耳鸣，胸闷，多梦，纳可，二便自调。舌淡，苔薄，脉细。妇科彩超：子宫双附件未见异常；尿妊娠试验阴性。激素测定：待报。

诊断：绝经前后诸证。

证属：肾阴阳俱虚。

治法：阴阳双补偏于补阴。

方药：更年汤加减。

当归 9g，熟地 15g，赤芍 9g，川芎 6g，党参 15g，茯神 15g，白术 9g，仙茅 15g，枣仁 15g，牡蛎 15g，山萸肉 12g，淫羊藿 15g，女贞子 9g，旱莲草 15g，黄柏 10g，甘草 3g。5 剂，水煎服。

**按语：**《素问·上古天真论》云："女子七岁，肾气盛，齿更发长；二七而天癸至，任脉通，太冲脉盛，月事以时下，故有子……七七任脉虚，太冲脉衰少，天癸竭，地道不通，故形坏而无子也。"谢德聪教授认为，经断之期，据烘热、汗出、头晕耳鸣、胸闷、多梦可诊断绝经前后诸证。妇女在绝经前后，肾气渐衰，天癸渐竭，冲任二脉虚衰，而出现阴损及阳，或阳损及阴的症状。本病以肾虚为本，阴阳失衡为因，日久影响到心、肝、脾功能而出现一系列症状。阴阳失衡，营卫失和，出现烘热、汗出的表现。头晕耳鸣，舌淡，苔薄，脉细为阴虚不足的表现。心肾不交则多梦。肾虚血瘀则胸闷。大多女性在生长衰老的自然过程中可顺利通过，但由于各方面原因不能很好调节这一生理过程，而出现阴阳失衡，导致本病。本患者肾阴阳俱虚中以阴虚为主，方中用八珍汤加减补气血，《医方考》曰："血气俱虚者，此方主之……气旺则百骸资之以生，血旺则百骸资之以养。"原方白芍改赤芍以清热泻肝火除烦躁；茯神、枣仁养心安神；牡蛎滋阴潜阳敛汗；仙茅、淫羊藿温补肾阳；女贞子、旱莲草为清补之品，与四物汤合用补阴；黄柏清虚热，滋肾坚阴。

**案 2**

刘某，女，49 岁，已婚。2016 年 7 月 20 日初诊。

主诉：月经周期紊乱 1 年余。

患者近 1 年来月经周期紊乱，经量时多时少，色鲜红，伴烦躁，面部潮红，头晕，耳鸣，多汗，腰膝酸软，大便干结，舌质红，少苔，脉弦细。

诊断：绝经前后诸证。

证属：精血不足，阴阳失调。

治法：滋阴潜阳，补益肝肾。

方药：六味地黄汤加味（《小儿药证直诀》）。

生龙骨、生牡蛎各15g，白芍、熟地各10g，山药、山萸肉、钩藤、茯苓各15g，牡丹皮、泽泻、菊花各9g。水煎服，每日1剂，服药7剂后，症状好转，上方继服7剂，改服六味地黄丸1个月，随访半年，诸证悉除。

**按语**：谢德聪教授认为妇女在绝经前后，肾气渐衰，天癸将竭，精血不足，阴阳失调，机体的调节机制力求在新的水平之下保持"阴平阳秘"的状态。但是正由于肾阴和肾气的衰少，更易受机体内外环境变化的影响而出现肾阴和肾阳动态平衡的失调。《素问·阴阳应象大论》曰："阴盛则阳病，阳盛则阴病。"肾之阴阳的失和，使脏腑气血失衡，功能失调。可见妇女在绝经前后，肾精、肾气渐衰，天癸将绝，冲、任二脉空虚，精血不足，脏腑失于濡养，脏腑功能失调，阴阳失衡导致本病。因此，肾虚是其发病之根本。在临床上往往通过调节肾阴或肾阳使阴阳平衡。本例用六味地黄汤滋补肝肾之阴，加生龙骨、生牡蛎、白芍、菊花、钩藤以平肝潜阳。全方滋阴潜阳、滋肾养肝，"壮水之主，以制阳光"，使阴阳维持其动态平衡，是取得疗效的关键。

# 八、崩 漏

## 案1

江某，女，34岁，已婚。2015年4月25日初诊。

**主诉**：月经淋漓不尽1个月余。

**现病史**：患者平素月经规则，末次月经为2015年3月10日。近1个多月来月经淋漓不尽，色淡质稀，伴面色不华，腰痛不适，头昏乏力。B超检查：子宫、附件未见明显异常。尿妊娠试验阴性。血红蛋白90g/L。舌质淡，边有齿痕，苔薄白，脉细弱。

**诊断**：崩漏。

**证属**：脾虚。

**治法**：健脾益气，固冲止血。

**方药**：举元煎（《景岳全书》）合安冲汤（《医学衷中参西录》）加减。

党参15g，黄芪15g，升麻6g，白术9g，生地9g，白芍9g，续断15g，乌贼骨15g，茜草9g，龙骨15g，牡蛎15g，姜炭3g。

此方连服7剂，月经基本干净，继服7剂，腰痛消失，头昏乏力明显好转。此后月经一月一行，量色正常。

**按语**：谢德聪教授认为崩漏发病的基本病机是脏腑功能失调，冲任不固，血海蓄溢和胞宫藏泄失常，经血从胞宫非时妄行。而冲任不固的原因，或肾气不足，封藏失司，冲任不能约制经血；或肾阴亏虚，阴虚阳搏，虚火内炽，扰动血海，血海不宁。至于脾虚不能统摄血液，阳盛血热迫血妄行，瘀血阻滞血不归经，一般都与肾气不足或肾阴亏虚合并发生，进而引起冲任不固，才会导致崩漏发生。临证时，本着"急则治其标，缓则治其本"的原则，在急性出血期热象不明显者，常采用塞流之法固冲止血。血势减缓后，则辨证求因，止血结合澄源。患者忧思过度，饮食劳倦损伤脾气，脾气亏虚，统摄无权，冲任失固，不能约制经血而成崩漏。如《妇科玉尺·崩漏》云："思虑伤脾，不能摄血，致令妄行。"方中党参、黄芪、白术补中益气健脾、固冲摄血，生地、白芍滋阴养血，续断、姜炭温中止血，升麻升阳举陷，乌贼骨、龙骨、牡蛎涩血止血，茜草化瘀止血。

**案 2**

王某，女，18 岁。2015 年 6 月 20 日初诊。

患者初潮 13 岁，近 2 年来月经量多，色淡质稀，10 余天方净。经西医治疗效果不佳。诊时正值经水来潮，半月未尽，面色淡白，腰冷足软，精力不支。舌淡而白，脉细少力。

诊断：崩漏。

证属：肾阳偏虚，冲任不固。

治法：温肾扶阳，固冲止血。

补骨脂 10g，赤石脂（包煎）15g，热地炭 15g，枣皮 15g，鹿角胶（烊化冲服）12g，鹿衔草 30g，牛角腮 30g，炒党参 30，炙黄芪 30g，川续断 18g，艾叶炭 5g，炙甘草 5g。3 剂。

2015 年 6 月 24 日二诊：初见功效，阴血渐净，精神略振。当补养调理，澄源复旧。予淫羊藿 15g，菟丝子 15g，炙黄芪 15g，炒党参 15g，鹿角胶（烊化冲服）9g，枸杞子 9g，枣皮 9g，熟地 9g，炒川续断 9g，狗脊 9g，炙甘草 6g。16 剂，诸症悉平，观察 3 个月，月事正常。

**按语：**谢老认为患者禀赋不足，肾气失充，肾虚火衰，冲任不固，血海失守，崩漏作矣。故方以温肾扶阳、固冲止血之剂收效。但暂效易取，长效难得，是以澄源善后连进，使先天固、后天充，病自康复。

**案 3**

刘某，女，38 岁，已婚，职员。2015 年 8 月 30 日初诊。

主诉：月经先期，经血量多，经行 10 余日未净。

现病史：患者末次月经为 7 月 15 日，前次月经为 6 月 25 日，经血量时多如崩，色淡红，质稀，量时少色淡，漏下淋漓至今不净。平时神疲乏力，头晕眼花，食欲不振，四肢不温，腰膝酸软，大便稀溏，日 3~4 次。舌淡胖大，边有齿印，苔薄白，脉细弱。

诊断：崩漏。

证属：气虚气陷，冲任不固。

治法：益气提气，固摄冲任。

方药：益气固冲汤。

党参 15g，白术 9g，黄芪 30g，当归 5g，白芍 9g，阿胶 6g，金樱子 6g，陈棕炭 6g，桑寄生 15g，菟丝子 10g，川续断 15g，甘草 3g。5 剂，每日 1 剂，水煎服。

二诊告知，服上药后经血已净，诸症均明显好转，舌脉同上。药已中病，现正处经净后 3天，予续以益气补血、固摄冲任。续按上方去陈棕炭，重用参、芪、术、草，并加麦谷芽（各）30g，以健脾助运，以资生化气血之源。续服 10 剂。又嘱其在经前 7 天按初诊原方续服 7 剂。

三诊告知，月经按时来潮，经血量正常，行经 5 天干净。嘱其续按上法服药 3 个月经周期，随访诸症告愈。

**案 4**

方某，女，48 岁，工人。2016 年 5 月 10 日初诊。

主诉：月经紊乱半年。

现病史：患者近半年来月经周期紊乱，15~60 天不等，经血量时多时少，末次月经为 2016年 2 月 8 日，淋漓不净 3 个月余。现经血量多，色红夹有血块，伴头晕眼花，腰膝酸软，神疲乏力，心悸胆怯，时感五心烦热，既往有"功血"史。舌淡红苔薄，脉细无力。妇科检查未见异常。诊断性刮宫病理报告：内膜呈分泌期改变。

诊断：崩漏。

证属：肝肾亏虚，夹有瘀热。

治法：补益肝肾，化瘀泻热，固摄冲任。

方药：固崩止漏饮（谢德聪经验方）加生栀子、牡丹皮、桑寄生、川续断、菟丝子。

真阿胶 6g，三七粉 3g，血余炭 6g，乌贼骨 15g，茜草根 6g，生栀子 6g，牡丹皮 6g，桑寄生 15g，川续断 15g，菟丝子 15g。3 剂，每日 1 剂，水煎服。

二诊告知，服 3 剂药后，血量明显减少，续按原方再服 5 剂，阴道出血停止，诸症亦明显好转。随后嘱其改服归脾丸和六味地黄丸，以冀补益心脾、滋养肝肾、固摄冲任，巩固疗效。半年后随访，告知月经已恢复正常。

**按语：** 崩漏之证，证因复杂，论治纷纭。世医多循古训，寻因多从"虚""热""瘀"三因而再求，论治多从"塞流""澄源""补虚"三步着手。谢德聪教授认为，治崩首当塞流与澄源并举，重则补虚亦当兼顾之。失血则必致阴血亏虚，虚火内生；又离经之血，溢于脉外，阻于胞中，而成瘀血，瘀血不去，新血难以归经。故以补益肝肾、化瘀泻热、固摄冲任之法，方选固崩止漏饮加减治之。药以真阿胶、三七粉、血余炭、乌贼骨既能补阴血，又能活血止血，调理冲任；三七粉有促进子宫收缩之能，与茜草根相伍，能活血化瘀止血，且有药物性刮宫之效；茜草根与生栀子相伍，凉血活血止血。诸药合用，具有补虚不留瘀，化瘀不伤正，多向调节功能作用。阴道血止后，应当注意澄源补虚相结合，通过辨证调理脾肝肾与冲任气血之功能，以达到调整内分泌功能，促使恢复正常月经周期与血量。

**案 5**

刘某，女，46 岁，已婚。2016 年 8 月 27 日初诊。

主诉：月经先期、经量增多、淋漓不净 9 个月余。患者平素月经正常，近 9 个多月来，每次月经期均提前 3～4 天来潮，量多如崩，有大血块，色暗红，或持续 7 天净，或淋漓不净达 40 多天。本次月经于 8 月 12 日来潮，至今未净，屡经治疗，未见好转。血常规检查：血红蛋白 76g/L。患者自感神疲乏力，四肢酸麻，面少华色。妇科检查未见明显异常。舌质淡红，苔薄白，脉弦滑。

诊断：崩漏。

证属：气虚。

治法：益气摄血，佐以养血。

方药：八珍汤加减（《正体类要》）。

党参 20g，黄芪 15g，白术 9g，炙甘草 5g，当归 5g，炒白芍 9g，地榆炭 12g，金樱子 15g，阿胶 10g，艾叶 6g。

上药服 3 剂后，阴道出血停止，精神略振。药已中病，遂按原方，党参、红参交替使用。计服药 14 剂，9 月 10 日月经按期来潮，量中等，持续 9 天干净。

**按语：** 谢德聪教授认为本例属更年期气虚型崩漏。病已 9 个月，屡经治疗少效，且经量多，持续时间长，阴血必然受损，故见神疲乏力、四肢酸麻、面少华色等气血虚弱症。但气虚是出血之因，血虚是出血之果。故治疗以党参、黄芪、白术、炙甘草益气升提摄血为主；佐以当归、白芍、阿胶养血；以金樱子、地榆炭、艾叶炭止血固摄。辨证精确，故药仅 14 剂，就收到良好疗效。

案 6

张某，女，28 岁，已婚。2016 年 8 月 18 日初诊。

阴道淋漓出血 10 余天。末次月经为 8 月 4 日，经血至今未净、量时多时少、色暗红、有血块，伴腰酸，烦躁易怒，心悸，乏力，舌淡红，苔薄白，脉沉细。既往月经周期 8/30 天，孕 3 产 2。彩超：子宫及双附件未见明显异常，尿早早孕（-）。

诊断：崩漏。

证属：肾虚冲任失调。

治法：补肾调冲。

女贞子 20g，桑寄生 30g，菟丝子 30g，丹参 20g，覆盆子 15g，续断 10g，花蕊石 10g，蒲黄炭 15g，郁金 10g，甘草 6g。

服药 5 剂血净，仍有腰酸，烦躁易怒。继前方加入白芍 10g、柴胡 6g、牛膝 10g、益母草 15g，继续服用，2 周后不适症状消失，继续用药调理 4 个月，月经恢复正常。

**按语：**肾脏亏虚则冲任功能失常，致血海蓄溢，出现月经紊乱。患者房劳多产致肾脏亏虚，腰酸、乏力、舌淡红、苔薄白、脉沉细，均为肾虚之象。而经血量多、色暗红、有血块，伴烦躁易怒为冲任失调之征。肾虚冲任失调是其发病的根本原因。方中菟丝子、女贞子、覆盆子、桑寄生、续断补肾填精，丹参活血调理冲任，花蕊石、蒲黄炭收敛止血，郁金行气解郁，甘草和冲脉之逆、缓带脉之急、调和诸药。全方有补肾调理冲任之效。血净后仍有腰酸，烦躁易怒，故予原方中配伍牛膝以补肾、活血下行，益母草活血通络，白芍柔肝敛阴，柴胡疏肝，终使病愈。

案 7

郑某，女，14 岁，2016 年 10 月 26 日初诊。

主诉：月经紊乱半年余。

患者于当年 3 月份月经初潮后，常一月二行，经行前 5～6 天，经量多，色红，有血块，继之则量少淋漓不净达 10～20 余日。本月月经 10 月 1 日来潮，10 日经净，22 日复行经，至今未净。舌质红，苔薄黄，脉滑。

诊断：崩漏。

证属：血热。

治法：清热凉血，止血调经。

方药：清热固经汤加减（《简明中医妇科学》）。

生地 9g，牡丹皮 6g，白芍 9g，黄芩 9g，黑栀子 9g，阿胶 9g，地榆 12g，旱莲草 12g。

服药 3 剂，经量减少，守原方继续服 10 剂，血止经净，未再复发。

**按语：**谢德聪教授认为血海有热，血必妄行。患者系青春期崩漏，多与体质密切相关。阳盛之体，热伏冲任，迫血妄行则发阴道非时下血。治疗既需要清热泻火，又需要凉血止血，使热退而血海宁静。但非时下血，且量多淋漓不净，均可耗伤阴血。水不足则热益盛，故于清热之中，必行滋阴增液，水足热势必减。本例以黄芩、栀子、牡丹皮清热泻火，直折冲任之热；又以生地、阿胶、旱莲草、白芍滋阴清热，培本清源；地榆清热止血，从而使月经周期、血量恢复正常。

**案** 8

金某，女，49 岁，已婚。2016 年 11 月 14 日初诊。

主诉：月经紊乱 2 年余。

近 2 年来月经紊乱，每次经行 2~3 天量多、色暗红有块，行经 1 周后经量渐减，继则淋漓 10 余天不净。西医曾行人工周期治疗，近又用丙酸睾酮治疗，效均不佳。此次月经于 10 月 26 日来潮，至今仍淋漓不净，色暗红。伴小腹闷痛不舒，时时心悸。舌红苔薄白，脉细数带滑。

诊断：崩漏。

证属：阴虚血热。

治法：滋阴养血，凉血止血。

方药：二至丸加减（《医方集解》）。

女贞子 12g，旱莲草 15g，阿胶 10g，生地榆 15g，生地 12g，赤白芍（各）9g，牡丹皮 6g，稽豆 15g，金樱子 15g。

服上药 5 剂，经量显减。再进 3 剂，经净。11 月 25 日复诊时，诊得其脉弦细数，舌质偏红、苔薄黄。药虽有效，但阴虚未复，内热未净，仍按原方再投药 5 剂。月经于 12 月 15 日来潮，经量略多，色暗红，无血块，持续 8 天干净。嘱其经后按原方服药 1 周以善后。

**按语**：谢德聪教授认为患者年已七七，岁在更年，肝肾亏损，水涸火炎，血海为之沸溢，而致经血妄行。方以稽豆、白芍、女贞子、旱莲草、生地滋水养肝；以牡丹皮、生地、赤芍清热凉血，宁静血海；复以阿胶、金樱子、地榆益肾养血，酸甘敛阴，固涩止血。全方"补阴而无浮动之虞，缩血而无寒凉之苦"，使血海得清，经血自固。

阳盛血热、肝郁血热、阴虚血热型月经病，其热迫入冲任，均可致阴道异常出血。鉴别诊断主要以全身症状为依据，阳盛血热者仅有单纯的口苦咽干，面红唇赤，溲黄便结，舌红苔黄，脉数等火热证。郁热者则还兼有肝郁症，如胸闷胁痛、乳房胀痛、烦躁易怒、脉弦等。虚热者则伴有头晕耳鸣，两颧潮红，口燥咽干，手足心热，脉细数等阴虚证。治疗阳盛血热者以生地、牡丹皮、赤芍清热凉血为君；郁热则以柴胡、牡丹皮、黑栀、白芍疏肝清热为君；虚热则以稽豆、白芍、女贞、旱莲草、麦冬滋阴清热为主。

**案** 9

蔡某，女，20 岁，未婚。2017 年 4 月 12 日初诊。

月经淋漓不断 50 余天。患者自诉于 2 月 24 日月经来潮后至今未停，曾在私人诊所诊断为青春期功能失调性子宫出血，治疗 20 天，效果不明显。现月经量较多，色淡红，伴头晕眼花、心悸乏力。贫血貌，唇干苍白，舌淡苔薄白，脉细数。血常规：红细胞 $3.8 \times 10^{12}$/L，血红蛋白 93g/L。

诊断：崩漏。

证属：脾虚。

治法：益气摄血、补血止血。

方药：补中益气汤（《脾胃论》）。

黄芪 30g，党参 15g，白术 12g，炙甘草 6g，柴胡 9g，升麻 6g，陈皮 9g，当归 6g，地榆炭 12g，海螵蛸 15g，炒麦芽 15g，阿胶（烊冲）9g。5 剂，水煎服，每日 1 剂，分 2 次服。

2017 年 4 月 17 日二诊：服药 5 剂，出血即止，嘱其服用归脾丸调理。并嘱其下次月经来潮前1周来诊。

2017年5月17日三诊：患者诉经期5天，色淡红、量减少，头晕、体倦、心慌等均有减轻，纳食亦有增加。嘱其月经来潮前1周服药，经后停药，再连续服用2个周期。

**按语**：谢老认为，功能失调性子宫出血以月经周期紊乱，出血时间延长，经量增多，甚至大量出血或淋漓下血不断为临床特征，故其应属中医学的"崩漏"范畴。本病的主要病机是冲任虚损，不能制约经血。引起冲任虚损的原因有脾虚、肾虚、血热和血瘀。临床上最为常见的发于青春期的无排卵型功能失调性子宫出血，多为出血色淡质稀，常有神疲体倦，气短懒言，饮食不振，舌淡，苔薄，脉虚等，故其发病多属脾虚气陷，经血失固。究其根本，或因忧思过度，饮食劳倦，损伤脾气；或因素体脾虚，中气不足；或因先天肾气不足，火不生土，脾气虚衰。脾虚气陷，冲任不固，血失统摄，非时而下，遂致崩漏。故治疗应以益气摄血为主。气虚血脱，失血又耗气，气旺即能摄血，故当益气摄血。本病病程较长，出血量大，血虚表现亦非常显著。血虚易致气虚，气虚血衰则使崩漏加剧，故又当考虑补血止血之法。《素问·至真要大论》谓"散者收之"，即血液等有形之质的脱逸散失，应予收敛收涩固摄之法，可用酸味药、炭类药或胶质药治之。以补中益气汤为主，配《金匮要略》的胶艾汤和《太平圣惠方》的地榆苦酒汤。常见加减：出血量多，加侧柏炭、小蓟、三七粉；气阴两虚而兼口干、神疲、乏力，合入生脉散并加黄精；脘痞纳差，加炒麦芽；失眠多梦，加炒酸枣仁、川芎。

### 案 10

罗某，15岁，未婚。2017年7月20日初诊。

主诉：月经一月二行半年余。患者诉去年10月份月经初潮，月经每月二行，经行3~4天，量多如崩，色暗红，夹血块，后经量渐减，常淋漓不净达10余天。现月经来潮第4天。舌红，苔薄黄，脉滑。

诊断：崩漏。

证属：血热妄行。

治法：清热凉血，佐以止血。

方药：清热调血汤加减（《古今医鉴》）。

生地12g，牡丹皮6g，赤芍9g，白芍9g，黄芩9g，栀子9g，阿胶9g，地榆10g，旱莲草12g。3剂。

复诊：服药3剂，经量显减。予原方加减，服药10剂，月经恢复正常。

**按语**：谢老认为冲任得热，则血妄行，故月经一月二行。临床用生地、赤芍、牡丹皮、黄芩、栀子以清热泻火，凉血止血，使热退而血海宁静，血不妄行。阿胶、地榆、旱莲草止血，若出血量多，应重用生地。临床应重视辨证论治，根据患者症状选择用药。

### 案 11

吴某，女，45岁，已婚。2017年10月28日初诊。

主诉：月经淋漓不尽20余天。既往月经规则，量中，色红，偶夹血块。近半年来，月经量增多，色暗红，夹血块，每次经行淋漓不尽10余天方净。曾于外院治疗，症状未见明显改善。此次月经10月3日来潮，淋漓不净，至今未净，色暗红，量多，伴小腹闷痛，心悸心烦，口干。舌红，苔薄白，脉细滑数。

诊断：崩漏。

证属：阴虚血热。

治法：滋阴养血，凉血止血。

方药：二至丸加减（《医方集解》）。

女贞子 20g，旱莲草 15g，阿胶（烊化）10g，地榆 15g，生地 12g，赤芍 9g，白芍 9g，牡丹皮 6g，金樱子 15g。6 剂。

复诊：服药后月经经量减少，予原方加减，再进 3 剂，经净。

**按语**：谢老认为患者年纪达更年期，肝肾亏损，阴虚血热，热扰冲任，迫血妄行，故月经淋漓不净。心悸心烦、口干、舌红、苔薄白、脉细滑数为阴虚血热之征。方中女贞子、旱莲草、生地、白芍滋水养肝，牡丹皮、赤芍清热凉血，宁静血海，阿胶、金樱子、地榆益肾养血，酸甘敛阴，固涩止血。全方使血海得清，经血自固。

### 案 12

罗某，女，40 岁，已婚。2017 年 11 月 11 日初诊。

患者诉人工流产术后 4 个月，阴道流血量时多时少，多时量多如注，少时淋漓不净，血色淡，无块。患者呈贫血貌，此次月经来潮 30 余天，开始量多，色淡、无块，继而量少淋漓，心悸，腰酸，小腹坠胀，小便清长，大便溏薄。查体：形体较瘦，神情倦怠，面色黄白，口唇淡白，舌质淡，苔白，脉虚细弱。

诊断：崩漏。

证属：肾气不足，天癸将竭。

治法：补肾扶脾，固涩冲任。

方药：补中益气汤加减（《脾胃论》）。

黄芪 30g，红参 10g，白术 15g，阿胶 15g，鹿角胶 15g，龟板胶 15g，升麻 15g，柴胡 12g，陈皮 12g，芥穗炭 12g，桑叶 12g，甘草 6g。4 剂。

2017 年 12 月 21 日二诊：诸症减轻，自诉血已止，后根据患者舌脉，随症加减，经 1 个多月的中药治疗，诸症告愈。

**按语**：谢老认为止崩须益气。患者平素思虑过度伤脾，或素体劳倦伤脾，脾伤过甚，中气下陷而不能摄血。或肝肾阴虚，日久不愈，血下量多，因血脱气陷，阳气郁遏内闭，又可转为脾肾气虚，气虚不摄血，则血走如崩，此时治疗以益气健脾，固脱止血为主，以参芪益气健脾，固脱止血，以补中益气汤为基本方进行加减，在临床上能收到满意的疗效。

## 九、痛 经

### 案 1

刘某，女，32 岁，已婚。2014 年 10 月 25 日初诊。

主诉：进行性痛经、无避孕未孕 2 年余。

平素月经规则，末次月经为 2014 年 10 月 10 日。既往无痛经史，自 2012 年婚后不久呈渐进性痛经，以经前及经行第 1～2 天为甚，痛连腰骶，伴经前乳房、胸胁胀痛，经行不畅，色暗红，夹有血块，块下痛减，婚后 2 年余夫妇同居，性生活正常，无避孕至今未孕。舌暗红，苔薄白，脉弦。妇科检查：外阴、阴道正常，宫颈轻度糜烂，阴道后穹隆可触及一个黄豆大小触痛性结节，子宫后位，常大，活动欠佳，右侧附件区稍增厚，有压痛。CA125 48.67 U/ml。妇科彩超提示：右侧附件区见一大小约 4.0cm×3.0cm 囊性肿块（考虑巧克力囊肿），子宫、左附件未见明显占位性病变。

　　诊断：痛经。

　　证属：气滞血瘀。

　　治法：活血化瘀，理气止痛。

　　方药：内异止痛方（谢德聪经验方）。

　　桃仁 9g，当归 12g，赤芍 9g，牡丹皮 6g，郁金 6g，元胡 9g，香附 6g，红藤 9g，山楂 12g，水蛭 6g，蒲黄 9g，甘草 3g。中药颗粒剂，1 天 2 包，水冲服，共 7 剂。

　　2014 年 11 月 10 日二诊：末次月经为 2014 年 11 月 8 日。经量稍多，质中，色暗红，经行腹痛较前好转，舌暗红，苔薄白，脉弦。上方加五灵脂 15g、酸枣仁 15g。1 天 2 包，水冲服，共 7 剂。

　　2014 年 12 月 12 日三诊：末次月经为 2014 年 12 月 9 日。经量中，色暗红，经行腹痛不明显，舌暗红，苔薄白，脉弦。上方去牡丹皮、红藤、山楂，加浙贝母 6g、皂角刺 12g、茯苓 12g。1 天 2 包，水冲服，共 7 剂。随症又加减治疗 2 个月经周期，诸症消失。复查盆腔 B 超示：右侧附件区见一大小约 3.0cm×2.0cm 囊性肿块，子宫、左附件未见明显占位性病变。CA125 28U/ml。

　　2015 年 3 月 25 日来诊，诉月经过期 15 日未行。查尿β-hCG 阳性。B 超提示宫内早孕。嘱其注意休息，定期产检。

　　**按语：**"内异止痛方"是导师谢德聪教授针对气滞血瘀型子宫内膜异位症临床经验方，本方具有活血化瘀，理气止痛之功效。方中桃仁、水蛭破瘀消癥；当归、蒲黄、元胡、山楂活血化瘀止血，理气止痛；赤芍、牡丹皮、红藤凉血化瘀解毒；香附、郁金疏肝理气解郁；甘草调和诸药。诸药合用使瘀血得化，气血通畅，冲任调和，达到治疗目的。

　　案 2

　　黄某，女，38 岁，已婚。2014 年 11 月 13 日初诊。

　　主诉：经行腹痛 10 年，加剧 1 年余。

　　现病史：患者 15 岁月经初潮，周期与血量均正常，自 2004 年以来发生经行小腹剧痛，不能坚持正常工作，但服止痛片可缓解。自去年 2 月结婚后，经行小腹疼痛加剧，服止痛片不能缓解。经量多，色鲜红，夹有血块，经行 6 天净。经期伴眼睑、上肢浮肿。末次月经为 2014 年 11 月 4 日。平时头晕乏力、腰酸。食纳尚可，大便偏硬。舌淡红，苔薄白，脉细弱。

　　诊断：痛经。

　　证属：脾肾两虚，气血不足，气滞血瘀，冲任不利，胞脉不畅。

　　治法：经前理气活血，调经止痛；经后益气养血，健脾补肾。

　　经前方：当归中 9g，赤白芍（各）9g，川楝子 9g，元胡 9g，香附 9g，台乌药 9g，五灵脂 9g，炭蒲黄（布包）9g，牡丹皮 9g，茜草根 9g。取 5 剂，水煎，经前 5 天服，每日服 2 次。

　　经后方：炙黄芪 15g，党参 15g，白茯苓 9g，炒白术 9g，当归 9g，炒白芍 9g，熟地 12g，何首乌 9g，黑穞豆 12g，菟丝子 9g，川续断 9g。取 5 剂，水煎，经后 3 天服，每日服 2 次。

　　如此调治 3 个月经周期，经行小腹仅轻微闷痛，但脾肾两虚症状虽减未解，故经后专用健脾益肾，补益气血，以善其后，又调治 3 个月经周期，诸症告愈。

　　**按语：**肝肾不足，气血两虚，胞脉失养，均可发为痛经，祖国医学认为其痛多绵绵而作，且常发于经后，何也？仍为虚中夹实。如气血虚弱者，气虚运血无力，则血行迟滞，冲任不利，此气滞血滞也；脾肾不足，阳虚生寒，寒性凝滞，滞气滞血，经血不得畅行而发为痛经；肝肾亏损，精血虚少，肝木失荣，失其柔和曲直之性，疏泄失职，则气血不和，冲任不利，而发为经前腹痛。临证必谨守病机，各司其属。

**案 3**

陈某，女，29 岁，已婚，干部。2014 年 12 月 25 日初诊。

主诉：渐进性痛经 1 年余。

现病史：患者素有痛经史，但服止痛片可缓解。自去年 2 月结婚后，经行小腹疼痛加剧，服止痛片不能缓解。小腹疼痛随经行而至，疼痛持续 3 天方能逐渐缓解，腹痛拒按，块下痛减。月经常提前 5～7 天来潮，量中色红，夹有血块，持续 4 天净。末次月经为 2014 年 12 月 20 日，昨日经净。舌淡红，苔薄白，根微黄，脉弦细。

诊断：痛经、月经先期。

证属：瘀热互结，胞脉阻滞。

治法：理气活血，化瘀止痛，佐以清热凉血。

方药：消痛散（谢德聪经验方）加减。

川楝子 9g，郁金 9g，香附 9g，台乌药 9g，元胡 9g，五灵脂 9g，生蒲黄（布包）9g，当归中 6g，赤白芍（各）9g，牡丹皮 6g。

嘱其 2015 年 1 月 13 日开始服药，每日 1 剂，水煎，分 2 次服，连服 5 剂。服上药后，月经于 2015 年 1 月 20 日来潮，经行小腹疼痛明显减轻，经行第 1 天，小腹疼痛 1 小时即止，第 2 天小腹疼痛复作，只痛半小时即止，经量中色红，夹有血块，持续 4 天净。但伴有腰酸不舒。

二诊时遂予原方加菟丝子、川续断，嘱其经前 1 周，取药 5 剂，每日 1 剂，水煎服 2 次，连服 5 天，服 2 个月经周期后，经行腹痛告除，月经周期亦恢复正常。

**按语**：本例经行腹痛，伴月经先期，经色红夹有血块，系属瘀热互结，投用消痛散去柴胡，防其辛燥助热，取广郁金、制香附之气中血药配川楝子苦泻热，其理气又助五灵脂、生蒲黄、元胡活血化瘀；加牡丹皮、赤白芍以清热凉血，使瘀化热清，冲任流通，疼痛自解。但热灼成瘀，瘀久亦可化热，于临床必分清因果。因热致瘀者，又有肝经郁热，外感邪热之别，治疗时前者应注意疏肝泻热，后者应清热凉血，因瘀致热者，远辛燥，理气化瘀。对痛经兼肝肾虚、脾肾虚、气血虚等虚实夹杂小腹痛甚者，谢德聪教授遵"急则治标，缓则治本"的原则，实行经前治实，经后补虚的方法。经前以消痛散通调气血为先，经净之后再行补虚。对此类虚中兼实患者，因消痛散以理气活血化瘀为主，使用时可酌情减去理气活血化瘀之品，适当增入补益之品。

**案 4**

吴某，女，30 岁，已婚。2015 年 12 月 13 日初诊。

渐进性痛经 2 年余。患者平素有痛经史，但服止痛药可缓解。近 2 余年来经行小腹疼痛加剧，服止痛药不能缓解，且小腹疼痛随经行而至，疼痛持续 5 天方能逐渐缓解，腹痛拒按，块下痛减。月经常提前 3～5 天来潮，量中，色红，夹有血块，持续 7 天净。末次月经为 2015 年 11 月 25 日。舌质淡红，舌苔薄白根微黄，脉弦细。

诊断：痛经。

证属：瘀热互结，阻滞胞脉。

治法：理气活血，化瘀止痛，佐以清热凉血。

方药：消痛散（谢德聪经验方）加减。

川楝子9g，广郁金9g，制香附9g，台乌药9g，元胡9g，五灵脂9g，蒲黄9g，当归中6g，赤芍9g，牡丹皮6g，白芍9g。每日1剂，水煎，分2次服用，连服7剂。

服用上药后，患者月经于2015年12月20日来潮。经行小腹疼痛明显减轻，3天后渐缓解，量中，色红，夹有血块，持续7天净。

二诊2016年1月11日：诉双侧乳房胀痛伴腰酸不适，于上方加菟丝子、川续断，连服7剂，每日1剂，水煎，分2次服用。经行腹痛告除，月经周期亦恢复正常。

**按语：**谢老认为本例经行腹痛，伴月经先期，经色红、夹有血块，属瘀热互结，用消痛散去柴胡，防其辛燥助热，取广郁金、制香附之气中血药，配川楝子苦寒泄热，理气又助元胡、五灵脂、蒲黄活血化瘀，加赤芍、牡丹皮、白芍以清热凉血，使瘀化热清，冲任流通，疼痛自解。但热灼成瘀，瘀久亦可化热，于临床必分清因果。因热致瘀者，又有肝经郁热，外感邪热之别，治疗时前者应注意疏肝泻热，后者应清热凉血，因瘀致热者，远离辛燥理气化瘀药。

### 案5

陈某，女，18岁，学生。2016年1月10日初诊。

主诉：经行腹痛3年。

现病史：患者平素月经规则，末次月经为2015年12月12日。近3年来每遇月经来潮则行经不畅，色暗，伴血块，且小腹胀满，疼痛难忍，乳房胀痛，胸闷不舒。食纳减少，寐欠安，二便自调。舌质紫暗、有瘀点，苔薄白，脉弦。

诊断：痛经。

证属：气滞血瘀。

治法：活血化瘀，理气止痛。

方药：膈下逐瘀汤加减（《医林改错》）。

当归12g，赤芍9g，川芎6g，红花6g，桃仁6g，香附6g，枳壳9g，元胡9g，五灵脂15g，牡丹皮6g，乌药9g，甘草3g。5剂，水煎服，每日1剂。

二诊：服上方后，月经渐畅，并下有大小不等之血块数十枚，腹胀、痛骤减，且食纳增加，二便如常。舌淡暗，苔薄白，脉弦。嘱于经前10日连服上方10剂，3个月后月经以时下，腹胀腹痛消失，精神饮食正常。

**按语：**患者素多抑郁，或恚怒伤肝，肝郁气滞，气滞血瘀，瘀阻胞宫、冲任。经期气血下注冲任，胞宫气血更加壅滞，"不通则痛"；或复伤于情志，肝气更为郁结，气血壅滞更甚，经血运行不畅，发为痛经。如《陈素庵妇科补解·调经门》所云"妇女经欲来而腹痛者，气滞也""妇人经正来而腹痛者，血滞也"。方中枳壳、乌药、香附理气调肝；当归养血和血；川芎、赤芍、桃仁、红花、牡丹皮活血行瘀；元胡、五灵脂化瘀止痛；甘草缓急调和诸药。气顺血调则疼痛自止。

### 案6

胡某，女，20岁，未婚。2016年5月10日初诊。

痛经3年。患者15岁初潮，初潮后经行腹痛3年，月经来潮的第1~2天，经行不畅，腹痛难忍，经色暗红，有块。痛剧则伴呕吐，腹泻，并伴腰痛，每次均须服用止痛片略能缓解。每次月经前2天即出现心烦易怒，胸胁胀满，乳房胀痛。曾服用中药汤剂治疗，效不显。舌质淡红，苔薄白，脉细而弦。末次月经为2016年4月17日。

诊断：痛经。

证属：肝郁血虚。

治法：养血疏肝，调经止痛。

方药：逍遥散（《太平惠民和剂局方》）合四物汤（《太平惠民和剂局方》）加减。

柴胡 6g，炒白芍 15g，当归 15g，制香附 6g，桑寄生 15g，怀牛膝 15g，川续断 15g，杜仲 9g，茺蔚子 15g，川楝子 9g，姜半夏 9g，白术 9g，陈皮 6g。每日 1 剂，分 2 次服。于经前 5 天开始服用，并忌生冷、辛辣。

二诊：患者服药第 6 天，月经来潮，经行通畅，未见腹痛。原方 5 剂，嘱患者继续服用至经期结束。

按语：谢老认为月经主要与肝、脾、肾三脏关系最为密切。肾为先天之本，主藏精，精化为血，只有肾精充盛才能不断化生阴血，血海充盈，则月经如期来潮；脾为后天之本，为气血生化之源，且主统血，因而脾之健运与否亦同月经来潮有密切关系。然上二者主要为月经的来潮奠定了物质基础，而月经能否通畅，则与肝最为密切。肝藏血，主疏泄，喜条达，恶抑郁，其体为血，其用为气。肝血充足，肝气条达，则血行通畅，月经调畅。若肝气不舒，血行不畅，则"不通则痛"。因而痛经最常见的原因为肝气不舒。调经止痛，首当疏肝。然肝郁最易横逆乘脾，脾不能运化水湿，则呕吐腹泻；不能运化水谷，气血生化不足，致血虚。血虚肝失所养，疏泄失常，则肝气不舒。临床上肝郁血虚常同时出现，治疗时调经止痛尤重疏肝养血，以逍遥散合四物汤加减治疗。在具体用药上，虽疏肝为主，但方中疏肝药仅用 1～2 味，且用量较小，如柴胡仅用 6g，当归、白芍用量则较大。大量养血之品以养肝体，少量疏肝之药以顺肝性，肝血充，肝气畅，则疼痛自止。

**案 7**

肖某，女，25 岁，未婚。2017 年 3 月 12 日初诊。

主诉：痛经 8 年。患者月经 18 岁初潮，次年经期时下水田劳动后即出现经行腹痛，持续至今未解。现经期 1～2 天下腹胀痛阵作，急满下坠。经色暗红，有小血块，经量中等，持续 6 天净，伴腰酸、神疲乏力，舌质偏红，苔薄白，脉沉细。末次月经为 2017 年 2 月 22 日。

诊断：痛经。

证属：寒凝血瘀。

治法：温经活血，化瘀止痛。

桂枝 6g，当归 9g，赤芍 9g，丹参 9g，香附 9g，元胡 9g，川楝子 9g，五灵脂 9g，泽兰 9g。

嘱上药于经前一周服 4 剂，连用 3 个月经周期。半年后随访，上药服 2 个月经周期后，痛经缓解，未再服药。

按语：《妇人大全良方》曰："妇人经来腹痛，由风冷客于胞络冲任……用温经汤。"谢德聪教授认为寒为阴邪，性主收引，易伤阳气。血得寒则凝，寒凝瘀阻，胞络冲任为之不利，而发为经行腹痛，小腹急满，经来有块。胞中有寒，瘀不行也。脉沉者，乃阳气为寒所困，无力鼓动。瘀久不化，亦必影响生新，故脉细。治疗仿温经汤意，以桂枝温通血脉，合当归、丹参、赤芍、香附理气活血；以失笑散、金铃子散、泽兰活血化瘀，血行瘀化，疼痛自止。

**案 8**

邓某，女，27 岁，农民，已婚。2018 年 3 月 20 日初诊。

主诉：经行小腹疼痛 1 年余。

现病史：1 年前正值经期，冒雨农作，回家当天就经停腹痛，畏冷发热，喝了姜汤，经行少许，腹痛稍减，随后每次月经来小腹都感疼痛，得温痛减，痛剧则小腹结块，呼天叫地，头冒冷汗，恶心呕吐，四肢冰冷，常要血块排出，或肌内注射止痛针方得缓解，月经周期多推迟 5～10 天，经色暗黑，夹有血块，经量偏少，经行 2～3 天即净，末次月经为 2018 年 2 月 17 日，现已逾期 3 天，小腹已有闷胀痛冷感，仍未来潮，现恐经来腹痛。察其面色苍白，四肢冰冷，舌淡红苔白浊，脉弦细带涩。

诊断：痛经。

证属：寒凝血瘀。

治法：活血化瘀止痛。

方药：温经活血调经汤（谢德聪经验方）加五灵脂、生蒲黄。

嫩桂枝 10g，蕲艾叶 10g，吴茱萸 5g，全当归 10g，酒川芎 10g，炒白芍 10g，制香附 10g，五灵脂 10g，生蒲黄 10g，益母草 24g，泽兰叶 10g，怀牛膝 10g。

按语：此证为寒凝血瘀，凝滞胞脉，影响冲任，血行不畅，而致经来腹痛，经行后期，经量过少，持续行经日数短，腹痛喜温喜按，得温痛减等。方中嫩桂枝、蕲艾叶、吴茱萸温经散寒止痛，五灵脂、生蒲黄合制香附又能增强活血理气止痛作用；当归、酒川芎、白芍以补血和血，合制香附、嫩桂枝、益母草、泽兰叶、怀牛膝增强行滞活血、和血通经作用。诸药合用，具有温经散寒、理气行滞、活血止痛、和血调经，以促使冲任二脉气血畅通、月经恢复正常的作用。嘱其取药 5 剂，每日 1 剂，水煎服。

2018 年 4 月 5 日二诊告知，服上药 5 剂后，2018 年 3 月 27 日上午月经即来潮，经前只轻微小腹胀闷不舒，经量较前增多，色转红，血块少，经行 6 天净。余症消失。舌淡红苔薄，脉细。治续温经散寒，理气和血，以除滞留胞脉之寒气余邪，畅通胞脉之气血，寒祛血畅，月经自复正常。续按上方去五灵脂、生蒲黄、益母草、泽兰叶，加炙黄芪 24g、熟地 15g。嘱其续取药 7 剂，隔日 1 剂，水煎服。另嘱其在经前 5 天服初诊方，取药 5 剂，每日 1 剂，水煎服。

2018 年 4 月 28 日三诊告知，月经已正常，痛经消失。舌淡红苔薄，脉细。嘱其续按初诊方，在经前 5 天服，每日 1 剂，水煎服，以巩固疗效。半年后因胃病来就诊，告知月经已正常，痛经未发作。

**案 9**

严某，女，47 岁。2016 年 3 月 5 日初诊。

主诉：经行小腹痛 10 多年，痛剧 5 年。

病史：月经周期 23 天左右，经行小腹痛 10 多年，近 5 年渐进加剧。腹痛始于经行第 1 天，以经净前 2 天痛甚，伴肛门坠胀，里急后重，口干烦躁，服止痛药无效，不能坚持上班，经量中，血块少，经色暗红。服中药数月未见痛减。辰下：月经刚来潮，现量不多，小腹胀痛，经色暗红。

婚育史：已婚，育 2-0-2-2，顺娩 2 胎，人工流产 2 次，避孕方式：双侧输卵管结扎 10 余年。

月经史：末次月经为 2016 年 3 月 5 日。

2016 年 2 月 25 日妇科彩超：子宫 63mm×59mm×66mm，肌层回声不均，增粗，提示子宫腺肌病。内膜 8mm。

2016 年 2 月 25 日血 CA125 145.50 U/L。

因当日正值月经期未行妇科检查。

舌质淡暗，苔浊微黄，脉弦。

诊断：中医诊断为痛经；西医诊断为子宫腺肌病。

辨证：肝脾不和，湿热郁结，冲任瘀阻，不通则痛。

治法：和解肝脾，化瘀止痛。

方药：小柴胡汤加减（《伤寒论》）。

柴胡 9g，黄芩 9g，煮半夏 10g，薏苡仁 10g，枳壳 10g，茯苓 10g，赤芍 10g，白芍 10g，元胡 10g，当归 10g，川芎 6g，丹参 10g，蒲黄 10g，木香 3g。10 剂，水煎服，每日 1 剂，分早晚 2 次饭后温服。

2016 年 4 月 7 日二诊：自诉本次月经来潮腹痛未作，从未有过的舒服感，无肛门坠胀，无烦躁，经量中等，无血块，7 天净。经期均正常且已上班。

月经史：末次月经为 2016 年 3 月 29 日。

舌质暗淡，舌苔黄厚，脉细。

妇科检查：外阴（－），阴道（－），宫颈（－），子宫后位，增大如孕 50 余天，质较硬，活动欠佳，附件（－）。

诊断同前。治法：经后理气化瘀缩宫。

方药：桃红四物汤加减（桃仁、当归、川芎、赤白芍、香附、枳壳、莪术、山楂，7 剂）。

2016 年 4 月 23 日三诊：月经将至，或腹胀、梦多、口和、便畅。舌暗淡，苔厚白，脉弦细。

子宫腺肌病属中医"血瘕"，基本病理为"瘀血"。既往治疗此病经前皆以理气活血、化瘀止痛之法，均收到较好疗效。本例经痛十余载，前以小柴胡汤加减治之取效，自疑或属偶然，况且目前无小柴胡汤四证。遂遵守旧方投香蒲合剂（香附、蒲黄、牡丹皮、赤芍、三七、元胡、山楂、茯苓、茜草）7 剂。

不料 2016 年 4 月 27 日月经来潮时小腹痛复作，诸证如前，肛门坠胀，腹痛阵作，不能上班。后经前再投以小柴胡汤，结果腹痛大减，后遂坚持经后以桃仁四物汤加减。经前以小柴胡汤巩固治疗 2 个月经周期后因往外地未再行治疗，电话随诊，腹痛未作。嗣后再次拜读《血证论·卷五·瘀血》："瘀血……着滞血府，逐瘀汤治之，小柴胡汤加香附、姜黄、桃仁、大黄亦治之。"瘀血证中叶氏以小柴胡汤加减治疗瘀血，方茅塞顿开，原来以小柴胡汤治"血瘕"正是对症之方而获良效，"歧"途同归，同病异治。

# 十、闭经（谢德聪经验方胶精合剂治疗闭经）

王芳，女，40 岁。2016 年 11 月 24 日初诊。

主诉：月经 3 个月余未行。末次月经为 2016 年 8 月 21 日。

病史：月经时间推后，量中，7 天净。近 3 个月余未行，无特殊不适，形体较瘦，面色欠华，纳可，便畅。

婚育史：已婚，育 1-0-1-1。

辅助检查：FSH 108.58mU/ml，LH 52.51mU/ml，PRL 7.55μU/ml。

舌脉：舌红苔薄白，脉细。

B 超：子宫大小正常，内膜欠清晰。卵巢大小：左 17mm×14mm，右 17mm×12mm。提示卵巢较小。

诊断：闭经。

治法：滋阴养血调经。

阿胶 10g，桃红 6g，女贞子 18g，川芎 6g，黄精 15g，当归 10g，丹参 6g，续断 20g，鸡血藤 20g，香附 6g，枳壳 10g，甘草 3g。7 剂，水煎服，每日 1 剂，分早、晚 2 次饭后温服。

2016 年 12 月 14 日二诊：药毕 3 天，月经来潮，量中，7 天净，末次月经为 12 月 5 日，现无不适。

辅助检查（12 月 7 日）：FSH 24.06mU/ml，LH 9.20mU/ml，$E_2$ 128pmol/L，PRL 4.35μU/ml。

舌脉：舌质红苔薄白，脉缓。

续进益肾填精、调补冲任方 3 剂。

女贞子 15g，黄精 15g，枸杞子 15g，当归 10g，白芍 10g，山萸肉 15g，茜草 9g，海螵蛸 15g，续断 15g，菟丝子 20g，香附 9g，丹参 9g，甘草 3g，党参 12g，柴胡 6g，白术 10g，陈皮 6g，巴戟天 10g。12 剂，水煎服，每日 1 剂，分早、晚 2 次饭后温服。

2016 年 12 月 28 日三诊：病史如前，现无特殊。

舌淡红，苔厚浊，脉细。

阿胶 9g，桃仁 6g，当归 10g，川芎 9g，赤芍 10g，白芍 10g，黄精 10g，香附 10g，郁金 10g，鸡血藤 15g，枳壳 10g，泽兰 10g，山楂 10g。7 剂，水煎服，每日 1 剂，分早、晚 2 次饭后温服。

2017 年 1 月 18 日四诊：服上方后月经于 1 月 8 日来潮，量中，7 天净。现面有血色，纳可寐安。舌淡红苔薄白，脉细，予归脾汤（《景岳全书》）加减进 7 剂。经前 1 周（2 月 10 日）服。2 月 28 日予胶精合剂（谢德聪经验方）7 剂。

嗣后须按上方调理 1 个月，月经正常，遂停药观察，至今未再诊。

**按语：**中医在月经病诊断时限上惯用"3，7"，即月限以 3 个月，日限以 7 天为准，但西医闭经诊断以 6 个月不行经为时限，中医也和西医一样与国际接轨。但谢老并不认同此观点，谢老认为以 6 个月时限作为闭经的诊断，未免过长，不利及时治疗，有贻误病情之嫌，故仍守着中医以 3 个月经不行为底线，将本例患者诊为闭经。该患者 40 岁，月经 3 个月余不行，卵巢性激素提示卵巢功能早衰，同时 B 超也明示卵巢缩小，病情非浅，若不以大剂治疗，必将未及六七之年即天癸竭，冲任脉虚而致绝经。其症、色、舌、脉，结合性激素、B 超检查均表明肾虚精血不足，冲任脉虚，无血可下。先生遂以血肉有情之阿胶合黄精、女贞子、当归、续断调补精血以益冲任；以丹参、香附、鸡血藤、桃仁等理气活血调理冲任，冲任通盛，经自盈溢。方虽小，但药精，药后经行，血性激素明显变化，表明该方对卵巢功能有明显的干预作用。B 超子宫内膜显示不清，若予黄体酮也未必能行经。而补益精血却能促使经行，盖补精血、益冲任能使子宫内膜增殖与调节分泌一举到位也。调理冲任人所皆知，而先生积临床之精，用此方治愈不少数月经不行或经量少，B 超提示子宫内膜为 3～6mm 不等之患者。中药调经能与黄体酮媲美，已不是梦想，以中医的精准就能实现。

# 十一、月经杂病

洪某，女，41 岁，已婚。2017 年 5 月 28 日初诊。

主诉：经行浮肿 1 年余。患者诉 1 年多来月经周期缩短，20 天左右来潮 1 次，经量多，色紫红，有血块，伴经前浮肿，以眼睑、下肢浮肿明显，心烦易怒，乳房胀痛，胸闷气短，腰酸，小腹坠胀。舌淡暗，苔薄白，脉沉细无力。妇科检查：外阴（－）；阴道畅，黏膜正常；宫颈肥大光滑；宫体大小正常；附件区：双侧增厚，并有压痛。B 超示：子宫附件无异常。

诊断：经行浮肿。

证属：肝郁脾虚。

治法：疏肝养血，健脾利湿。

方药：当归芍药散加减（《金匮要略》）。

当归 20g，白芍 15g，川芎 15g，茯苓 20g，泽泻 15g，白术 20g，元胡 15g，川楝子 10g，鸡血藤 25g，益母草 15g。7 剂。

2017 年 6 月 14 日复诊：心烦易怒症状消失，浮肿减轻，原方减元胡、川楝子，加枸杞子 15g。后继续调理 3 个月余痊愈。

**按语：**当归芍药散常可用于妇人受孕后肝虚血滞、脾虚湿留所致腹中绵绵作痛；可治疗多种妇科疾病，如习惯性流产、崩漏、盆腔包块、更年期综合征等；主要用于肝脾失调引起的妇科疾病。谢老用本方治疗经行浮肿，取得了良好的临床疗效。

# 第二节 带 下 病

**案** 1

张某，女，30 岁，已婚。2015 年 7 月 21 日初诊。

带下量多伴小腹疼痛反复发作 2 年。患者诉 2 年前开始带下量增多，色黄，味臭，伴有小腹胀痛，口干口苦，小便短赤，大便干结，在其他医院检查诊为慢性盆腔炎，曾服消炎药治疗，效果不显，病情时好时坏而求治。舌质红，苔薄黄腻，脉弦滑。

诊断：带下病。

证属：湿热下注。

治法：清热利湿止带。

方药：止带方加减（《世补斋医书》）。

茯苓 15g，车前子 15g，泽泻 9g，茵陈 9g，赤芍 9g，牡丹皮 9g，黄柏 9g，栀子 6g，牛膝 15g，薏苡仁 15g，败酱草 15g，元胡 9g。5 剂，水煎服，每日 1 剂，分 2 次服。

2015 年 7 月 26 日二诊：服药 5 剂，带下色变白、量减少，腹痛减轻，诸症好转，嘱继续服药 5 剂，以巩固疗效。

**按语：**谢老认为带下病的病因与湿关系密切，《傅青主女科》曾说："凡带下俱是湿症。"这里的"湿"包括脾虚生湿和外邪致湿两方面。一般认为本病的发病与脾肾关系密切，盖脾为燥土、喜燥恶湿，主司运化，"诸湿肿满，皆属于脾"（《素问·至真要大论》），感受外湿，湿邪为病易于伤脾，饮食不节，劳倦过度易致脾虚，脾气虚损不能运化水液，水湿内停，流注于下，可致带下；肾为水脏，主管冲任带脉，肾虚冲任失常，水湿内停，又不能固护任带，任脉损伤，带脉失约，也致带下。女子以肝为先天，按月行经，加之分娩，数脱于血，常有"有余于气，不足于血"的特殊生理状态，故肝气易郁易结，而肝郁又极易伤脾，所以带下过多除与脾肾关系密切外，亦与肝功能失调有关。本证属湿热下注之带下病，选用止带方加减疗效显著。方中茯苓、车前子、泽泻、薏苡仁利水除湿止带；茵陈、黄柏、栀子、牡丹皮、败酱草清热泻火解毒，燥湿止带；牛膝引药下行；元胡行气止痛。全方共奏清热泻火、利湿止带之功。

**案 2**

林某，女，27 岁，农民。2016 年 6 月 12 日就诊。

主诉：带下量多半年余。

现病史：患者近半年来带下量多，色黄白相兼，质稠黏，气味秽臭，伴见头晕眼花，腰膝酸软，五心烦热，小便短赤，舌偏红，苔黄浊，脉弦细数。

诊断：带下病。

证属：湿热下注，伤及肝肾。

治法：清热化湿止带，佐以养肝肾。

牡丹皮 9g，光泽泻 9g，川萆薢 9g，怀山药 15g，车前子（布包）9g，白茯苓 12g，盐黄柏 9g，海金沙（布包）15g，菟丝子 9g，旱莲草 15g，女贞子 15g。取 3 剂，每日 1 剂，水煎服。

二诊告知，经服上药 3 剂后，自觉带下明显减少，余症亦随明显好转。察其舌苔黄浊已化，脉转弦细，提示湿热得化。续按原方去海金沙、川萆薢，加益肾固任之药金樱子 15g、苏芡实 15g，取 3 剂，每日 1 剂，水煎服。

三诊告知，药后带下已愈，唯感轻度头晕腰酸，五心烦热。法转清热养阴，补养肝肾。

方药用旱莲草 15g，女贞子 15g，黑稆豆 15g，生白芍 9g，牡丹皮 9g，光泽泻 9g，菟丝子 9g，怀山药 15g。取 3 剂，每日 1 剂，水煎服。药后，患者喜告诸恙获愈。

**案 3**

吴某，女，29 岁，未婚。2017 年 9 月 25 日初诊。

主诉：带下量多 2 个月。带下量多，色白，质稀，如水样，味腥臭，伴纳呆，脘腹胀满，神疲乏力，大便溏薄。舌淡胖，边有齿痕，苔薄白，脉细弱。

诊断：带下病。

证属：脾虚。

治法：健脾和胃，固约带脉。

方药：完带方加减（《傅青主女科》）。

党参 15g，茯苓 9g，苍术 9g，白术 9g，陈皮 9g，山药 15g，车前子 12g，麦芽 15g，谷芽 15g，炙甘草 3g。3 剂。

复诊：服药后带下明显减少，食欲增进，予上方加砂仁 6g，续服 3 剂。

**按语**：谢老认为患者为脾胃虚弱，带脉失约，故带下量多。纳呆，脘腹胀满，神疲乏力，大便溏薄。舌淡胖，边有齿痕，苔薄白，脉细弱为脾虚之征。故用完带方健脾化湿，固约带脉。方中党参、茯苓、白术、山药、炙甘草健脾益气，固任带。苍术、陈皮理气，燥湿止带，车前子利湿止带。全方具有标本兼顾之效。

**案 4**

张某，女，28 岁。2018 年 4 月 20 日初诊。

患者诉带下量多，色白质稠，气味臭，已经 5 个月余，伴头晕眼花，心悸，腰膝酸软。舌质淡，舌苔浊黄，脉数。

诊断：带下病。

证属：湿热。

治法：清热化湿止带。

方药：黄带汤加减（《伤寒论》）。

牡丹皮 5g，泽泻 6g，车前子 10g，萆薢 10g，海金沙 10g，山药 10g，薏苡仁 15g，菟丝子 9g，续断 9g。3 剂，每日 1 剂，煎服。

2018 年 4 月 25 日二诊：服上药后带下已止，诸症显减。脉缓，舌质淡红，苔薄白，湿热已清，法转养肝肾以善其后。

**按语：**谢老认为患者属湿郁化热，久带伤阴，其必损及肝肾，故在本病案方中以牡丹皮、泽泻、车前子、萆薢、海金沙清化湿热，山药、薏苡仁健脾化湿，菟丝子、续断养肝益肾固任。药后湿热得化，带下得除，续转养肝肾之法而收全效。

# 第三节 不 孕 症

## 案 1

裕某，女，31 岁。2016 年 3 月 8 日初诊。

主诉：结婚 1 年 11 个月未避孕未孕。

病史：月经常 2～3 个月来潮，经量中，色暗红，无痛经，末次月经为 2015 年 12 月 20 日，现月经两个多月未行，但无特殊不适，以前未行系统诊治，但用过中、西药治疗，无根本好转。2016 年 2 月 17 日外院 B 超：子宫大小正常，内膜 6mm，双侧卵巢未见卵泡。形体中等，舌淡红，苔薄白，脉细弱。妇科检查未见异常。

诊断：月经后期、不孕症。

证属：精血不足，冲任脉虚。

治法：养血调经助孕。

阿胶 6g，当归 10g，黄精 15g，女贞子 15g，白芍 10g，续断 15g，香附 6g，山楂 6g，枳壳 10g。

2016 年 4 月 5 日二诊：服上药月经未行，8 天前开始乳房胀痛，口和、纳好、寐安、便畅。舌质淡红，舌苔薄白，脉细滑。

尿妊娠试验阳性。

B 超：子宫内孕囊 10mm×8mm，未见胚芽及心搏。

诊断：早孕。

叶酸 0.4mg，每日 1 次，30 天，并嘱定期检查。后于 2017 年 2 月 27 日顺娩一男婴。

**按语：**患者结婚 1 年 11 个月未避孕未孕，符合不孕症诊断，患者年轻，虽月经后期，但无其他不舒；月经 2 个月余未行，B 超子宫内膜 6mm，显示无排卵，月经为精血所化，精血为胎孕之源，肾为精血之源，患者月经后期并不孕，其舌淡，脉细，皆因精血不足，冲任脉虚，故治用阿胶、当归、白芍、女贞子、黄精、续断补肝肾、益精血，以香附、山楂、枳壳理气和血，使冲任相资，气血调和，仅治疗一次，就收到意想不到的效果，足以显示先生用中医药治疗不孕症的神速。

## 案 2

李某，女，38 岁，已婚。2016 年 11 月 3 日初诊。

主诉：备孕 1 年未孕。

病史：已育一孩十岁，嗣后男用避孕。随着二孩政策落地，即行备孕，但均未果。月经周期先后 3 天，经量中等，经色暗红，夹少许血块，5～6 天经净，经量多时伴小腹闷痛。经前一周伴乳房胀痛，随经血畅行而痛解。3 个多月前行子宫输卵管造影，提示双侧输卵管通而不畅。平时带下不多，无特殊不适。基础体温双相，高温 9～10 天。末次月经为 10 月 11 日。现经前一周，乳房胀痛，别无所苦。2016 年 8 月 16 日性激素六项正常。舌质淡红，苔薄白、燥，脉缓。

诊断：中医诊为断绪。西医诊为继发性、输卵管性不孕。

辨证：肝郁气滞，冲任不畅，不能摄精成孕。

治法：疏肝理气、活血通络。

方药一：柴胡疏肝散（《景岳全书》）加减。

柴胡 6g，枳壳 9g，醋香附 10g，当归 10g，川芎 6g，牡丹皮 9g，茯苓 10g，路路通 10g，黑栀子 6g，甘草 3g。3 剂，每日 1 剂，即服。

方药二：开郁种玉汤（《傅青主女科》）加减。

当归 6g，白芍 10g，赤芍 10g，茯苓 10g，牡丹皮 9g，香附 9g，川芎 6g，女贞子 20g，黄精 15g，续断 15g，菟丝子 20g，佛手 10g，青皮 9g，路路通 10g，皂刺 10g。10 剂，每日 1 剂，经净后服。

2016 年 11 月 27 日二诊：病史如前，本次月经 11 月 11 日，经前乳房胀痛减轻，经量中等，6 天经净，月经第 14 天 B 超测得卵泡为 15mm×16mm，第二天消失。舌质红，舌苔微黄，脉缓。守上方加减。

当归 10g，白芍 10g，茯苓 10g，白术 10g，香附 10g，牡丹皮 10g，柴胡 6g，青皮 9g，续断 20g，枸杞子 15g，酸枣仁 10g，女贞子 15g，甘草 3g，肿节风 12g。7 剂。

2016 年 12 月 14 日三诊：昨日经行，经量中等，经色暗红，经前仍有乳房胀痛，基础体温阶梯状，高温 12 天。服前方感口干，并见面部散在痤疮，色红，带下增多，色黄。舌尖红，苔薄白。守上法加减。

女贞子 15g，当归 10g，赤芍 10g，茯苓 10g，香附 10g，牡丹皮 9g，柴胡 6g，续断 15g，菟丝子 15g，鱼腥草 15g，肿节风 15g，薏苡仁 15g，地龙 10g，路路通 10g，皂刺 10g，黄芪 15g，甘草 3g。10 剂。

2017 年 1 月 4 日四诊：病史如前，本月未测卵泡，现经前 9 天，但乳房胀，余无特殊。舌质淡红、舌苔薄浊，脉缓。

巴戟天 15g，续断 15g，佛手 10g，青皮 9g，当归 10g，川芎 9g，路路通 10g，黄芪 15g，败酱草 15g，姜半夏 9g，陈皮 6g。7 剂。

2017 年 1 月 18 日五诊：停经 35 天，无不适。舌质淡红，舌苔薄白。脉缓。

查血：HCG 440U/L。

诊断：早孕。

治法：益肾安胎。

党参 12g，怀山药 15g，白芍 10g，女贞子 15g，山茱萸 15g，续断 15g，菟丝子 15g，旱莲草 10g，陈皮 6g，甘草 3g。5 剂。

2017 年 2 月 22 日孕 10 周，B 超：子宫内孕囊直径 42mm，胚芽 17mm，见原始心管搏动。

2017 年 9 月 25 日电话告知于 8 月 21 日顺娩一男婴。

**按语**：患者育 1 胎，未避孕年余未孕属继发性不孕。其月经、血卵巢性激素基本正常，基础体温双相，但高温时间仅 9～10 天，黄体期较短，子宫输卵管造影提示通而不畅，不孕主因为输卵管性。患者平时身体无不适，病史无特殊，仅经前乳房胀痛，临床观察输卵管性不孕者80%经前有乳房胀痛等肝郁症状，以输卵管居少腹，肝经过乳部、抵少腹，"不通则痛"，故经前乳房胀痛。也有研究表明，黄体功能不足者，经前也可见乳房胀痛。中医认为乳房胀痛属肝郁气滞，且患者经血夹块，故证属肝郁不孕。治疗始终主用疏肝理气通络助孕，方以开郁种玉汤（《傅青主女科》）、丹栀逍遥散（《女科撮要》）加减，肾主生殖，故治疗中也增入续断、菟丝子、巴戟天、女贞子等补肾助孕。治疗采用辨证与辨病相结合，主用疏肝，佐以通络。诊治得当，仅看诊 4 次即得身孕。输卵管性不孕切忌盲目乱用清热解毒、活血化瘀之品，一定要坚持中医辨证论治，方能药到病除。

## 第四节　妊　娠　病

# 一、妊 娠 恶 阻

易某，女，28 岁。2014 年 9 月 16 日初诊。

患者诉孕 47 天，呕吐不能进食 7 天，要求中医治疗。患者于妊娠 40 天即发恶心呕吐，逐日加重，现呕吐频频、食入即吐，恶闻食臭，呕吐物为食物、带酸苦味，伴口干苦，烦躁寐差，大便干结，小便黄。舌质黄，苔浊微黄，脉细滑。尿常规：酮体阳性，未见尿蛋白。

诊断：妊娠恶阻。

证属：肝脾不和。

治法：清肝和胃，健脾止呕。

方药：半夏泻心汤加减（《伤寒论》）。

半夏 9g，黄连 4.5g，黄芩 9g，白茯苓 10g，苍术 9g，党参 9g，白芍 10g，女贞子 15g，续断 15g，酸枣仁 10g，5 剂。

2014 年 9 月 21 日二诊：药后呕吐已减大半，能进半碗稀饭，口干苦减轻，夜寐多梦。舌质红，苔薄黄。按上方加减。

黄连 4.5g，麦冬 10g，竹茹 12g，半夏 9g，太子参 12g，白芍 10g，酸枣仁 10g，女贞子 15g，续断 15g，5 剂。

2014 年 9 月 26 日三诊：诉呕吐已解，纳食续增，夜寐安好。

**按语：**谢老教导我们，自张仲景开创干姜人参半夏丸治疗妊娠呕吐以来，姜半夏是治疗妊娠呕吐的重要药物。后人将其列入妊娠忌用药，告诫我们要注意剂量、炮制，不宜单独使用、生用、大剂量使用，一般 9g 以内配伍使用都是比较安全的。

# 二、胎 动 不 安

刘云，女，31 岁，已婚，无业。2015 年 9 月 15 日初诊。

主诉：停经 45 天，阴道少量出血 1 天。

现病史：患者平素月经规则，末次月经 7 月 30 日。停经 33 天自测尿早早孕阳性。昨日无明显诱因出现阴道少量出血，色暗，未见血块及肉样物排出，感腰酸，无腹痛。今患者阴道仍少量出血，色黯，偶感小腹空坠，腰酸，无明显恶心，纳可，寐欠安，二便自调。舌淡红边有齿印，苔薄白，脉细滑，两尺脉弱。去年曾早孕自然流产 1 次。B 超检查示：①宫内妊娠妊囊声像（15mm×14mm）；②膀胱、双附件未见明显异常声像。

诊断：胎动不安。

证属：脾肾两虚。

治法：补肾健脾，固冲安胎。

方药：寿胎丸加减（《医学衷中参西录》）。

菟丝子 15g，川续断 15g，桑寄生 15g，黄芪 15g，党参 15g，黄芩 6g，白术 9g，枸杞子 15g，蜜枣仁 15g，白芍 9g，女贞子 9g，甘草 3g。5 剂，水煎服，每日 1 剂。

2015 年 9 月 20 日二诊：阴道出血已止 1 天，偶感腰酸，无腹痛，纳可，寐安，二便自调。舌淡红边有齿印，苔薄白，脉细滑。继续保胎治疗，在 9 月 15 日方基础上去蜜枣仁加旱莲草 15g，6 剂，水煎服，每日 1 剂，以巩固疗效。

**按语：**谢德聪教授认为胎动不安为常见妊娠病之一，其主要病机是冲任损伤，胎元不固。常见病因有肾虚、气血虚弱、血热、血瘀。辨证要点首先根据停经、阴道出血，或腹痛，腰酸等症状和脉象的变化，结合妊娠试验和 B 超检查，判断是否妊娠以及胎元是否正常。然后辨病与辨证结合，确定证候之虚、实、寒、热与疾病之转归。胚胎结于胞宫且胎元正常者，治疗以补肾固冲任安胎为大法，根据不同的证候辅以益气养血，清热凉血，或活血化瘀。在诊治过程中，须时时注意母体与胎元的变化。若发现胎元不健或胎元已殒，则须及时下胎，免生他患。该患者缘于素性脾虚，加之堕胎损伤肾气，致冲任不固，胎失所系。故见停经后腰酸、阴道出血、小腹下坠感。舌淡红边有齿印，苔薄白，脉细滑，两尺脉弱，为肾虚之征。寿胎丸方中菟丝子、枸杞子、白芍、女贞子补肾益精，肾旺自能荫胎；桑寄生、续断固肾壮腰以系胎；党参、黄芪、白术、甘草益气健脾安胎；黄芩清热止血安胎；蜜枣仁养心安神，镇静安胎。全方共奏补肾健脾，固冲安胎之效。

# 三、胎　漏

郭某，女，30 岁，已婚。2016 年 6 月 14 日初诊。

停经 45 天，阴道少量出血 3 天。患者平素月经规则，末次月经为 2016 年 4 月 29 日，停经 37 天测尿妊娠试验阳性，无明显恶心呕吐等早孕反应。3 天前无明显诱因出现阴道少量出血，色暗红，无腰酸、腹痛及肉样物排出，舌淡红，苔薄白，脉沉细。

月经史：12 岁，3～5 天/28～30 天，量中，色暗红，无血块，白带正常。婚育史：0-0-1-0，2014 年曾早孕自然流产 1 次。妇科检查：外阴已婚式，阴道畅，见少量血性分泌物，宫颈光，口闭，未内诊。妇科 B 超：宫内早孕。

诊断：胎漏。

证属：肾虚。

治法：益气固肾，止血安胎。

方药：寿胎丸加减（《医学衷中参西录》）。

菟丝子 15g，川续断 15g，桑寄生 15g，党参 15g，黄芪 30g，白术 9g，女贞子 9g，旱莲草 9g，白芍 9g，酸枣仁 15g，金樱子 6g，甘草 3g。水煎服，每日 1 剂，分 2 次服，连服 5 剂。

二诊：出血已止。授以原方，继续服用 5 天以巩固疗效。

**按语：**谢老认为先兆流产为妇科常见病、多发病，治之失当，每致习惯性流产。肾气亏虚，封藏失职，冲任不固，胎元失养是其主要病机，故采用益气固肾、止血安胎之法以治之，寿胎丸是其代表方剂。方中菟丝子、川续断、桑寄生补肾；女贞子、旱莲草、白芍补血养阴；党参、黄芪、白术益气健脾；金樱子酸收固涩；酸枣仁安神养胎；甘草调和诸药。补肾的同时，不忘健脾。脏腑与气血密不可分，脏腑功能的实现离不开气血的滋养，而气血的化生又离不开脏腑的功能。寿胎丸的选方用药首先补肾健脾同治，以取先天生后天，后天养先天之意；其次补气养血共见，寓气为血帅，血为气母。同时补气有益于肾之固摄，养血有利于安胎。仔细体会辨病、辨证、用药，耐人寻味。

## 第五节 产 后 病

## 一、产后恶露不绝

### 案1

李某，女，30 岁。2015 年 10 月 16 日初诊。

患者诉第三胎顺娩，产后 60 天恶露未净，时出时止，色淡红，质稀，或夹小血块，无腹痛。伴神疲乏力，乳汁稀少。舌质淡，舌苔薄白，脉细弱。

诊断：产后恶露不绝。

证属：气虚。

治法：益气，止血，化瘀。

方药：补中益气汤加减。

党参 15g，炙黄芪 15g，白术 10g，当归 9g，金樱子 15g，蒲黄炭 9g，艾叶炭 9g，炙甘草 3g。5 剂，水煎服，每日 1 剂，分 2 次服。

2015 年 10 月 21 日二诊：患者诉上药服 3 剂恶露即净。

**按语**：本病例中结合舌脉，谢老认为其病系气虚冲任不固，兼夹血块为气虚血瘀，亦堪称产后多虚多瘀。以补中益气汤益气固冲以治本，加蒲黄炭、艾叶炭、金樱子化瘀止血以治标，标本兼顾，药到病除。

### 案2

胡某，女，31 岁，已婚，职员。2015 年 3 月 13 日初诊。

主诉：产后 42 天，恶露未净伴小腹空坠。

现病史：患者素日体弱消瘦，周身困倦，纳差，月经周期尚可，经色较淡。婚后 2 年始孕，于今年 2 月 1 日足月顺娩 1 男婴，但产后 42 天恶露未净且伴小腹空坠，神疲气短，面色苍白。舌淡暗，苔白微腻，脉细略数。

诊断：产后恶露不绝。

证属：气虚血瘀。

治法：益气健脾，固涩冲任。

方药：补中益气汤加味（《脾胃论》）。

黄芪 15g，柴胡 6g，升麻 6g，陈皮 6g，焦白术 9g，当归 12g，甘草 6g。5 剂，水煎服，每日 1 剂。

二诊：服 5 剂后，其母来诉，服此方 3 剂后，小腹空坠减轻，恶露减少。继续以归脾汤、人参养荣汤加减，先后服 12 剂，患者身体渐康复。

**按语：** 患者素体虚弱，孕期调摄不慎，产时失血过多而伤气，产后过劳而损脾，气虚不能摄血，冲任不固，恶露久下不止。气虚血失统摄，故恶露量多，逾期不止；中气不足，清阳不升，故小腹空坠，神疲气短；气虚血少，不能荣于面，故见面色苍白。舌淡暗，苔白微腻，脉细略数均为气血两亏之象。方中以黄芪补气固摄，白术、甘草补中健脾，当归补血调经，陈皮理气，柴胡、升麻升举清阳，助黄芪益气升阳。全方共奏补益中气、健脾摄血之功，使产后恶露得以干净。

# 二、产后腹痛

林某，女，32 岁。2016 年 7 月 24 日初诊。

患者诉第 5 胎顺产，现产后 1 周，小腹闷痛，阵发加剧，至今未减，阵痛时小腹有硬块，恶露量或多或少，色暗有块。面色青白，肢冷不温，神疲乏力，纳食尚好，乳汁不多。舌质淡暗，苔薄白，脉弦。

诊断：产后腹痛。

证属：寒凝血瘀。

治法：温阳益气，化瘀止痛。

方药：生化汤加减（《傅青主女科》）。

当归 9g，川芎 5g，干姜炭 4.5g，桃仁 5g，炙黄芪 12g，盐陈皮 6g。2 剂，每日 1 剂。

另嘱其药毕，服当归生姜羊肉汤（羊肉 250g，生姜 50g，当归 8g）善后。后托人相告药到病除。

**按语：** 产后腹痛虽与血虚胞脉失养、血瘀胞脉不通密切相关，但血瘀之因有寒热虚实之别。本例乃因多胎妊娠，阳气不足，宫缩乏力，寒邪入胞，与血相结，瘀阻胞宫，不通则痛。治用生化汤加黄芪以益气温经、补血化瘀。谢老临床经验丰富，自信肯定能药到病除，故药后食补，标本兼顾，一步到位。